突发公共卫生事件下的
新技术应用与
应急管理

何明珂 赵 琨 等著

首都经济贸易大学出版社

Capital University of Economics and Business Press

·北 京·

图书在版编目（CIP）数据

突发公共卫生事件下的新技术应用与应急管理/何明珂，赵琨
等著. -- 北京：首都经济贸易大学出版社，2020.6
　ISBN 978-7-5638-3109-8

　Ⅰ. ①突…　Ⅱ. ①何… ②赵…　Ⅲ. ①新技术应用-公共卫生
-突发事件-卫生管理-研究-中国　Ⅳ. ①R199.2-39

中国版本图书馆 CIP 数据核字（2020）第 133690 号

突发公共卫生事件下的新技术应用与应急管理
Tufa Gonggong Weisheng Shijianxia De
Xinjishu Yingyong Yu Yingji Guanli
何明珂　赵　琨　等著

责任编辑	杨丹璇　彭　芳
封面设计	风得信·阿东 FondesyDesign
出版发行	首都经济贸易大学出版社
地　　址	北京市朝阳区红庙（邮编 100026）
电　　话	（010）65976483　65065761　65071505（传真）
网　　址	http://www.sjmcb.com
E- mail	publish@cueb.edu.cn
经　　销	全国新华书店
照　　排	北京砚祥志远激光照排技术有限公司
印　　刷	北京炫彩印刷有限责任公司
开　　本	710 毫米×1000 毫米　1/16
字　　数	290 千字
印　　张	16.5
版　　次	2020 年 6 月第 1 版　2020 年 6 月第 1 次印刷
书　　号	ISBN 978-7-5638-3109-8
定　　价	75.00 元

序

2020 年年初，我国发生了严重的新型冠状病毒肺炎疫情，经过全国人民近六个月的艰苦努力，取得了抗击疫情的决定性胜利，国家经济社会恢复正常运行。为了抗击此次疫情，我国付出了重大代价。

疫情袭来，北京物资学院积极响应党和国家号召，动员和组织广大师生围绕疫情防控的重大需求，发挥学校物流和供应链管理的办学优势，发现疫情防控中的物流与供应链管理问题，研究问题并提出解决问题的建议，把论文写在抗击疫情的第一线。

我校副校长何明珂教授和物流学院赵珺副教授，利用为研究生讲授"物流系统论"这一课程的机会，组织近 200 名研究生，围绕抗击疫情过程中物流与供应链管理相关问题展开了三个半月的系统研究，体现了物资学院师生的责任担当。在三个半月的时间里，两位老师不辞辛劳对学生进行了悉心的指导，整个研究体系设计合理，研究内容反映了抗击疫情的重大关切，研究过程严谨，研究工作量大，研究成果具有实际指导意义。

本研究成果分为两部分。第一部分为《突发公共卫生事件下的物流与供应链管理》，选择 29 个热点问题并分两个专题进行研究：应急物资供应链管理、应急物流管理。第二部分为《突发公共卫生事件下的新技术应用与应急管理》，选择 14 个热点问题并分两个专题进行研究：新技术在突发公共卫生事件中的应用、国内外应急管理体系。本专著为本研究第二部分的成果——《突发公共卫生事件下的新技术应用与应急管理》。

本专著展现了北京物资学院在物流与供应链管理方面的人才培养成果，同时也反映了北京物资学院师生对完善我国公共卫生应急管理体系中的物流与供应链管理的思考。希望本书的出版能为我国应对突发公共卫生事件提供有益借鉴。

北京物资学院党委书记、教授、博士生导师
中国物流与采购联合会副会长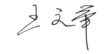
教育部国际经济与贸易类本科教学指导委员会副主任委员

2020 年 6 月 6 日

前　　言

起初，没有人在意这一场灾难，这不过是一场山火、一次旱灾、一个物种的灭绝、一座城市的消失，直到这场灾难和每个人息息相关……

——《流浪地球》

这是一场人类拯救自己的战争。

2020 年是庚子鼠年。新年伊始，本是举国欢庆、阖家团圆的美好时节，一场突如其来的新型冠状病毒肺炎（简称"新冠肺炎"）疫情从武汉扩散至全国。2020 年 1 月 23 日武汉封城，随后全国各地将公共卫生应急防控等级升为最高级，抗击疫情成为全国的头等大事。

在抗疫前线，国家火速新建雷神山医院和火神山医院，改建方舱医院；全国各地医护人员携医疗物资驰援武汉，医护人员与死神赛跑，抢救病患。在全国后方，为了防止疫情扩散，政府采取了前所未有的严格措施：城乡居民居家隔离，交通阻断，在经济发展的许多方面不惜按下"暂停键"。在全民抗疫大军中，有一支特殊的力量，他们被隔离在祖国的大江南北，但他们把大学课堂搬到互联网上，把科研论文写在抗疫现场，用智慧与激情为抗疫的最后胜利贡献力量。他们就是高校的学子们！

2020 年 6 月 6 日，全国所有地区的风险级别都降为低风险，至此，历经近半年的抗击新冠肺炎疫情的战斗进入尾声。在紧张的疫情防控斗争中，无论是在武汉前线，还是在全国后方，人员隔离、交通阻断，导致物资供应紧张、人员流动困难，在物流与供应链中出现过不少问题，我国及时采取了许多从未采取过的措施，克服了困难，解决了问题。但这些困难是否还会遇到？这些措施是否可以持续采用？这些问题是否得到根本解决？应该如何完善我国公共应急体系的物流与供应链管理？2020 年 2 月 16 日，北京物资学院成立了"突发公共卫生事件下的物流与供应链管理"项目研究小组，由研究物流与供应链管理的教授领衔，组织近 200 名研究生，围绕物流与供应链管理主题，确定 100 个跟踪观测点，两人一组重点负责一个跟踪观测点，历时三个半月，每日跟踪产生的问题，记录采取的措施，关注重大事件发展动态，并从完善我国公共应急体系中的物流与供应链管理的角度提出完善体系和提高能力的系统性措施与办法，部分成果汇集于专著《突发公共卫生事件下的物流与供应链管理》和专著《突发公共卫生事件下的新技术应用与应急管理》之中。

本专著为研究成果之一——《突发公共卫生事件下的新技术应用与应急管理》，分两个专题进行研究：新技术在突发公共卫生事件中的应用、国内外应急管理体系。

专题一：新技术在突发公共卫生事件中的应用。在此次疫情防控中，大量新技术大显身手。面对大量新技术的应用，本项目组重点跟踪了远程诊疗技术、健康码技术、无人技术、物联网技术、大数据技术、5G 技术、信息通信技术、云计算技术的应用案例。远程诊疗技术在此次疫情防控中起到了突出作用，它不仅充分发挥了我国优质医疗资源在国内疫情防控中的作用，也为全球抗击疫情贡献了中国专家的智慧，介绍了中国的防控经验。健康码技术是此次疫情防控中的重大科技成果，这一信息技术的广泛应用提高了防控效率和准确度。无人技术在人力资源短缺和人员隔离的情况下保证了医疗和生活物资的供应，可有效阻断疫情传播，无人机配送、无人车送货、无接触配送在此次疫情防控中作用显著。此外，物联网技术、大数据技术、5G技术、信息通信技术、云计算技术在此次疫情防控中都发挥了人力不可替代的作用。项目组收集了典型的应用案例，提出了这些技术在常态化防控中应用的建议。

专题二：国内外应急管理体系。本项目研究了中国国家一体化应急信息平台的搭建、中国国家传染病网络直报系统及中国应急预案编制等问题，同时研究了美国国家应急体系、欧盟应急协调机制和日本国家应急预案体系。在应对新冠肺炎疫情这一重大公共卫生事件的过程中，我国的应急防控体系经受住了考验。为防控疫情，我们采取了许多创新型措施，积累了许多重要经验，这对完善我国重大公共卫生事件应急管理体系起到了重要作用。

本专著选择 14 个热点问题进行研究，反映了北京物资学院项目组师生对相关问题的跟踪、分析、思考和建议。由于研究者理论水平有限，所以对问题的认识还不深刻，分析、思考和建议多有不足；但这份凝聚近 200 人的研究团队三个半月心血的研究成果，跟踪了我国抗击疫情全过程中的鲜活事实，提供的资料和提出的建议有重要参考价值。我们期望本研究成果能在今后防控类似的重大公共卫生事件时起到启示与借鉴作用，有助于更好地进行物流与供应链管理，更好地应用新技术，更好地进行应急管理，能够完善我国的重大公共卫生事件应急管理体系。

本专著可以作为高校物流管理、物流工程、供应链管理、采购管理、应急管理、健康服务与管理、医疗产品管理、公共事业管理、电子商务、大数据、人工智能、物联网工程等相关本科专业学生、教师，管理科学与工程、工程管理、公共管理、公共卫生等相关学科或专硕点研究生、教师，以及相关研究人员的教学及研究参考资料，可供相关企业、事业单位和政府管理部门人员决策参考。

北京物资学院副院长、教授、博士生导师
教育部高等学校物流管理与工程类专业教学指导委员会副主任委员

北京物资学院物流学院副教授

2020 年 6 月 6 日

目　　录

专题一　新技术在突发公共卫生事件中的应用

专题二　国内外应急管理体系

专题一

新技术在突发公共卫生事件中的应用

1 远程诊疗技术在疫情防控中的应用

冬春季节，往往就是流感、慢性病等高发的季节。而 2020 年的这个冬春，过得异常艰难。在新型冠状病毒肺炎（简称"新冠肺炎"）疫情期间，普通流感和新冠肺炎难以通过症状进行分辨，只能通过核酸检测和肺部 CT 的阴影来进行诊断，这就增加了医生和护士感染病毒的风险。而在疫情期间，在武汉的医院，护士、医生、非肺炎患者被新冠肺炎患者感染的情况时有发生，全国各地都对医院内的交叉感染提高警惕。远程诊疗技术在疫情期间，虽然在方便患者就诊方面发挥了巨大的作用，但依然存在着很多机制上的问题亟待解决。

1.1 远程诊疗技术概述

1.1.1 选择远程诊疗的原因

在新冠肺炎疫情肆虐时，去线下医院就诊存在被感染的风险。在抗击疫情的战役中，远程诊疗机制充分发挥了远程、便捷、专业的特性，不仅大大缓解了实体医院的问诊压力，也降低了患者之间交叉感染的风险。因此，远程诊疗、线上问诊的方式越来越为普通百姓所熟知和采纳，这将加速我国远程诊疗的发展进程。

1.1.2 远程诊疗应运而生

受疫情影响，远程诊疗机制再度成为市场焦点，可以说本次疫情是远程诊疗发展的"催化剂"。疫情暴发初期，由于缺乏对于远程诊疗的市场认知度，民众保持一个"不理解、不敢使用"的状态。当前我国东西部、城市与乡村、大城市与小城市的医疗资源严重不均衡，这一问题在疫情期间尤为显著。疫情期间，传统线下的诊疗模式使就诊的民众暴露在巨大的风险之中，尤其是在医疗资源比较欠缺的地区，由于不能得到有效的诊疗，极易出现地区群体疫情。在此背景下，远程诊疗机制应运而生。

1.1.3 政府对远程诊疗的支持

在疫情的影响下，各级政府部门迅速对远程诊疗机制进行支持。2020 年 1 月 31 日晚，火神山医院建立疫情期间的首个远程诊疗平台。2 月份，上海市徐汇区中心医院贯众互联网医院成为首个获得互联网诊疗资格的医院，患者可以在线上进行诊疗预约和咨询病症，并且有来自呼吸内科、心内科等多个科室的医生与患者进行视频诊疗，其推出的"云挂号""云咨询""云处方"等业务广受好评，不仅方便了患者就诊，也避免了交叉感染。2020 年 4 月 7 日，国家发展改革委、中央网信办联合印发的《关于推进"上云用数赋智"行动　培育新经济发展实施方案》肯定了远程诊疗机制这一诊疗方式。

疫情对全国各地区都造成了极大的影响，尤其在那些医疗资源比较匮乏的地区，很多民众因得不到及时的医疗救治而导致普通的小病发展为中长期慢性病、大病等，其身体健康受到严重影响。因此，尽快将远程诊疗机制推广到全国各个市县具有非常重要的现实意义。

1.2　国内外措施总结及评价

1.2.1　政府远程诊疗政策分析

从 2014 年开始，中央以及地方政府就出台了一系列关于互联网医院的改革政策，为远程诊疗的建设奠定了政策基础（如表 1.1 所示）。

表 1.1　互联网医院相关政策及影响

时间	事　件	影　响
2014 年 9 月	李克强首次提出"大众创业、万众创新"	促使民众尝试探索互联网医疗、远程诊疗新模式
2017 年初	20 多家互联网医院在银川开设服务网点	国家开始趋紧政策力度
2017 年 4 月	国家卫生计生委发布《互联网诊疗管理办法（试行）（征求意见稿）》和《关于推进互联网服务发展的意见（征求意见稿）》	抑制了互联网医院发展的势头
2018 年 4 月	国务院正式发布《关于促进"互联网+医疗健康"的发展意见》	鼓励医疗机构应用互联网构成线上线下一体化医疗服务模式

续表

时间	事　件	影　响
2018 年 7 月	国家卫生健康委员会（简称"国家卫健委"）、国家中医药管理局联合发布《关于深入开展"互联网+医疗健康"便民惠民活动的通知》	要求在全行业开展"互联网+医疗健康"便民惠民活动，并明确鼓励有条件的医疗机构推进"智慧药房"建设，实现处方系统与药房配方系统无缝对接
2018 年 7 月	国家卫健委和国家中医药管理局组织制定了《互联网诊疗管理办法（试行）》《互联网医院管理办法（试行）》《远程医疗服务管理规范（试行）》	为互联网医院的发展奠定基础，指明方向

在此次疫情的推动下，"互联网+医疗"这种服务的模式增长迅速。2020 年 2 月 6 日，国家卫健委印发《关于在疫情防控中做好互联网诊疗咨询服务工作的通知》，明确提出各级卫生健康行政部门要充分发挥互联网诊疗咨询服务在疫情防控中的作用，让人民群众获得及时的健康评估和专业指导，精准指导患者有序就诊。2020 年 2 月 23 日，上海市医保部门提出"医保 12 条"措施，支持远程医疗的服务模式试行纳入医保。2020 年 3 月 20 日，在国务院联防联控机制新闻发布会上，国家卫健委规划司司长毛群安介绍，疫情期间国家卫健委的委属委管医院互联网诊疗比 2019 年同期增加了 17 倍。一些第三方互联网服务平台诊疗咨询量同期增长了 20 多倍，处方量增长了近 10 倍。

我国高度重视将"互联网+"医疗服务纳入医保，多个省市纷纷响应国家号召出台相关文件。2020 年 2 月 14 日，天津市医保局发布《关于在新冠肺炎疫情防控期间支持定点医疗机构开展互联网诊疗服务的通知》（津医保办发〔2020〕10 号），率先在省级层面打通远程诊疗模式服务医保线上报销渠道。

继天津市之后，浙江省、江苏省、四川省等也先后出台相关文件，将"互联网+"医疗服务试行纳入医保范围。经过多个省市的积极探索，目前主要有以下三种"互联网+"医保模式：第一，以广东省人民医院为例，医疗机构根据自有的互联网，为患者开通线上的医保支付渠道；第二，以杭州市和南京市为例，通过构建线上网络平台，为本市内的医疗机构开通医保；第三，以湖北省为例，为省内引入"平安好医生"等远程诊疗平台（如表 1.2 所示）。

表 1.2　"互联网+"医保典型模式

	模式一：以医疗机构个体为主	模式二：构建市内网络问诊平台		模式三：引入平台型互联网医院
代表	广东省人民医院	杭州市	南京市	湖北省
问诊入口	"广东省人民医院"微信公众号	市级平台"杭州健康通"APP	市级平台"我的南京"APP	"平安好医生"APP
接入医院	广东省人民医院	杭州市具备互联网医院资质的医疗机构	南京市具备互联网医院资质的医疗机构	"平安好医生"旗下互联网医院
患者限制	曾在院内就诊过并留有处方记录的广州市医保参保患者	杭州市已签约社区家庭医生的参保居民	南京市参保的常见病及慢性复诊患者	湖北省参保复诊患者
病种限制	高血压、糖尿病	诊断明确、病情稳定的慢病	常见病、慢病	常见病、慢性病的复诊服务

　　具体的支付方式是：参保人员在线上缴费，仅需支付个人需要承担的部分。医保支付价格线上和线下保持一致。药品配送方式是：医疗机构与第三方进行合作，由第三方进行药物的配送服务。

1.2.2　远程诊疗主要模式分析

　　在国家政策的指导下，互联网医疗迅速发展，各地的互联网医院纷纷成立。当前，远程诊疗模式主要可以分为三种：一是实体医院的医疗资源线上服务模式，简称"H+I模式"。其主要形式是线上预诊、线下确诊、线下治疗、线上复诊。其主要内容包括慢性病线上开药、医生在线审核、药物上门配送、居家用药指导、开展家庭护理、线上访问等。二是医联体共同线上融合服务模式，简称"H与I融合模式"。通过多家第三方远程医疗平台进行线上问诊，线下由实体医院硬件平台提供医疗服务。其主要形式是：通过上网登录远程诊疗服务平台，进行挂号，在线会诊。三是整合医生资源的平台服务模式，简称"I+H模式"。该模式主要由互联网企业发起，其整合全国各地的优秀医生，让医生在远程诊疗的医疗网络平台上进行登录、注册，为全国各地的患者进行网上问诊、复诊、开药、配药等服务（如表1.3所示）。

表 1.3 国内互联网医院主要诊疗模式

代表模式	代表主体	就诊模式	特色优势
H+I 模式	浙大附属一院	进入官网选择科室，填写信息，支付费用，等待叫号，视频就诊	医生品质有所保证
H 与 I 融合模式	宁夏银川互联网医院	提供图文问诊、电话问诊、视频问诊三种问诊形式	远程会诊、预约手术、疾病科普知识
I+H 模式	微医集团、阿里互联网医院	通过 APP、官网或者微信小程序进入主页面挂号问诊或极速问诊，选择问诊方式，有语音、视频和图文，不同方式收费不同	挂号看病流程简单，有自己的云药房，专家问诊一病多问

除了这三大模式之外，互联网医院的其他诊疗模式大致如下：第一，将医院信息系统进行改造升级，在此基础上开展线上问诊服务。第二，关注常见病以及慢性病等，以 O2O 的模式让医院线上线下资源高度融合，实现更高效的医疗服务。第三，为患者提供定制化的服务。一些高端医疗机构向用户提供定制化的医疗服务。第四，开展社区医疗，特别是为社区老人提供医疗服务，推进"分级诊疗服务平台建设"。互联网医院运营模式如图 1.1 所示。

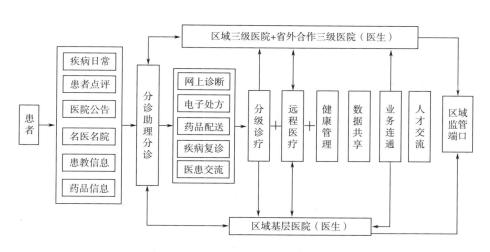

图 1.1 互联网医院运营模式

1.2.3 远程诊疗企业举措

此次疫情暴发后，互联网医疗企业凭借模式上独特的优势迅速展开行动。疫情期间，患者就医变得困难，而网络医疗平台如平安好医生、丁香医生、阿里健康、健康 160、春雨医生等成为居民就诊问医的首选，同时，这些平台也开展了免费问诊活动。除了互联网医疗企业，京东、阿里巴巴等众多电商平台也进军医药品类，为人们的日常购药提供更便捷的服务。此外，丁香医生在疫情暴发初期就对相关数据进行统计分析，阿里巴巴、百度、腾讯也充分发挥其在大数据方面的优势，为疫情诊断、研究贡献力量。这些企业的行动减少了人们日常就医购药的聚集性行为，为国家分析疫情、控制疫情做出巨大贡献。腾讯通过微信小程序，联合多家互联网医疗机构开展网上问诊服务；百度邀请多个医疗专家为疫情编写词条，上线新冠肺炎智能自我检测工具。

2020 年 1 月 24 日，1 药网宣布向武汉捐赠 10 万个医疗专用口罩，其中包括 N95 系列口罩。此外，为了减轻医疗机构就诊压力、降低患者交叉感染风险，1 药网在除夕夜紧急为武汉地区开通"在线免费问诊"绿色通道。1 月 28 日，叮当快药成立了专项小组，制定紧急预案：一方面，公开承诺不涨价、积极调货保障供应；另一方面，为市民提供春节不打烊服务。2 月 6 日，阿里健康在淘宝网上线"买药不出门"服务，开展线上问诊、线上开方、线下药品配送的方式。2 月 11 日，京东健康联合人民日报健康客户端和《健康时报》发起"抗击疫情·慢病关爱与用药福利计划"，通过线上线下结合的方式，保障慢性病患者疫情期间的用药。

1.2.4 国外远程诊疗政策分析

远程诊疗模式最早是在美国发起的，在美国政府的支持下，互联网医疗企业迅速发展。早在 20 世纪 90 年代，美国就开始推动信息技术在整个医疗领域的应用。通过建立整体协调部门、制订专项发展计划、出台配套法律等措施，互联网医疗服务现已基本覆盖各个医疗服务环节。其主要政策如表 1.4 所示。

表 1.4　美国互联网医院相关政策

1. FDA 监管	1989 年拟定声明，2011 年发布医疗 APP 指导性草案，2012 年《安全和创新法案》生效后，美国从法律层面正式确立了 FDA 对医疗 APP 的监管职责
2. 信息安全与隐私	1996 年，出台《健康保险携带和责任法》《经济与临床健康信息技术法案》等专项法案，规定 18 类信息为隐私信息，界定医疗信息电子化等细节，并制定对应的处罚与整改措施
3. 医疗保险报销	美国 29 个州出台互联网医疗文件，联邦和 48 个州都制订了相关的计划，为保险行业的公司将互联网医疗服务费用报销纳入医保提供了指导

续表

4. 技术应用领域	参照医疗设备监管原则，将可穿戴设备与移动终端应用分三个类别进行管理，尤其对涉及生命安全的设备和应用监管最为严格
5. 医生资质审核	通过严格的医生资质的审核、注册，确保医生的资质符合要求
6. 倡导以服务价值为导向	出台《平价医疗法案》，改善远程医疗服务模式的支付方式，完善报销流程
7. 放松政策	2017 年 5 月，得克萨斯州出台文件允许通过互联网诊疗，至此，全美都可进行远程诊疗

　　在政策的影响下，美国互联网医疗企业迅速发展。主要代表企业如表 1.5 所示。

表 1.5　美国互联网医疗代表企业

企业名称	主要模式
CardioNet	向保险公司和研发机构收费：CardioNet 的产品能够记录一个月内患者的心电图数据，并进行分析和诊断，最后将诊断的报告发给用户
Epocrates	向药企收费：Epocrates 是全球第一家上市的互联网医疗公司，医生通过手机获取患者的临床信息，该公司拥有临床治疗数据库和药品
WellDoc	向保险公司收费：WellDoc 是一家专注于慢性病管理的移动技术公司，其通过 APP+数据管理平台，为患者记录和管理糖尿病。患者可以用手机方便地记录和存储血糖数据。该公司通过其研发的算法，根据患者的血糖数据为每一位用户提供个性化的服务
ZocDoc	向医生收费：ZocDoc 通过获取患者的地理位置，以及其需要的医生的方向，为其准确地推荐可预约的医生并同时完成预约。该公司成立于 2007 年，通过为患者提供免费预约医生的方式，让患者更便捷、更对口地预约到需要的医生，同时，医生也可以得到更多的病人。医生每个月需要向平台支付一定的费用
Vocera	向医院收费：Vocera 为医院提供移动的通信解决方案，该公司开发了一个可在医院使用的符合美国 HIPAA 法案的便捷式可穿戴设备，医生、护士通过该设备可以随时随地交流。该公司已为 300 多家医院提供解决方案
ZEO	向消费者收费：ZEO 公司的核心产品是一个可以检测心率、摄入量、运动量、睡眠等数据的可穿戴设备。用户通过该设备可以了解自身的健康状况。ZEO 还可以针对用户出现的问题进行指导

由于互联网医院在美国发展得较早，其商业模式已经较为成熟。不同的州有不同的政策和不同的商业模式。在这次新冠肺炎暴发之前，各个州对待远程诊疗的宽松程度不同，互联网医疗企业所提供的服务质量、类别各有不同。但从 2020 年 3 月开始，这种情况发生改变，CCHP（Center for Connected Health Policy）发布了疫情下的互联网医疗执照减免要求、互联网医疗服务覆盖范围等文件，不仅活跃了互联网医疗，也方便了患者就诊，还减少了线下实体医院的聚集。部分州及其政策更改如表 1.6 所示。

表 1.6　疫情暴发后部分州互联网医疗政策更改

州	疫情暴发后的更改
亚拉巴马	1. 禁止通过远程医疗开处方； 2. 如果医护人员在其他州有执照并信誉良好，则可在州内开展远程医疗
阿拉斯加	1. 如果医护人员在其他州有执照并信誉良好，则可在州内开展远程医疗； 2. 患者只能通过有远程医疗资格的医生寻求问诊，可远程开处方
亚利桑那	1. 要求保险机构临时扩大远程医疗服务保险范围； 2. 禁止医疗服务涨价
阿肯色	禁止面对面建立诊断关系，改用远程通信方式问诊
加利福尼亚	1. 如果医护人员在其他州有执照并信誉良好，则可在州内开展远程医疗； 2. 将加速远程医疗资质审批； 3. 放宽对于远程医疗过程中隐私的限制
佛罗里达	1. 临时允许州外有执照的医护人员在州内开展远程诊疗； 2. 在州内没有远程诊疗执照的医生可以开展不超过 30 天的远程诊疗

除以上几种方式以外，国外互联网医疗企业还提供相关的护理和咨询服务。例如，美国的远程医疗企业 Teladoc Health 在新冠肺炎疫情期间推出相关远程护理服务，针对老年人、患有慢性病的人群进行日常护理，患者在网站上就可以直接对服务进行订购；同时，还与医疗机构进行深度的联合，提供咨询服务，想要了解自己是否患有新冠肺炎的用户可以在网上与医生直接进行对话，并获取相关的服务。

1.2.5　国内外联动抗击疫情

2020 年 2 月 23 日，习近平在在统筹推进新冠肺炎疫情防控和经济社会发展工作部署会议上的讲话中提出，公共卫生安全是人类面临的共同挑战，需要各国携手应对。要继续同世卫组织保持良好沟通，同有关国家分享防疫经验，加强抗病毒药物及疫苗研发国际合作，向其他出现疫情扩散的国家和地区提供力所能及的援助，体现负责任大国担当。

在国外疫情形势变得日益严峻的时候，国内专家通过远程诊疗技术从 2020 年 3 月 16 日开始就与美国哈里森医疗中心建立了联系，并且成立了新冠肺炎国际科学攻关小组，就其中的致病原因、流行病学等方面进行深入研究。

在此之后，钟南山院士、中南医院的彭志勇教授等也通过远程诊疗技术与新加坡、印度尼西亚、法国、爱尔兰等多个国家的医疗专家进行患者的病情分析，并深入讨论和分享了防疫措施。非洲作为全球疫情防控的重点地区，其基础医疗设施不够完善，容易出现新冠肺炎疫情在非洲大规模暴发的可能。因此，中国不仅向非洲地区运输大量口罩、防护服等医疗用品，同时也在努力将中国战胜疫情的经验传授给非洲的医务工作者，使疫情对非洲人民生活的不良影响降至最低。另外，中国的一些企业家还发起了非洲医护培训计划，让非洲各国抗击新冠肺炎疫情不必从零开始。当前，全球新冠肺炎疫情还处在大流行的阶段，各个国家只有通力合作，采取"多联系，多沟通"的方式，才能有效遏制新冠肺炎疫情的蔓延。

1.3　优化建议

1.3.1　优化远程诊疗盈利模式

盈利模式不成熟是整个线上健康产业的一大问题，也是目前远程诊疗机制最难解决的一道难题。虽然远程诊疗机制出现已有几年，但营业额至今仍入不敷出。即使是平安集团旗下的平安好医生这种知名度和下载量都居前三位的品牌，仍旧在 2019 年直接亏损 7.47 亿元。虽然采用了售卖会员模式并出售体脂称等健康类产品，但大规模的基础成本的投入和战略布局投入仍旧让这一模式前途未卜。如何能让线下与远程诊疗模式相互联动，国内外均没有一个好的案例。医疗的主要特点是投入大、回本周期长、盈利模式单一，目前公立医院主要利用财政支出维持远程诊疗，缺乏造血能力。因此，远程诊疗机制仍有一段很长的路要走，建议通过给患者提供多种多样的服务，如在线体检等，来拓展盈利模式。

1.3.2 提高远程诊疗市场的认可度

由于医疗行业的特殊性，国家对远程诊疗机制制定了严格的管理措施和方针政策。根据国家卫健委 2018 年印发的《互联网诊疗管理办法（试行）》，在远程诊疗机制中只能提供复诊的服务，明确禁止初诊。因此，在此背景下，远程诊疗机制只能利用计算机、网络等作为一种辅助手段来进行医疗健康辅助，作为对于传统线下医疗行业的补充而存在。但是在疫情期间，远程诊疗机制的方式在一定程度上对于缓解疫情进一步蔓延起到了积极作用。

在疫情的催化下，国家逐步放开对于远程诊疗机制的限制。2020 年 4 月 14 日，国家发展改革委、中央网信办联合印发的《关于推进"上云用数赋智"行动 培育新经济发展实施方案》突破了以往只能提供复诊服务的限制，为远程诊疗的进一步发展注入了强劲的动力。未来远程诊疗机制会向两个方向发展：一是"专业医疗"。线下进行化验并扩充检查设备后，将报告、检验结果等传到网络上，让一些专家根据检查报告进行诊疗。二是"健康医疗"。通过第三方的医院或者服务机构，针对身体检验、康复护理、私人医疗管家等，通过管理严格程度相区分，解决目前远程诊疗机制"一刀切"的问题。将目前的医保制度与远程诊疗机制相联系，让人民群众觉得远程诊疗是一个非常靠谱的事情，医保系统接入必定会成为远程诊疗机制发展的新契机。

1.3.3 完善远程诊疗医生责任机制

目前远程诊疗机制的信息传递机制还比较简单，患者主要通过聊天对话的方式上传信息并与医生进行联系。通过不同的平台，可能会得到不同医生不同的诊断结果。传统医院存在医生在进行病历书写之后对患者负责的制度，远程诊疗机制应该完善此类网上医生负责制度，做到一号一诊，利用区块链的优势，进行全程可追溯，从而使患者对每一次问询都放心，也在一定程度上为解决医疗资源的结构性不足提供一种思路。由于远程诊疗机制容易出现漏诊、错诊的情况，因此最好的方式是与现有的医疗体检等制度联系起来，让网上医生对患者有一个更加全面的了解，并做出更加精确的诊断。

1.3.4 保证远程诊疗问诊质量

在疫情期间，远程诊疗机制承担了很大一部分线上诊疗的服务职能，避免了交叉感染。例如，在腾讯联合医疗服务平台上，上万名来自全国各地的持证医生通过微信来为用户提供快速响应的图文在线咨询服务。

不过线上检查也有弊端。线上检查只能通过照片、视频、音频、患者的描述来对病情做一个大致了解，对于简单的外科复查，可能会有一定好处，但是无法对内科病症进行诊疗，最后还是会将患者导向线下。在 5G 技术的基础上，将社区服务站临时改造成为医疗服务站，可以在一定程度上降低疫情期间将小病拖延成为重症的概率。

参考文献

［1］詹祥，周绿林，孙晓阳．基于演化博弈的远程医疗服务推进［J］．系统工程，2017，35（02）：95-102.

［2］胡文秀．远程医疗对提升卫生服务水平的促进作用及对策建议［J］．学习与实践，2018（01）：80-84.

［3］肖斌，陆晓琳．基于"互联网+"的新型医联体建设分析［J］．山东社会科学，2016（S1）：241-242.

［4］翟运开，赵端端，赵杰．基于 ACSI 的远程会诊患者满意度实证研究［J］．科技管理研究，2019，39（14）：218-223.

2 健康码技术在疫情防控中对人群分类管理的应用

2020 年，新冠肺炎疫情蔓延期间，我国各地均采取严格的管控措施。其中，因无法对人群身体健康状况进行有效识别而采取的降低其流动性的办法，诸如春节假期延长、部分客运道路停运等，给企业复工复产带来许多问题，员工不能按时到位也成为一些供应链面临"断链"危机的主要原因。作为非常时期的防控措施，这些手段可以有效阻断新冠肺炎疫情的传播，但随着疫情的缓解，更多复杂的出行场景必然会出现。实现人群健康流动的前提条件是个人健康身份识别机制的建立与互通互认，在政企联合组织下，健康码作为数字化的健康评估证明出现。然而新生事物总是要经历一个曲折的被认知阶段，随着健康码的推行使用，许多问题也接踵而至。要使健康码成为常态化的疫情防控机制，必须从其痛点问题着手进行不断迭代和完善。

2.1 健康码概述

2.1.1 健康码的产生和使用方式

为了满足返工返岗等的迫切需要与疫情防控的要求，实现对重点人员、重点场所、重点区域进行分级分类管理的目的，阿里巴巴和腾讯在各地政府的组织下几乎同时推出了数字化的通行措施——健康码。它基于支付宝、微信这类国民级应用搭建，可以实现统一的身份认证，一人一码以保证真实性。社会大众可通过APP 自行填写个人健康信息申领，经由后台对所接入的民航、铁路、通信、卫生等方面的数据进行分析，验证其真实性后，发放相应颜色的码。一般说来，健康码分为三种颜色：绿、黄、红。持"绿码"的健康人员可正常出行。持"黄码"和"红码"的人群需分别实施 7 天、14 天集中或居家隔离，持续申报健康打卡后，方可转为正常绿码。个人可凭"绿码"出入小区、餐厅、地铁等公共场所，终端数据库通过用户的每日健康信息填报以及在各检查地点的验证扫码，完成对其出行记录和位置的数据汇总，进而保证健康码的实时更新和动态性。健康码的运行架构如图 2.1 所示。

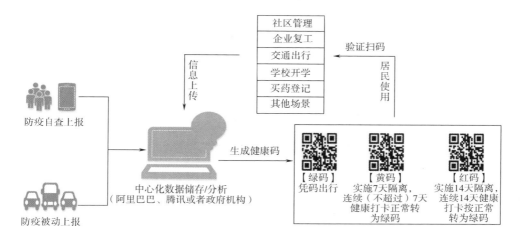

防疫自查上报

防疫被动上报

中心化数据储存/分析
（阿里巴巴、腾讯或者政府机构）

生成健康码

信息上传

社区管理
企业复工
交通出行
学校开学
买药登记
其他场景

验证扫码

居民使用

【绿码】
凭码出行

【黄码】
实施7天隔离，连续（不超过）7天健康打卡正常转为绿码

【红码】
实施14天隔离，连续14天健康打卡按正常转为绿码

图 2.1　健康码的运行架构

2.1.2　健康码的发展

个人健康状况的主动申报和被动查验是切断传染源、查找疑似病人的重要手段。在健康码推出之前，传统排查过程中的多头采集、多次采集、手续繁杂、数据格式不统一等问题，给基层工作人员增加了很多负担。而且在科层制上报模式下，各等级之间沟通环节诸多，信息传递效率大受影响。此时，市民出行主要依靠纸质版通行证，其存在易丢失、办理工作量大、不通用、反复经他人之手验证可能产生交叉感染风险等弊端，给防控带来许多不稳定因素。

从 2020 年 2 月开始，深圳、杭州等地政府联合互联网企业先后在其管辖地推出健康码服务。这项举措引来各省市纷纷效仿：各地根据疫情发病时间规律和当地疫情实际情况，包括风险等级、响应级别和防控要求等，制定健康码生成标准并委托互联网企业开发。随后，健康码在全国范围内推行。

然而，在健康码普及前期，考虑到地区防疫和交通管控等因素，各个省甚至城市都拥有各自的健康码系统。随着跨省流动需求的不断增长，健康码的互通互认成为必要条件。对此，部分省市达成互通互认、共享数据的合作协议，开始跨省互认操作。按照协议，验码省份可同步提取持对方省份"健康码"的人员在发码省份的相关数据并自动转换生成当地健康码，进而参照本省"健康码"规则予以通行或实施相关管控措施。如此，即可将流动人员的健康数据打通，避免重复检测、认证环节，提高复工效率。

在国务院办公厅电子政务办的指导下，支付宝和腾讯继续积极参与推进全国一体化的疫情防控健康信息码建设。其整合了患者就诊状况、接触史以及县域疫情风险等级数据库，并汇聚了卫生健康、民航、铁路等方面的信息，为全国健康码的统一互认打好了数据基础。2020 年 2 月 29 日，国家政务服务平台推出"防疫健康信息码"，并根据已制定的对接标准，逐步与各地健康码对接。2020 年 4 月 29 日，国家标准委发布《个人健康信息码》系列国家标准，规范了健康码的码制、展现方式、数据内容等，以进一步促进健康码的全国统一。

2.1.3　健康码的优势

线上生成的防疫健康信息码以大数据为依托，能够触及更多群体、接入更多数据、应用更多场景，在疫情防控中发挥了高效的补充作用。

首先，通过线上安全授卡代替纸质通行证，可以实现一次填报，多次多处使用，避免了登记点的交叉感染。

其次，引导全民自主健康申报，线上收集防控数据，避免了基层纸质表格填报录入和层层汇总上报，方便疫情信息申报和汇总，节省了大量疫情管理工作。

再次，扫码核验健康状况，方便居民跨区域出行和疫情防控管理人员核查，大大加快了用户的出行效率和防控人员的检测效率。

最后，线上申报能做到数据实时更新，一旦出现新的病情，防控部门可以迅速采取应对措施。

2.2　健康码试行中的问题

人民群众是健康码的使用者，他们的体验和感受是研究健康码问题的关键。因此，我们首先利用 Python 语言，通过网络爬虫①，从微博、论坛中提取 2020 年疫情期间社会大众关于健康码的评论共 2 200 条，在去掉 786 条无效评论后，共获得 1 414 条有效评论，对其中的高频词汇做出汇总，见图 2.2。

其次，对其中的关键问题进行提取并归纳为 7 个方面，见图 2.3。如果将社会大众对某一问题发表评论的数量多少视为其对这项问题的关心程度，则大众最

---

①　网络爬虫，是一种按照一定的规则自动地抓取万维网信息的程序或者脚本。

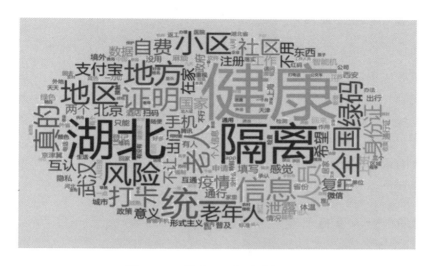

图 2.2 "健康码"评论高频词汇

关心的问题依次为信息失真、数据安全、一人多码、推广限制、基层落实、互通互认、信息误判。由于篇幅有限，这里仅列出部分具有代表性的评论范例，见表 2.1。以下为对各个问题的具体分析。

2.2.1 信息失真问题

理论上，借助健康码用户的如实汇报和大数据分析，可以鉴定其是否与感染者有过密切接触，是否具有成为新冠肺炎疑似患者的风险。但是，

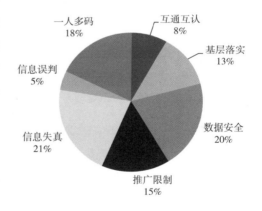

图 2.3 "健康码"评论关键问题

在实际运用中，"健康码"的真实性有待商榷。一方面，健康码颜色可代表用户的感染风险等级，"黄码"和"红码"象征该用户存在感染风险，需要实行相应的隔离措施，这就导致越是有高度疑似感染症状的人，因为心存侥幸或者担心被隔离对待，越不愿意披露自己的真实信息，故意瞒报或谎报的情况；另一方面，人体的健康状况不是一成不变的，健康码颜色只能表示用户申报时的状况，不能分辨其当前的健康状况。

2.2.2 数据安全问题

健康码收集的信息类型广泛，手机号码、健康状况、出行路线等个人信息几乎都会被收集，这些信息不仅详细、真实，还具有极高的商业价值，但因主要搭载在支付宝、微信这样的商业平台上，极有可能会被不法分子利用，引起难以预测后果的蝴蝶效应。某研究机构在对微信平台的 14 个省市的 16 款健康码小程序的调查中发现，一些小程序没有遵守用户协议和隐私政策，而是直接进入信息的填报注册页面。这已然违背了《网络安全法》规定的在收集数据时一定要保证公众知情权的原则。

2.2.3 一人多码问题

2020 年 2 月 23 日，武汉在全市范围内推行健康码。某市民按照社区要求先后申领了四个"电子凭证"。其中，微信湖北健康码在全省可实现互通互认，适用于省内返岗人员；支付宝武汉健康码是武汉市民日常通行的凭证；全国防疫信息健康码适用于跨地区互认；社区电子通行证主要在出入小区时使用。市民每天在多平台分别打卡，不仅浪费时间，而且容易漏打卡。这样的一人多码问题确实给市民平添了烦恼。

2.2.4 推广限制问题

健康码上线以来，网络上多次曝出老年人因没有健康码无法乘坐公交车、进入菜市场等新闻，引发社会热议。尽管支付宝、微信针对以老年人、未成年人为主的无支付宝实名账户人群推出家人代办功能，但由于健康码的动态性，仍然面临如何摆脱对智能手机的依赖问题。如果不能找到合适的解决办法，这个问题将继续成为健康码推行的障碍。

2.2.5 基层落实问题

随着疫情的缓解，各地政府纷纷出台了关于使用健康码的通知，但在基层落实方面仍有差距。一些地区，尤其是农村，仍然延续"一封了之、一锁就死"的老思路，宁可要求出入人员继续隔离 14 天也不愿担风险。还有许多社区只认纸质健康证明不认健康码，认为加盖了公章的纸质证明更权威，更有说服力。基层"懒政""纸质依赖""公章崇拜"等现象给健康码最终服务对象的日常出行、返岗复工带来很多烦恼。

2.2.6　互通互认问题

由于各地的健康码具有地方特色，当一个已经拥有当地健康码的用户前往异地工作时，还需二次注册健康码，并隔离 14 天才可恢复正常工作。这样的做法完全没有考虑健康码用户的出发地是否属于低风险地区，无疑是较为简单粗暴的非人性化管理举措，给不少复工人员带来了困扰。另外，对湖北非武汉市民不应采取"一刀切"的措施。隔离病毒，莫隔人心。

2.2.7　信息误判问题

目前，各地"红黄绿"码的生成标准不一。就杭州而言，健康码的生成主要基于三个维度：一是空间维度，主要考察某人所在地区的疫情程度；二是时间维度，主要计算某人去过疫区的次数和时间长短；三是人际关系维度，即用户密切接触人员的信息等。其中，对时间维度的判断主要根据运营商所提供的通信大数据，但空间维度的判断主要根据手机所使用的网络接口归属地，个别用户会因为身处两省交界，收到不同基站的信息，从而产生误判的可能性。

表 2.1　"健康码"评论文本摘取

问题汇总	评论文本
信息失真	我觉得健康码还是有弊端的，它只能知道这段时间去过哪里，但是有无感冒、有无不适，这些都是自己主观填的，如果有人随便填怎么办呢？而且老年人这方面的普及很困难。 我想问一下，健康码的作用是什么呢？信息改一改就从红码变成绿码，现在体温也不用测了，信息也不用填了，就给看个码就完事了。 第一，今天健康不代表明日（也健康），健康码需要时时更新；第二，填报的体温数当下没有体温计测量，不具有真实性，不如场所入口安排体温检测人员
数据安全	很讨厌这种收集个人详细信息的事情，但是单位强制要求，没办法。肯定已经有不法分子盯上这一块了！一定要严格保护人民群众的信息啊！不要只是说说而已，必须落到实处！ 这样的信息只能委托国企或者央企，个人不建议把全国人民的个人信息放在阿里巴巴或者腾讯！ 这也是我这几天最担心的事情。在抗击疫情的大环境下，我多次无条件提交了个人和家庭的最详细信息。那么，疫情过后，假如这些信息被泄露，那么对我的生活会不会有影响？ 不知道健康码怎样删除

问题汇总	评论文本
一人多码	重庆有了渝康码，为什么又要搞一个惠游码？ 有的地方甚至一个小区一个健康码，单位一个码，超市一个码。统一起来岂不是更好吗？还省了很多人力物力。 我每天要在三个软件上打卡……这也太烦琐了吧，希望能简便一点
推广限制	一个手机只能注册一个健康码，大人要注册，小孩学校也要求注册，有的家庭不止一个孩子，还有的老年人没有智能手机，怎么解决？ 所以老年人很难出门，而现实是老年人最爱出门 动态码生成后根本不能截图，给家人代办也没有用
基层落实	坐标宁夏石嘴山市，3月1日宁夏回族自治区政府下发文件，要求全自治区实行健康卡和健康码，结果今天我问社区工作人员健康码可不可以用，他们说不可以，都没听说过呢。 天津的健康码，很多地方都不认，说什么"绿码亮码全市通行各小区、公共场所"，使用中发现，连自己居住的小区及附近的菜市场都不认，这么多人申请，却用不了，在出行上反倒增添了麻烦。 小区值班人建议安康码只适用外出务工或者办理业务，小区进出人员还是依靠社区发的出入证
互通互认	基层办理健康证明累死了，能不能省份互通啊！ 不统一就有一个很大的问题，比如我外地人探亲被困湖北，现在每天打卡，如果能回家了，我到底是去工作地呢还是回家呢，去工作地我什么都没带，就得直接在住处隔离，回家一趟的话得隔离14天再去工作，再隔离14天才能出门，这样一个月就都浪费了，这部分要怎么解决呢？ 湖北其他地区健康市民应该根据当地情况制定疫情策略，而不是依武汉市的标准
信息误判	贵州健康码有bug，一天黄一天绿，弄得人心惶惶的，到处不让走，请问怎么解决？ 黄码日子真的难。明明我就在当地待了好几个月了。 莫名其妙把我弄成红码，我家零疫情，过年期间都在家隔离了一个月，也没有去过别的地方。现在无法更改，今天跑了一天相关单位，全都说不知道怎么解决，怎么能变成绿码也不知道，此刻一个头有两个大

2.3 应对措施和方法

2.3.1 确保个人健康信息的真实、准确性

健康码是对个人诚信的试金石。针对信息的谎报瞒报现象，各级各地政府从多个角度采取了防范措施。在制度方面，浙江省、黑龙江省等出台了相应的健康码管理办法，将弄虚作假、隐瞒实情等行为纳入个人诚信记录，谎报瞒报人未来在考试、购房、购车、办理银行金融业务等方面都将受到不同程度的制约；另有许多地方表示，对违反治安管理的行为，情节严重构成犯罪的，公安机关会依法追究其刑事责任。在技术方面，首先，数据管理平台会通过对所接入的民航、铁路、通信、卫生等方面的大数据进行分析，来验证个人填报健康信息的真实性；其次，个人病史信息、健康信息、出行信息会实时上传，满足健康码动态更新的要求。在应用方面，健康码并不能作为检测健康的唯一证据。习近平对此明确指出：各地要少一些"一刀切"的思维。对此，各小区、超市、地铁站等公共场所在查看顾客健康码的同时，配合进行严密的体温监测。

对于信息误判的解决措施，一是扩大信息匹配数据来源。2020年2月29日，国家政务服务平台推出"防疫健康信息码"，其数据库汇聚了各地疫情相关状况信息和卫生健康、民航、铁路等方面的数据，进一步提升了健康码的覆盖率和匹配精度。二是在线申诉或拨打热线核查。由于技术原因造成健康码"变色"的，可通过支付宝和微信的网络申诉平台在线申诉或拨打地方服务热线人工核查。

2.3.2 加强对个人隐私和敏感数据的保护

在国内，为积极利用健康码支撑新冠肺炎疫情期间的联防联控工作，2020年3月4日，工业和信息化部（简称"工信部"）在新闻发布会上表示，监管部门要依据《信息安全技术个人信息安全规范》严格落实数据安全和个人信息保护措施，防范数据的泄露、滥用等违规行为。2020年4月29日，国家标准委出台了《个人健康信息码》系列标准，将个人隐私和敏感信息的保护视为重中之重，对各主体在采集信息、加工和利用等各个环节的行为进行了严格规范。

而苹果与谷歌推出的欧美版"健康码"，利用蓝牙BLE广播技术，收集接触信息，其运行架构如图2.4所示。虽然苹果与谷歌将蓝牙追踪功能嵌入系统本身，但其使用时会主动征求用户的同意，不会强制要求用户加入。另外，不同于

国内健康码要建立用户中心化数据库，其用户数据都以加密方式存储在手机里，对感染风险的计算也将在各自手机上进行而不会通过中央服务器进行。因此，欧美版"健康码"实现了最小化收集数据量、不上传没有确诊用户数据、过期数据定期删除、尽可能杜绝数据滥用等多重目的。

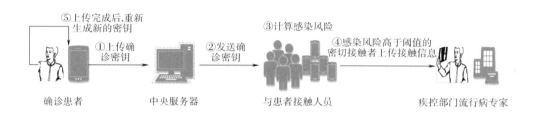

图 2.4　"欧美版"健康码运行架构

2.3.3　实现健康码跨应用系统、跨区域的互联互通

"一人多码"因涉及不同平台的利益纠纷，难以依靠平台之间自我协调解决，需要发挥政府这一"看得见的手"的作用。各地区疫情防控要求不同、健康码制定标准不统一、数据不共享且缺乏互认机制，导致跨地区互认互通受限。2020 年 3月 18 日，中共中央政治局常委会会议强调，为积极有序推进低风险地区企事业单位复工复产、学生开学，必要的健康证明要做到全国互认。2020 年 4 月 8 日，习近平在中共中央政治局常委会会议上强调，"各地要加强信息沟通共享和防控措施协调，在人员管控、健康码互认等方面要做到政策统一、标准一致"。

为推动健康码互联互通，国务院办公厅、国家卫健委积极推动全国一体化的疫情防控健康信息码建设，并制定了《防疫健康信息码服务接口》标准。在后续发布的《个人健康信息码》系列标准中，《个人健康信息码 参考模型》（GB/T 38961-2020）规定了健康码的组成、展现形式及应用系统的参考模型，这是开发健康码 APP 的基础；《个人健康信息码 数据格式》（GB/T 38962-2020）规范了健康码的数据格式，这是健康码互联互通的重要保障；《个人健康信息码 应用接口》（GB/T38963-2020）提供了健康码服务的统一接口，各类应用 APP 可通过这一接口获取个人健康信息服务。标准的出台能有效指导健康码的全国统一。

2.3.4　解除健康码客观使用限制

对于一些无法使用智能手机的特殊人群（如老人、小孩），部分地区可进行健康码代办，但考虑到居民出行的分散性、信息的真实性以及健康码的动态性，这种方法在实际运行过程中依然不可取。

对此，大多数城市将纸质健康证明与健康码配合使用，确实无法申请健康码的人群，可以到属地社区（村）开具纸质健康证明。海南省在家人代办的基础上增设了专为老人和小孩设置的数字口令，外出通行时需出示代办人的手机号和数字码，核验人员在输入相应的信息后，可查询被核验人的健康码属性。同时，为了兼顾安全性和便捷性，代办人可每隔一个小时手动更新数字码。浙江杭州市打通了健康码与市民卡系统，市民卡经过读卡器读取，所连接的电脑终端上能即时跳出对应的健康码状态。还有一些地区实现了健康码与敬老卡、爱心卡、公交卡的数据互通互联。可以预见的是，打破数据分割，实现跨部门、跨区域的信息共享将成为未来数字化治理的必然趋势。

2.4　优化建议

疫情中的健康码是数字治理的一场大型试验。依托数据资源汇聚、数字技术支撑，传统科层上报制的管理模式正朝着多方参与、动态化、精准化的数字治理演变。可以说，数字化已然成为政府公共服务的大趋势。而健康码的治理模式，在未来可能用在其他政务管理方面。通过深度反思健康码试行过程中的经验与不足，我们提出以下建议，希望为数字治理的持续化发展塑造良好的规则框架。

2.4.1　建立政府统领、企业联动的数字治理生态

健康码从发端到全面推进，已经深度涉及了包括国务院、各地方政府等在内的各级政府部门、互联网企业、公共机构等诸多公、私主体，各主体之间权责的分配及履行，很大程度上会影响问题能否得到根本性的解决。以数据管理为例，健康码的本质是政务服务，是政府部门在疫情期间发起的数字化管理项目。这说明政府是人群管理的需求方和最终实现方，在健康码服务中为"数据控制者"，可直接决定健康码数据采集、使用规则。互联网企业为政府推进实施健康码提供技术支撑服务，属于"数据处理者"，仅能按照"数据控制者"的要求对数据进行处理分析，而不能将其用于企业自身运营。明确区分"数据控制者"和"数据处理者"角色，有助于建立各司其职、权责有序的数字治理生态。

2.4.2 以"新基建"筑牢新成果

传统基建通过公路、铁路、机场等的修建解决了物和人的连接；数字化下的新基建，将借助5G技术、云计算技术、大数据技术和人工智能技术等实现数据的连接、交互和处理，推动实现全面数字化社会，给产业升级带来更大的发展机遇。而健康码仅是新基建战场上的一个缩影，未来这种生态模式将会触及更多场景。比如，在获得居民授权的情况下，可将健康码与居民的医疗就诊系统连成一体，各个医院在此系统实时上传居民就诊情况等信息供其他诊疗机构使用，以对患者进行有针对性的治疗。对于政府而言，迫在眉睫的任务就是打破数据分割，将通信、交通、医疗、卫生、保险等跨部门的数据跨地域共享，发掘大数据的多维度价值，实现对个人的精准画像。对于平台而言，未来如何以完善的奖励机制和服务保障让人们愿意共享自己的私人数据是值得考虑的问题。除此之外，物联网、区块链等技术加码或许会成为解决信用问题的新的路径。

2.4.3 依法保障公民的基本权利

疫情防控前期，各地为加快推广健康码均在不同程度上采取了强制性措施，企业和基层民众为配合政府工作只能被动接受信息数据采集、使用规则，这为健康码的后续发展埋下了侵权隐患。为此，相关政府部门应监督各个健康码平台不断完善系统，责令平台要主动履行告知义务，向健康码用户明确告知数据采集范围、使用规则等信息，加大力度依法保障公民的基本知情权，让群众"用得安心"。

2.4.4 执行与监督、反馈并举

在基层推行落实方面，为治理消极执行行为，要完善疫情防控相关立法，加强配套制度建设，完善处罚程序。各级政府首先要对本部门及下属机构有明确的要求和具体意见。其次要设立两个层次的监督机制，即专门的监督反馈机构与群众监督并行。监督机构的任务不再仅是对推行工作执行情况进行汇报，还要借助"市民热线"、公众号评论等承担对用户使用问题的汇聚工作，将执行过程中的不合理之处尽早反馈改进，使技术真正做到切实有效。

参考文献

[1] 王海明. 杭州健康码：风险治理的地方创新及其扩面推广之完善 [J].

浙江学刊，2020（03）：36-41.

　　［2］查云飞.健康码：个人疫情风险的自动化评级与利用［J］.浙江学刊，2020（03）：28-35.

　　［3］陈兵.抗击新冠肺炎疫情中个人信息保护的法治慎思［J］.社会科学辑刊，2020（02）：23-32.

　　［4］周文彰.数字政府和国家治理现代化［J］.行政管理改革，2020（02）：4-10.

　　［5］陈端.数字治理推进国家治理现代化［J］.前线，2019（09）：76-79.

3 无人技术在疫情防控中的应用

3.1 背景简述

钟南山院士于 2020 年 1 月 20 日明确表示新型冠状病毒具有"人传人"且传播速度快等特性后，全国各地纷纷启动一级响应，政府呼吁人们减少不必要出行，禁止人员聚集，城市社区与农村均采用封闭式管理措施。在疫情防控期间，各地交通受到限制，复工复产一再延迟，导致人们在假期结束后仍然无法正常返工上岗，日常生活生产受到影响，各行各业均遭受打击。而物流业作为国民经济的支撑行业，必须率先做出响应。如何在没有恢复原有物流能力、医疗资源与人力资源十分紧缺的情况下，保障人们基本的生活需求，保证物资运输与配送任务的安全性、时效性和完成度，是政府与各物流企业需要共同面临的一大难题。在寻找其应对措施的过程中，一个以避免人员直接接触为要义的新兴配送概念进入人们的视野——"无接触配送"。不论是改良后的传统配送模式，还是通过投入物流无人技术与设备进行的无人配送模式，都在这场战疫中扮演着不可或缺的角色。在疫情期间，无人技术的应用与创新迎来了新的发展机遇和挑战。而在疫情结束后，无人技术相关配套设备能否继续应用、消费者是否能够形成接受无人配送服务的习惯等，都是现阶段行业内需要面对的现实问题。

3.2 疫情暴发带来的问题

3.2.1 线下快递业务量激增

在疫情胶着期间，货物运输呈现"总体需求减少，刚性需求稳定，防疫物资需求大幅增加"的特点，但病毒并没有浇灭消费者网购的热情，限制出行与正逢佳节双重因素使得线上购物交易增长，线下快递需求激增。据国家邮政局统计，仅 2020 年 1 月 24 日至 29 日，全国邮政业就总计揽收包裹 8 125 万件，同比增长

76.6%；投递包裹 7 817 万件，同比增长 110.34%。一季度总体快递业务量呈增长趋势，邮政寄递服务业务量累计完成 64.2 亿件，同比增长 6.7%，各月份数据详见表 3.1。

表 3.1　2020 年一季度各月邮政业务数据

月份	邮政寄递服务业务量（亿件）	同比增长（%）	邮政服务业务总量（亿元）	同比增长（%）
1 月	21.2	−4.7	229.5	1.7
2 月	19.9	19	220.1	25.3
3 月	23.1	9.1	262.1	26.7

邮政业受疫情影响最为直观，因此选取 2020 年一季度邮政业务数据较有说服力。通过与同期数据比较可以看出疫情期间业务量的变化情况，骤增的快递业务也给末端配送行业带来一定的压力，"最后一公里"的配送效率和配送质量备受关注。

在抗疫救援方面，全国各地各界不断输送大量的医疗防疫物资，空中运输发挥了极大的作用。例如，疫情暴发中期，空军 8 架大中型运输机分别从多个军用机场起飞且装载共 58 吨物资降落至武汉，这些物资被紧急分配调度到各地区医院。频繁的点对点支线运输对运输机运力与时效都提出了高要求。

3.2.2　末端配送环节压力大

由于各地均采取了如控制人员外出、交通管制等严格的人员隔离防控措施，居民的日常生活均受到严重影响。与此同时，各行各业为保护员工人身安全也逐渐停工停产。为满足人们的日常生活需求，线上购物线下配送的模式应运而生，这就促使传统零售百货行业将线下运营模式转移至线上，人们对电商的需求再一次被放大。受节假日与疫情的叠加影响，叮咚买菜每日新增用户超过 4 万人次，订单总量较疫情前约增加 80%；每日优鲜实收交易额较同期增长 321%，随之暴涨的配送业务量急需物流企业来解燃眉之急。然而物流运输能力尚未恢复，各地复工政策与交通通行政策不统一，企业防疫物资储备不足等不可抗力因素使员工不能及时返岗复工，甚至因产生恐慌心理而拒绝返岗，物流企业面临着"用工荒"等诸多难题，配送效率大打折扣，激增的快递包裹被困在"最后一公里"。除此之外，居民在外出收取网购的生活物资、快递、外卖等过程中，还存在着感染风险的隐患，甚至还存在因所在社区实施防疫管理而无法正常收寄快递等问题，用户体验极易受到影响。

3.3 疫情防控下的无人系统技术

3.3.1 无人技术发展简述

无人系统技术，是指无人系统、无人机系统方面的智能化技术、人工智能技术。在物流与供应链领域致力于无需人为操作的现代化设备系统，包括配送无人机、无人车运输、AGV 自动导引小车、自动化立体仓库等。

国外无人技术的相关应用与研究早于国内，早在 2007 年，以色列就研发了一种用于医疗救援和战时的医疗救助无人机，可远程监控伤员身体状况，及时完成伤员转移并实施远程医疗救助；除现场救援外，无人机还可用于对医疗物资的搬运和现场救援工作的干预，如伦敦 Matternet 技术初创企业打造的无人机输送系统，可为病毒传染区或偏僻地区等特殊地区进行疫苗等医疗救助物资的配送等工作。国内无人技术起步虽晚于国外，但成长速度较快。例如，京东 X 事业部不断研发升级其无人技术系统，京东亚洲一号、无人仓、无人重卡的诞生逐渐改变我国物流网络格局，为零售行业、运输行业重构运输新模式；在苏宁智慧物流网络中，苏宁云仓的 CSC 智能拣选系统以其高效、高精准的优势解放劳动力。无人技术的灵活使用可有效地节省人力资源，工作效率高且失误率低，能够真正做到及时止损，在各类救援中发挥着重要的作用。

在此次疫情期间，无人技术的应用更是呈现出百花齐放的发展态势。例如，为保障供应链高效运转，京东物流在全国 70 多个智能仓中，通过"狼群战术"保障天狼、AGV 机器人等无人技术设备进行 24 小时的大规模、多场景的应用；同时，为降低末端配送的感染风险，京东物流在武汉疫区进行了机器人配送，并对区域地图信息进行采集。除配送领域，京东物流 X 事业部还利用无人机对城市公共区域进行消毒工作，2 小时即可完成 5 000 平方米的区域消毒工作，高效率且均匀喷洒受到了广泛的认可。顺丰、白犀牛等技术初创企业的无人机、无人配送车、配送机器人等设备也频频出现在抗疫一线，投入到紧急物资支线运输、缓解末端配送压力等多种抗疫防疫工作中。

3.3.2　无人系统设备关键技术

3.3.2.1　防撞技术

无人系统设备的应用方向广泛，在室内外均有运输、搬运等应用场景，有效进行防撞技术的研究对无人系统设备的落地应用十分必要，因此无人系统设备需要具备感知障碍的能力和有效进行规避障碍的规划、决策能力。目前，拥有完全自主感知障碍的无人系统设备通过光感传感器、导航传感器和微波传感器等进行障碍感知。无人系统设备需具备的规避障碍规划、决策能力，需要通过技术融合手段，借助传感器掌握障碍物的物体信息、移动速率、相对位置等情况获得。

3.3.2.2　无人设备群智能技术

无人设备群智能技术，属于人工智能技术的分支领域，主要解决分布式无人系统设备的调度与控制问题。在某特定区域进行大批量作业时，无人系统设备的使用数量往往较多，此时就需要根据相关的订单或信息进行工作量分配和任务调度。无人设备群智能技术使无人系统设备之间能够进行协同合作，高效完成任务。其自组织主要仿照蜂群模式进行模拟计算，首先进行任务区域搜索，对存在价值的节点进行标记，与其他设备进行信息交互后，再选择最适合自身作业的工作节点。

3.3.2.3　路径规划技术

无人系统路径规划技术主要用于在满足作业需求的基础上，根据设备自身工作量、电量或燃料量和行驶距离等进行路径规划，并选择出一条最优线路。由于无人设备易受天气情况、航空管制情况等多种不确定因素影响，因此路径规划问题是无人设备在运行过程中待解决的首要问题之一。随着无人设备的更新升级，加之路况多变，路径规划技术还需要具备高度的自我调整能力以应对不同的状况。

3.3.3　主要无人设备的应用

在这场与时间赛跑的战役中，如何争取更多的时间、节省更多的人力资源、保障更多的生命安全是最受关注的问题，正是在这样的背景下，无人设备获得了及时应用，解决了物流环节的诸多难点问题。在疫情期间，主要投入使用的物流无人设备见表 3.2。

表 3.2　主要投入使用的物流无人设备

序号	无人系统设施	代表企业	应用场景	优　势	劣　势
1	配送机器人	美团点评、云迹科技、优地科技	物料传递，如餐厅传菜、写字楼送餐等	近距离传输作业，减轻人员作业量	对地形、位置等地理信息要求较高
2	无人机	京东、顺丰、亿航天鹰、迅蚁科技	即时配送、紧急配送的场景，以及交通受阻或地理位置特殊地区的场景等	有效解决偏远地区的配送问题，保障医疗物资充足	单次运输成本较高，货物量运输较少
3	无人配送车	京东、德邦、新石器、白犀牛、行深智能	短途物资运输等	单次运输量较大，节省人力成本，提高配送效率	发展仍处于初级阶段，仅在小范围进行测试与应用，制造、维护成本高
4	自动化立体仓库	京东亚洲一号	对库存需求较大，供应链链条设计产品较多，或需要定制化生产的制造企业，如汽车、烟草、医药等行业	提高空间利用率，对接 ERP 系统，保障账目同步，有效解决仓储存在的爆仓问题，提高订单处理效率，进行信息追踪	前期投入成本过高，所涉及的配套设备较多，对产品包装要求较高
5	无人搬运车（AGV）	新松、昆船	对货架商品进行装卸、搬运，根据订单对库内商品进行智能拣选	自动化程度高，占地面积小，有效提高装卸搬运效率	行业标准难以统一，产品质量参差不齐
6	智能柜	丰巢、E 栈	"最后一公里"末端环节，即用户收寄快递的最末端	方便居民取件，保证快递安全	成本较高，涉及用户隐私问题，市场占有率低

3.4 无人技术应用场景案例

3.4.1 末端配送环节中的应用

由于病毒传染风险极大，百货、餐饮业等行业被迫停止线下运营，在此期间线上运行的餐饮商家相比疫情前增加了 63.1%，并有 71.3% 的商家采用无接触配送模式。根据疫情期间各地相关规定，各社区均采取防疫封闭式管理，但人们的生活需求并没有因此减弱，生鲜电商如每日优鲜、叮咚买菜在过年期间交易额相比同期增长 300% 以上，盒马鲜生的备货量是同期的 5~10 倍。面对大量的快递堆积量，存在现有配送人力不足、部分配送员无法进入小区等问题，因此在末端配送环节主要采取的配送方式为无接触配送与无人配送。无接触配送主要为有即时配送需求的客户服务，根据其提供的指定位置，配送员采取定点投递、社区组织远距离快递签收点、快递柜投递等方式完成配送，配送流程如图 3.1 所示。在快递员进行无接触配送中，快递柜作为终端接取快递或外卖的重要设备发挥着重要的作用，既能避免人员聚集接触、提高柜递占比率，又能缓解社区的快递压力。除此之外，快递柜在疫情中的使用形式得到了创新，如美团推出的智能取餐柜，既减少了外卖员等待客户取餐的时间，提高了其接单率，还能对外卖进行保温消毒，让人们在特殊时期减少与人接触，安心取外卖。

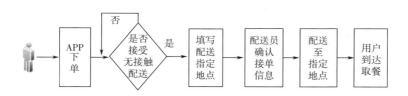

图 3.1 无接触配送流程

作为末端配送的主力军，无人车与配送机器人的应用主要保障人们日常生活需求得到满足，用户通过在美团、京东、盒马等电商平台下单，配货人员将货物打包后装入无人车内，无人车便可将包裹送至用户所在处，在这期间，用户可通过 APP 端追溯配送状态与小车行驶路径等信息，最后用户通过扫码即可完成取货。无人配送车通过安装摄像头、传感器等通信设备，以及与 5G 信息技术结合，完成自动驾驶任务，早已不需要配备安全员进行人为操作，其完成的"最后一公里"无接触配送服务，克服了空间与时间困难，且无人车连续工作时间可长达六小时，载重大，配送效率远高于人力。不同于无人机、无人车等室外配送设备，配送机器人可穿梭于室内、室外两种工作环境，因其具有工作效率高、失误率低、服务范围广等优势，其应用场景较为宽泛。在进行物资配送、缓解爆仓压力的同时，配送机器人得到不少餐饮品牌的青睐。例如，巴奴火锅采购了 70 余台配送机器人服务 20 家门店，一台送餐机器人一天内无间断工作可配送 300～450 盘餐食。在复工复产的进程中，不少已重新开业的餐饮企业也使用配送机器人传菜、点单等，配送机器人的使用不仅能够填补传菜员不足的缺口，也让顾客对堂食安全的信心有所提高，同时加快了餐饮业回暖的节奏。除此之外，无人车、配送机器人还被用于疫区医院中协助医护人员传送资料单据，为隔离病人送药、送餐等场景。

3.4.2 协助抗疫防疫工作中的应用

3.4.2.1 应急物资支线运输

特殊时期地面交通受阻，但医疗用品与防疫物资对物流能力的时效性要求又极高，无人机运输所具有的速度快、不受地理条件影响等独特优势再次凸显。当来自全国各地的救援物资被运至一线疫区时，必须快速、精准地对各地区的不同需求做出响应。无人机作为通用航空的新势力，可完成"点对点"的少批量、多批次的紧急物资支线运输与分配工作，对疫区物资需求做出及时响应。疫情期间，军委国防科技创新小组向全国各地发布用于疫区应急作业的无人机紧急征集需求，迅速集结了上百架 10 公斤至 1.5 吨载重无人机，统一接入由中国电科研发的智能无人运投管控系统进行统一协调调度（如图 3.2 所示），灵活根据各地政府实际需求，就近调配医疗物资与运力资源，快速投入应急物资运输保障工作中，搭建非接触式空中应急运输绿色通道，及时响应疫区物资需求。原本因人力紧缺而无法满足的物流需求，在无人机投入使用后配送效率得以大大提高，且在一定程度上能够代替人力深入高风险区域，有效避免因配送出现的交叉传染的现象。

以顺丰集团为例，其无人机设备单日物资配送量可达到 1.8 吨，截至 2020 年 3 月中旬，顺丰无人机已运营 32 天，飞行架次已超过 3 000 架次，飞行里程数超过 13 000 公里，输送物资包括关键医疗物资、药品、生活用品等，有效地缓解了疫情期间的配送压力。

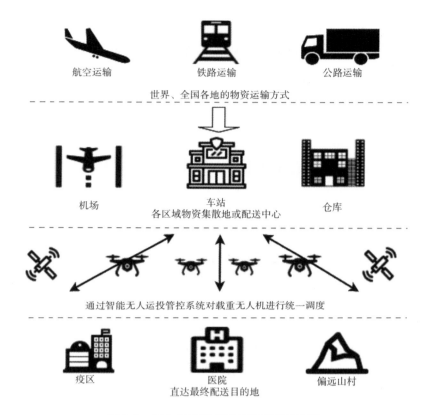

图 3.2　无人机进行点对点配送应急物资

3.4.2.2　助力医疗救援

在疫情集中暴发前期，核心地区如武汉、孝感等地的医院就诊人数骤增，由于受场地、设备、人员等因素的限制，医疗服务能力在很大程度上并不能满足现有的需求。随着线下需求的不断扩大，如何有效缓解线下医院的就医压力并满足居民看诊需求成为关键，"无人就诊模式"日益受到关注，如设立无人医疗小屋。无人医疗小屋对场地条件要求不高，也无需投入过多的病床、医生、护士，只需一套流水线设计的智能检验设备、便捷的可穿戴检测设备和终端检验传感器即可满足常规问诊检验需求。无人医疗小屋流水线的检验工作能够提高就医效率，有效地对患者进行常规的检验工作，从而缓解医院的接诊压力，满足更多的患者需求，缩短检验时间。在疫情期间的手术和辅助工作中，医疗机器人在配药、采血等方面也提供了帮助。目前国内康复机器人的应用比率最高，占比约为42%；其次是提供辅助工作的辅助机器人，占比约为17%；手术机器人占比为

16%。此外，无人机、无人配送车、配送机器人也进行着建设照明、测温消毒、巡房送餐等辅助医疗工作任务，减轻了救护人员的工作负担。例如，诺亚物流配送机器人一次最多能够运送600斤的货物，而传统的推车方式平均每次只能运输200~300斤的货物。以广州市妇女儿童医疗中心为例，在日常工作中，诺亚机器人可代替护士节省往返于12个手术室和医疗器械室的路程，按照平均每天进行100多台手术计算，一年下来可以为护士节省将近2 000公里的路程。

3.4.2.3　满足疫区人员生活需求

在火神山医院迅速建立并交付使用的同时，针对疫区的特殊"无人超市"也投入使用。其24小时不间断的服务满足了人们的基础需求，有效地避免了接触隐患，从而降低了病毒传播风险。火神山的无人超市主要是由阿里巴巴旗下的淘鲜达团队和湖北省中百仓储进行合作，仅用了不到5个小时便搭建完成的。该无人超市主要经营日常所需的生活日杂用品、方便类食品、消毒工具以及卫生清洁工具等。超市内无人工收货员，顾客全程通过手机进行操作，由消费者自行挑选商品并通过自助扫码完成结账，也不会产生纸质小票，尽可能地减少人与人之间的接触，保障了购物的安全性，首日营业便接待了200多名顾客。同时，受疫情影响，无人商店的发展也迎来了新的小高峰，2020年无人市场的建设投入预计将突破650亿元，与三年前相比复合增长率为44.4%。

3.4.2.4　其他辅助工作

人员信息筛查作为防疫工作中的重点环节，有着信息量大且流动性快的特点，无人技术结合大数据技术在疫情期间进行了重要的数据统计以及数据分析工作。在大数据技术的帮助下，构建出严密的疫情网络，结合无人技术，将数据汇集到一起形成智能数据库，构成基层防控管理系统；导入无人设备反馈的相关数据后，由信息系统识别出问题人群、物资需求、日常信息报备等内容。公安机关可结合无人机作业掌控外地人员流动信息，在高速路口开展巡逻排查等工作，社区管理人员也能够通过大数据系统快速准确地完成人员排查和动向反馈等回访工作。百度公司推出的智能无人外呼平台，同一时间可拨通500余通电话进行排查，一小时内可针对居民信息外呼5 000余个电话号码进行询问，从而辅助疫情防护工作。部分地区推出健康码，通过无人设备和扫码系统在大型商超等公共场所统计公民信息，按照每天1亿条信息、运营100天的容量和配置进行设计，并进行24小时维护。无人技术的应用不仅提高了工作效率，降低了失误率，也保证了工作过程中的安全性，有利于减少工作人员与被检测人员接触产生的恐慌心理。

3.4.3　仓储作业中的应用

疫情期间，传统物流的配送模式和供应链模式发生了变化。消费者的购买渠道逐渐从线下转到线上，以满足日常生活需求，导致线上订单量急剧增加。同时，受疫情影响，工业、制造业企业待工情况严重，仓内作业效率低下，信息处理能力不能匹配订单运作效率，从而因业务量堆积引起爆仓，导致客户体验度较差，使企业形象受损。而自动化立体仓库能够在无人工干预的情况下，通过巷道式堆垛起重机等对货架商品进行自动存取，并通过 AGV 自动导引小车对货架商品进行装卸搬运，再通过计算机技术对货物信息进行处理。以京东"亚洲一号"为例，其总建筑面积约 10 万平方米，由生产作业区、出货分拣区、立体库区和多层阁楼拣货区 4 个区域构成，立体库区库高 21 米，每天仓库内机器人可完成约 20 万个箱子的打包工作，每小时可分拣约 16 000 件商品，货物处理准确率能达到 99% 以上。南京今未棠公司在疫情期间推出 SaaS 仓储模式，通过云端化服务，对仓储情况和产品用料、出入库情况进行精细化管理，整个过程均可进行远程处理。除此之外，AGV 的投入使用还可以对运输路径进行规划，结合工业智能机器人甚至可以做到全天候 24 小时工作。对比传统的人工仓储作业，无人仓储能够有效缓解爆仓压力，解决疫情期间订单挤压和工人待业等问题，以保障仓库正常运转。

3.5　经验总结与优化建议

3.5.1　经验总结

疫情暴发初期，交通管制造成的运力不足与传统零售行业转型至线上、电商企业火爆等多重因素叠加，极易在末端环节造成爆仓并导致用户体验差、配送能力与需求严重不匹配等问题。但由于防疫物资不足与疫情的特殊性，其应对及处理方式不能完全参照传统解决方案。因此，我们需要总结经验，以避免此类突发事件再次发生时措手不及。

3.5.1.1　中小型企业制定多种应急方案

受疫情打击，2020 年一季度国内物流企业倒闭数量超过 46 万家。快递配送人员复工受到限制，在岗的员工因防疫物资不足而无法上岗等，造成大部分中小型快递企业"用工难"的尴尬局面，企业因规模小、运营成本日渐上涨、资金流中断等问题而破产或被并购的实例比比皆是。中小型技术初创企业更是如此，相较于一线技术企业而言，其品牌效应较弱、所依赖客户周期长且运营成本较高，使其极易受到突发事件的影响。这表明众多中小型企业的应急机制还不够成熟，面对突发事件的警惕性不足，一旦普通应急措施失效就只能坐以待毙。为保障供应链平稳不间断运行，这些中小型企业不能只依靠政府补助与行业内标杆企业的帮扶政策，还应持续细化应急措施，制定应对不同突发场景下的多类型应急方案，除设计常规爆仓应对方案外，还需要在其基础上考虑多种突发因素，采取应急资金储备、应急物资储备等措施。同规模级别企业间可形成应急联盟，在企业处于资金紧张、人员紧缺的困局时增大企业自身的抗击面，制定出适应性广的应急配送方案以消减应对不同种类、不同程度的突发事件带来的负面影响。

3.5.1.2 新兴配送模式适配末端需求

在疫情发酵过程中，我国快递网络并没有被病毒击溃而瘫痪，甚至还在末端配送环节诞生出新的配送概念并付诸实践。随着无接触配送方式的推行使用，末端配送环节存在的大量快递堆积在社区门口、居民聚集取件等现象逐渐减少。在疫情得到控制的中后期，地面配送能力逐渐恢复正常，同时无接触配送模式仍在使用（尤其在餐饮业外卖配送方面）。中国贸促会商业行业委员会也于2020年3月20日发布《无接触配送服务规范》，对指定配送行为、商品赔偿问题提出要求并进行规范。可以说，无接触配送在维持人们正常生活需求与保障人们身心安全方面做出了巨大贡献。

无接触配送这种以避免人员聚集导致的交叉感染为要义的配送模式一经提出，就获得各大电商平台及物流企业的积极响应和大规模推行。无接触配送模式的继续使用，在一定程度上为消费者与配送人员双方带去了便利。例如，疫情期间提供外卖服务时，在外卖APP界面上就设有骑手上岗前测温、餐厅和送餐箱已消毒等字样，且配送信息全程透明，骑手到达目的地后将外卖放进智能取餐柜进行二次消毒保温，最后用户通过扫码完成取餐，这样的无接触配送模式下的食品安全状况相比原有配送模式有所改善，既减少了无良骑手污染外卖的情况，让用户放心食用，也减少了骑手们因等待用户取餐造成的订单损失。快递柜投递、客户定点自提、社区设置快递集中寄存站等方式，令末端配送服务更加简洁安全与个性多样，配送人员无需在某个时间段集中等候客户来取快递，客户的取件时间也更加灵活。因此，疫情结束后这种取件模式应延续下去，即使再次面对突发事件，社区与末端配送环节也能从容面对、及时响应。

3.5.1.3 无人技术多情景应用

2020 年 2 月 4 日，工信部发布《充分发挥人工智能赋能效用 协力抗击新型冠状病毒感染的肺炎疫情倡议书》，鼓励使用高新技术做好防疫控制工作。此后，京东在武汉启用无人配送车，为武汉收治新冠肺炎病患的定点医院配送医疗物资，无人配送车已能承担疫情期间武汉市 50% 的配送业务；顺丰启用 4 架方舟无人机，每天投送快递量在 4 000 件左右，完成近千件快递投送任务，后续航线也逐渐增加；除此之外，亿航、新石器等无人技术创业公司也先后为各疫区投入使用数百台无人机、无人配送车、配送机器人等设备。虽然无人配送早已不是新鲜事物，但在行业内也再一次引发热议，如北京智能车联产业创新中心与美团签署战略合作协议，共同发起无人配送专项实验室计划，联合推进以需求带动研发的自动驾驶配送商业模式；中国电动汽车百人会与美团联合相关专家发起线上研讨会后，发布"培育壮大无人配送行业倡议书"等。

此次疫情的突发性与特殊性，使无人技术的应用场景得以丰富。疫情期间时间就是生命，因此要将人力成本投入到最关键的环节，大批量医疗物资的搬运以及烦琐的测温巡房等工作，通过配送机器人、无人配送车等均可以完成，一定程度上减轻了医护人员的工作压力。无人技术也被用于医疗物资分发、餐厅传菜等多种特殊场景。随着无人技术的应用场景与覆盖面得到拓展，新的市场需求产生，无人技术的设备功能也得到创新，如目前只具有保温功能的无人配送车配送餐饮，可考虑研发具有制冷保鲜技术的无人配送车配送生鲜食材等。毫无疑问，无接触配送与无人技术的应用都在抗疫过程中发挥着至关重要的作用，其为各行业复工复产创造条件的同时，也迎来了自身发展的机遇。

3.5.2 无人技术应用存在的问题

3.5.2.1 无接触配送末端管理存在缺陷

无接触配送虽令配送效率大幅提升，但同样存在着缺陷，如在社区封闭管理时，出现快递小哥在社区外却无法将快递送至客户手中、设置在小区内的快递柜毫无用武之地等尴尬情况。疫情期间柜递方式虽成为无接触配送方式的主力军，但也暴露出对快递柜投放位置规划不合理的问题。快递近在咫尺却无法入柜，大批快递柜空柜率上升的情况一旦成为普遍现象，必会对快递柜行业造成不必要的成本损失。此外，在社区内实行的无接触配送为居民带来便利的同时，也产生了小区内居民定点自提的快递被偷等诚信问题。春节期间本就存在快递量暴增现象，加之疫情期间发货期滞后，待物流能力再次恢复时，配送人员需要面对庞大的快递任务量。为保障取件环节人员安全，大多数小区采取在小区内设置无接触提货点的措施，但随着居民在社区内的活动范围逐渐扩大，如果社区不及时加强管理，就会产生丢件现象，从而影响社区和谐。

3.5.2.2 无人技术应用缺乏统一标准

要发展出符合我国国情的无人配送模式，无人配送设备的技术标准应与各地政府政策相匹配，鉴于我国各地经济水平与地理环境各不相同，无人配送无法在短时间内大面积应用。我国政府虽表示大力支持无人技术研发，却无法实时对无人技术发展成果做出响应，缺乏明确用于各类具体无人配送设备与技术服务规范的法规细则，一定程度上阻碍了无人技术的发展，无人配送真正实现规模化的应用仍有很长一段路要走。从整体上看，无人技术在疫情期间的表现可圈可点。无人技术不应只扮演在应急物流措施中救命稻草的角色，如在医院使用的配送机器人可作为公共医疗设备继续工作而不应该闲置，其日后维护、保养等工作应由企业或政府完成，并形成统一管理机制；而像无人机、无人车等，由于维护成本高，缺乏运营许可政策、行业标准约束，其技术仍需在不断的试点测验中逐渐完善。总之，如何保障无人设备的安全运行、设置行业内应用与运营的统一标准等问题依旧是现阶段思考的重点。

3.5.2.3 无人技术产业链缺少上下游联动

目前，我国无人技术产业链还不够成熟。在上游的产品开发工作中，随着无人设备种类的不断丰富，加之技术高频率的更新换代、研发、设备升级和维修成本居高不下，需要技术企业具备一定的资金实力与规模，这种规模企业在突发公共卫生事件中具有抓住市场机遇和稳定自身的实力，并能够借势增强其品牌效应，开拓新的技术市场，而我国的大部分中小型无人技术企业仍面临着生存危机。另外，我国的物流配送量和订单密度远远超过世界其他国家，大量末端短距离的配送任务给予了无人技术与设备极大的发展空间，但国内目前尚缺少对无人设备在不同情况下应用的引导性政策与细分行业标准，使无人技术在产业内的实际应用受到限制，导致下游的无人技术应用市场未能完全打开，没有大量的订单推动整个链条的发展，易导致无人技术开发商、供应商、实际市场需求间信息不对称，这对无人技术与设备开发产业上下游供应链将造成不利影响。

3.5.3 优化建议

3.5.3.1 加强无接触配送末端管理与规划

为防止再次出现快递无法送至用户且小区内快递柜闲置的尴尬情况，可采取在社区外加设快递柜或使用双面开门型快递柜等措施使用户能够在保障安全的情况下及时收取快递，这既能够提升快递柜的利用率、增加快递柜企业利润，也能够有效减少快递堆积在社区门口的混乱现象，方便快递员投递。同时，根据小区居民需求，及时调整快递柜功能，避免出现多柜闲置。针对社区无接触配送自提点丢件问题，既需要居民们提高诚信素养进行自我监管，社区管理部门也应采取针对性措施加强管理。例如，可在征求并综合居民意见后，在社区内集中规划出二至三个快递指定存放站点，从快递进入小区后，立刻由社区工作人员对快递员进行登记、消毒，并按照区域进行划分，分拣至离该栋居民较近的存放点，既避免人群过于聚集，又提升了居民取件的效率。可由物业工作人员成立快递监管小组，并细化工作范围，建立符合各小区实际情况的无接触配送快递管理机制并设置相应惩罚措施来提升居民们的自觉性，避免损害公民利益的情况发生。

3.5.3.2 细化无人技术行业内不同设备运营标准

关于无人机飞行、无人车驾驶等相关政策，一直是我国无人技术发展的重要影响因素，讨论关于无人配送设备大规模应用的问题时，政策是绕不开的热点话题。无人技术设备在疫情中的表现进一步证明了无人技术的成熟，其应用场景更加宽泛，设备功能类型更加丰富齐全。我国虽鼓励智慧物流发展，但却缺乏明确的用于具体说明各种无人配送设备与技术服务规范的法规细则。此次无人技术企业同电商企业联动，通过无人配送设备在医疗、餐饮、百货等场景下的应用，让更多人切实享受到无人技术带来的便利，加速产业转型的同时，也转变了民众对无人技术市场的态度；消费者在体验无人设备服务的过程中，加深了对其的了解与认知，甚至提出新的功能服务要求；同时，也引发初创企业对无人技术应用功能创新与发展定位更为全面的思考，从而制定出更为细化的设备功能服务标准，双向促进无人技术行业的发展。在向湖北运送支线应急物资的过程中，通用航空发挥了积极的作用，这为无人机行业提供了大展身手的舞台，然而使用何种类型的机型、配送方案等缺少统一标准规范。在今后无人技术的应用中，政府可与企业联动，成立应急无人技术方案规划部门，共同细化多种类型产品与技术方案以应对不同类型的突发事件，如自然灾害、医疗疾病、紧急救援等，便于提前进行统筹规划，做好充足的准备工作。

3.5.3.3 政企合作提升产业链互动性

以"BAT"为首的大型互联网公司和以京东、顺丰、苏宁为首的物流公司，面对突发状况率先做出反应，迅速投入无人配送设备服务人们的工作与生活，利用企业行业优势保障自身原有的服务效能，成为疫情期间疏解末端配送压力的中流砥柱，既扩大了在行业内的影响力规模，也提升了企业形象。

　　然而众多中小型初创企业却面临着较为严峻的生存问题。笔者认为，在无人技术产业链中，除了制定应对突发公共事件的预案，产业链中多家企业形成应急战略联盟，增大资金流量，扩大应急规模，共同应对突发情况，政府也可对产业链中现有企业资源进行整合，如形成多套与企业联动的应急方案，由政府主导形成无人设备应用联盟，根据不同无人设备的优势所在，对无人设备进行使用能力评级，并将其分配至不同应急程度的救援场景中。在此过程中，无人技术研发商也需不断地向末端进行应用推广和市场开发的工作，快速整合新的变化信息并反馈至产业链上游，使上下游针对应用情况对产品及时进行调整以有效应对突发公共卫生事件。如此，既能够规范行业内无人设备的使用，提高对不同突发情况的适配程度，缩短救援应急响应时间；也能够提高产业链上下游的互动程度，加强多方面的信息共享，优化产品供应链，提高运作效率，实现合作共赢。

参考文献

　　［1］王晓娣，方旭红．医疗机器人伦理风险探析［J］.自然辩证法研究，2018，34（12）：64-69.

　　［2］晏磊，廖小罕，周成虎，等．中国无人机遥感技术突破与产业发展综述［J］.地球信息科学学报，2019，21（04）：476-495.

　　［3］刘禹彤．无人机新闻发展历程及应用现状研究［J］.传媒，2019（11）：56-57.

　　［4］张得银，王铃铃．"一带一路"背景下基于"无人"技术的智慧物流体系构建［J］.生产力研究，2018（08）：90-94.

　　［5］覃京燕，冉蓓．智慧物流场景下无人驾驶车的产品服务系统设计［J］.装饰，2019（11）：28-33.

4　物联网技术在疫情防控中的应用

4.1　背景简述

4.1.1　问题描述

2019 年 12 月底，湖北省武汉市疾控中心发现不明原因肺炎。2020 年 1 月 20 日，钟南山院士证实新型冠状病毒有人传人的现象并且有医护人员感染。在疫情暴发初期，感染病患数量庞大，防护物资频频告急，不仅延误了救治，也增加了疫情扩散的风险。庆幸的是，从战疫打响到现在，面对疫情中的众多困难，发达的信息科学技术和日益强大的基建能力以及不断成熟的物联网解决方案正赋予抗疫战争更多的"战役武器"。在这次生死时速的战疫中，应急物流是"生命线"，各大医院是抗疫战场。物联网在应急物资的运输、仓储、配送等，以及保障高效的医疗服务方面发挥了至关重要的作用。

4.1.2　暴露出的问题

4.1.2.1　应急物资储备短缺与生产不足

疫情暴发后，随着确诊新冠肺炎的患者人数的增加，武汉乃至湖北省出现医疗物资短缺，包括医用防护服、手术衣、隔离衣、一次性医用口罩、N95 口罩、护目镜等物资。2020 年 2 月 11 日，武汉 20 多家医院发布募集医疗物资的信息。北京中日友好医院、北京安贞医院等医疗机构先后发布公告接受社会捐赠，广东、四川、河南等多个地区的多家医院也因防护物资紧缺发布接受社会捐赠公告，国内其他地方的医疗物资供应情况频频告急。

自 2003 年"非典"疫情之后，应急物资储备体制一直是短板。我国物资储备有两种：一是战略物资储备，包括有色金属、原油、成品油等；二是应急物资储备，包括生活保障物资、医疗物资等。疫情发生后，应急物资的采购、生产、运输、配送等环节分散在各个职能部门，没有形成统一的应急物资保障体系。

由于本次疫情的突发性和不确定性，医疗机构在非特殊情况时期不会有大量库存，医院通常也不会有大量储备，很多医院的医用外科口罩库存量仅够使用一周左右。

此外，还存在物资调度与需求类型错位现象。医护人员所用的高标准防护物资供给困难，但在疫情期间无需标准隔离物资的其他人员却抢购了大量物资，进一步导致医护人员防护物资的短缺。

4.1.2.2 应急物资无法及时到位

运输障碍：一些地区为了疫情的防控，实施交通管控"画地为牢"，封闭高速公路，阻断国省干线公路，擅自设卡拦截、断路，导致物流通道不畅，干线运输通行受阻，运营车辆出入难度增大。部分省份封村封路现象严重。

仓储问题：国家紧急调拨以及社会中企业、团体和个人捐赠的大量医疗物资和生活物资到达武汉后，积压在武汉红十字会仓库中。省市红十字会缺乏大规模接收的条件，其仓储物资的分类、分配效率低下，捐赠的物资和急需的物资品种、型号和标准都不能很好地进行对应，周转速度慢，调拨不及时，缺乏高效的管理能力。

配送问题：武汉当地的非救灾车辆被要求尽量不上路，只有登记的指定车辆才能上路，导致医疗物资与生活物资无法及时运送到相应地点。此外，由于春节期间各地管制严格，为避免人与人之间的交叉感染，全国人民居家自行隔离，导致配送人员紧缺，配送难度增加。

4.1.2.3 医疗资源管理问题较多

本次疫情的暴发，暴露出我国医疗体系不完善、系统集成度低、医院管理流程不规范、对资源不能进行有效的管理与利用等问题。地区的医院与医院之间信息不透明、不共享问题尤为突出。

我国医疗领域资源供需结构不平衡，各种医疗资源更多地倾向于大医院。疫情暴发后，大量的新冠肺炎患者需要医治时，医院之间信息不能共享，会出现某个医院患者过多，医疗力度跟不上，而其他医院出现部分资源闲置的情况，导致医疗资源不能合理利用，因而不能给患者提供更好的医疗服务。

新冠肺炎疫情暴发以来，医治新冠肺炎患者需要大量的医疗物资，因此医院每天会有很多医疗废弃物，这些医疗废弃物因携带病毒而具有高风险，需要经过特殊的途径进行处理。目前医院的废弃医疗物资处理方法是分级处理，先做简单处理，比如对医药废弃物进行消毒浸泡，然后分装打包等，最后由专业的部门或人员做彻底无害化处理。因此，医疗垃圾的处理也是一大问题。

4.1.2.4 医院内的防护不当等问题严重

疫情之下，如何有效地对疫情进行防控是当务之急。由于新型冠状病毒具有传染性，减少患者与正常人员的接触是防控的关键。但是在医院的防控过程中，病患与医护人员或者病患与病患之间不可避免地会发生接触，比如传统的测量体温方法、医护人员医治患者的过程、患者在医院的生活起居，接触过程中的所有人员都具有感染的风险。

此外，由于很多感染者是轻症甚至无症状的病原携带者，不容易被发现，再加上春节复工复产后人员的大量流动，控制传染源会非常困难。

4.1.3 物联网技术分析

4.1.3.1 物联网概念

1999 年由 MIT Auto-ID 中心的 Ashton 教授首次提出的物联网，是一种通过信息传感器、射频识别技术、全球定位系统、红外感应设备、扫描器等各种装置与技术，按约定的协议，将任何物品网络相连接，进行信息交换和通信，实现物与物、物与人的泛在连接，实现对物品的智能化感知、识别、定位、跟踪、监控和管理等功能的网络。

4.1.3.2 物联网主要技术构成

（1）感知技术。感知技术是指用于物联网底层感知信息的技术，包括射频识别（RFID）技术、GPS/GIS 技术、视频与图像感知技术、传感器的感知技术等（见表 4.1）。

表 4.1　物联网感知技术构成

感知技术	具体技术
RFID 技术	包含着硬件和软件，由服务器、读写器、电子标签、天线构成
GPS/GIS 技术	GIS 具有地理数据处理和分析功能，GPS 可以实时监控车辆等移动目标的位置
视频与图像感知技术	主要包含视频采集装置和视频处理装置
传感器的感知技术	包括温度传感器、磁性传感器、微弱信号检测、紫外线传感器等

（2）网络与通信技术。移动通信技术，可以看作有限通信网的延伸，它包括有线网络和无线网络两个部分。物流具有动态性，大部分使用无线通信技术。应用包括物流运输中物品流动信息的传输工具、仓储管理数据通信工具、智慧物流供应链中重要的数据传输技术。

Wi-Fi 无线通信技术具有覆盖范围广泛、不依赖其他物理媒介、传输速度快等特点，通过路由器等工具进行传输，对环境要求较高。

　　物联网通信技术分为短距离通信技术和广域网通信技术，应用广泛的是广域网通信技术，包括 NB-IOT、LoRa、SigFox 以及 WeightLess 等通信技术。这些通信技术交叉使用才能提高效率。

　　（3）智能管理技术。智能管理技术能够实现终端设备的管、控、营一体化，主要分为设备管理、连接管理、应用支持、业务分析（见表 4.2）。

表 4.2　物联网智能管理平台

管理平台	功　　能
设备管理平台	对物联网的终端应用设备进行实时监控、软件升级、故障排查等。将终端应用设备在运行过程中的实时状态信息反馈到平台中，出现设备故障时进行及时报警，并对所有设备进行软件或系统升级管理
连接管理平台	对物联网连接过程中出现的网络连接问题进行处理，如对终端网络的稳定性、网络资源流量、号码/IP 地址/Mac 资源管理、网络连接设备管理等进行实时监控，保障网络连接的畅通
应用支持平台	提供应用开发与统一数据的存储。具有提供成套的应用开发工具、数据存储、对接第三方系统 API 等功能
业务分析平台	包含大数据分析和机器学习功能。大数据分析是指通过对收集的各类数据与信息进行数据挖掘与处理，形成视觉化数据分析结果，从而实时动态地监控设备的运行状态。机器学习是通过对历史数据进行计算从而生成预测模型，满足预测性认知的复杂业务分析

4.2　物联网技术在疫情中的应用场景与应用前景

4.2.1　在应急物流中的应用

4.2.1.1　应急物流在突发性公共事件中的作用

　　应急物流是指为应对严重的自然灾害、突发性公共卫生事件、公共安全事件及军事冲突等突发事件而对物资、人员、资金的需求进行紧急保障的一种特殊物流活动，在处理突发性灾害中发挥"生命线"作用。习近平在中央全面深化改革委员会第十三次会议上强调，在党中央领导下，有关部门协同配合、多措并举，实行国家统一调度，建立绿色通道，保障重点地区医疗物资供应，提高公共卫生应急物资保障能力。

针对本次疫情来说，应急物流的响应速度十分重要。一方面，确保应急物资（如防护服、医用外科口罩、消毒剂等重点物资）在最短时间内准确送到疫情严重的地区，从而减少人员感染，保障疫区生产生活的日常物资供应。另一方面，面对数万吨从全国各地筹集或捐赠的物资，应急物资的储存、运输和管理如何有效有序地进行是一个巨大的挑战。应急物流本身对时间和效率具有较高的要求，所以为确保应急物资在采购、运输、仓储、配送等环节有序进行，将物联网技术应用于应急物流的整个过程中，能够实现物资的非接触自动识别、对物资进行实时追踪与溯源、运用自动化实现智能分拣、无人配送以确保应急物资能够及时到达物资需求端，提高效率与响应速度。

4.2.1.2　应急物流运行的整体情况

疫情发生后，在应急管理部的统一指挥下，国家邮政局组织邮政企业、物流企业全力保障对武汉等疫情严重的地区的应急物资和人们日常基本生活物资的运输和寄递服务。国家调拨的救援物资与社会中企业、团体、个人捐赠的物资，由国家邮政企业和140多家物流企业（包括顺丰、京东、"三通一达"等）进行运输，最终由医药流通领域的专业企业——九州通，进行物资的管理。医疗物资由市卫健委统一调配，非医用物资由发展改革委统一调配，两个单位根据九州通上报的统计数据下达分配指令，由邮政、京东、顺丰等物流企业完成配送的任务。

4.2.1.3　物联网在应急物流中的应用

（1）应急物资 RFID 仓储管理。RFID 即射频识别技术，利用无线射频的读写器和电子标签之间进行非接触的双向数据传递，以此来进行数据和信息的交换。疫情期间，九州通医药集团物流有限公司临危受命，接受武汉市新冠肺炎疫情防控指挥部指派，协助红十字会进行指定库房的捐赠物资和药品的仓储管理工作，负责捐赠物资和药品的入库、分类、保管和出库等工作。其运用 RFID 进行医药仓储管理，在药品出库时，药品冷藏箱中贴有带温度传感器的 RFID 标签，将药品的信息以及温度信息动态实时地储存在 RFID 标签中。当所有医药物资到达指定仓库后，通过手持 RFID 读写器进行医药物资信息的批量读取，实现全过程的信息数据透明与实时监控，降低人工成本以及出错率。

在智能仓库中运用 RFID 技术，能够实时对仓库的应急物资电子标签进行自动化识别、出入库管理、库存定位、物资调配、自动化盘点等管理，实现实时动态监督，可以在线远程监管设备的运行。通过数据层的分析能够根据应急物资的类别实现按标准分类存储，使专业医疗物资能够及时匹配到医院等急需地区。苏宁的无人智慧物流仓在疫情中发挥了重要作用，在智能仓储控制系统的"指挥"下，每一个苏宁料箱都有独一无二的电子标签，在物资出入库、分拣、仓位分配、分拨等过程中进行物资信息的识别、定位和感知，分拣与运送流程相连续。该项技术的应用能够减少人员的接触，提高仓储的运行效率，实现仓储流程的透明化并能够对产品进行实时的跟踪，从而保障在无接触环境下高效的仓储运作。

（2）物资运输实时状况与路线优化。地方疫情的防控阻断交通运输线路，应急物资需要及时运送到指定地区，因此需要运用交通运输平台对道路状况、运输路线以及车辆调度进行优化，对应急物资进行合理的调度。可采用 GPS 与 GIS 协同对运输路线进行规划，并监控和调度应急物资配送车辆。通过应急物资配送车辆上的各种传感装置和全球定位系统（GPS）或北斗卫星导航系统（BDS）、道路交通识别装置等实时获取车辆和物资的精确位置、路况信息、运行速度等基本信息，将获取的信息通过无线通信网络实时上传到运输信息平台，平台能够根据应急物资需求情况，利用大数据、云计算等相关技术对平台所获取的信息和数据进行综合分析和挖掘处理。针对物流企业的运送能力和现有的运输资源，对可调用的车辆进行运输方案和路径的优化，及时进行调度。疫情暴发后，京东建立了应急物资供应链管理平台，通过应用 GPS 与 GIS 系统，对物资、车辆与人员进行实时的监控和调度。在企业平台完成站点规划、车辆优化调度、GIS 预分拣、配送员路径优化等，实现 LBS（基于位置的服务）、应急物资全程可视化与透明化、送货时间可预期等服务，大大提高了运输效率与运输的可视化，实现了对应急物资核心信息的实时动态更新和监控。

（3）AGV 智能分拣。面对大量的标准不一的应急物资，物流企业采用 AGV 货架智能分拣系统，提高了分拣效率。自动引导机器人（AGV）通过电磁或者光学等多种传感器数据融合自动完成物资的分拣。AGV 包括货物识别、导航、避障等功能，其拥有图像传感器、磁阻传感器、超声传感与红外传感器等，利用这些传感器可以识别物资的电子标签以及货物的轮廓特征，上传货物信息，建立货物特征样本库，采用分类器对样本进行分类，使用决策树迭代算法匹配识别货物，提高货物电子标签的识别率与准确性。苏宁的无人仓是以 AGV 系统为核心载体，苏宁的物流智能拣选机器人能够在仓储平台进行智能调度，利用二维码等电子标签进行精准导航，通过视频与图像感知技术实现自主导航、自动避障、智能排队、智能充电等。另外，机器人能够对货物进行高效率的拣选。AGV 机器人拣选是人工拣选效率的 5 倍，单件商品平均拣选时间为 5 秒，既提高了应急物资分拣效率，又减少了人员的感染问题。

（4）无人配送。使用无人配送不仅解决了配送人员短缺的问题，还有效地避免了人员之间的感染问题。苏宁、阿里巴巴、京东物流、美团等纷纷进军无人配送，新冠肺炎疫情将基于物联网通信技术及人工智能技术的无人配送拉回大众视野，亦加速了物流全面智能化发展的商业进程。

①无人配送物流车。无人配送将云端软件和硬件传感器相结合，实现车辆定位、环境的感知、路径规划决策、路障感知、车辆控制。本次疫情中京东物流通过无人配送物流车将医疗物资送到了武汉第九医院，物流配送车每小时行驶 10 公里（最高时速在 40 公里左右），并且在行驶过程中能够利用物联网技术巧妙躲避车辆和行人。京东智能配送车能够使用视觉传感器和雷达技术，通过生成视差图等方式构建出三维的环境，检测障碍物的大小与距离，控制无人车进行避障，并且运用智能算法识别交通标志与车道线，保证遵守交通规则。此外，它还拥有同步定位与建图技术，实现了无人车自主定位与地图创建。运用高精度立体影像数据结合 GNSS 卫星定位系统，它能进行精准路线规划和导航定位，定位精度达到厘米级。无人配送物流车的使用有效地缓解了武汉第九医院的配送困难问题，也避免了交叉感染风险。疫情中运用无人配送的还有苏宁无人配送"小 biu"机器人，它能够自主规划路线、避开障碍物、返回充电，其定位精度可以达到 50mm 以内。美团无人配送新款概念车采用自动驾驶技术，使用激光雷达、超声波、摄像头等多传感器融合方案，具有城市道路低速自动驾驶的通行能力。无人配送助力应急物资配送最后一公里，既减少了人与人之间的接触，也提高了物资的配送效率。

②无人机。无人机的关键物联网技术包含传感器技术、避障技术等。其中，传感器技术是飞控系统和保证飞行精度的关键。传感器包括电流传感器、磁传感器等，由于受到天气、气流等因素的影响，对于传感器的精度要求更高。避障技术能够通过自动识别有效规避障碍物，保障物资能够安全送到。无人机满足即时性的需求，对于突发性事件具有重要的作用。顺丰的无人机运输实现快速调动全国物资至疫情严重地区，在疫情期间共运营 32 天，运送超 11 吨的物资。顺丰通过在武汉、十堰、赣州等地区投入无人机进行运作，提供医疗援助，将药品、医疗设备等医疗物资第一时间运输至指定地点，缓解了当地物资运输的压力。在十堰市，顺丰派出四架方舟物流运输无人机，用于满足医院、封闭小区及偏远地区的应急物资保障，四架无人机投入使用后解决了近千件快递投送任务。

4.2.2　在应急医疗服务中的应用

4.2.2.1　物联网医疗信息管理

（1）患者的信息管理。电子病历记录着患者医疗过程中的多种信息，包含既往病史、门诊或住院的检查记录、治疗记录、过敏史以及患者的身体健康状况，并可实现信息的存储、管理、传输和重现。电子病历为医护人员诊断和治疗患者提供了科学的依据。2020 年 2 月 11 日，云知声智能科技股份有限公司以公益捐赠企业的身份正式入场北京小汤山，并于两日内迅速完成首批"医疗智能语音识别系统"的设备部署、调试和一线医生培训指导工作，为疫情防控随时待命。云知声"医疗智能语音识别系统"通过智能语音的方式，帮助医护人员录入病历，可解决医护人员由于防护措施严密造成操作办公电脑时的不便问题，大幅提升病历录入效率的同时，也有效避免了频繁接触电脑的接触式感染风险，提高了诊疗效率。

（2）医疗废弃物管理。医院可以利用物联网技术对医疗垃圾实现标识和溯源管理，大大方便了医院的医疗废弃物管理人员的工作，一旦在废弃物处理过程中出现问题，每一袋医废都可通过 RFID 标识进行追溯。疫情期间，医疗废弃物的管理至关重要，尤其是容易遗漏的小医院或社区卫生服务中心。2019 年 7 月，浦东安庆社区服务中心就利用物联网技术管理医疗废弃物，每袋医疗废弃物都要用 RFID 扎带密封，这根扎带内藏芯片。扎带绑好后就称重，重量实时录入后台，后台随时跟踪其轨迹。智能终端实时上报医疗废物的产生量、产生时间、转移时间及处置去向等信息，一个个装有医疗废物的黄色转运箱，经过消毒液喷洒消毒后，整齐有序地存放在医疗废物暂存处。随后，医废回收处置公司安排专车专人收集和运输，严格按标准进行高温灭菌处理，做到日产日清。疫情期间浦东安庆社区服务中心的医疗废弃物管理也是用同样的方法，为疫情防控做出了贡献。

4.2.2.2　物联网医疗设备的应用

新冠肺炎疫情肆虐的这段时间，发展迅速的信息科技与不断成熟的物联网解决方案正在赋予此次抗击疫情更多的可能性。在物联网技术支持下，通过通信网络将万物连接，利用信息传感设备，包括射频识别、红外感应器等，实现对设备或场景的远程监控。在疫情严重的社会环境中，室外设备巡检人员也暴露于病毒环境，对巡检技术人员生命健康构成极大的威胁。设备的运行状态环境状况不能脱离于人的监控监测，不然会给生产生活造成严重的破坏和损失，这时候物联网就显得必须而且急迫。物联网可以将人们关注的社会生产生活各个细节集成于人们的手机端，可以实现极少数人员对特定的生产生活过程进行管理，当发生瘟疫、自然灾害等各种意外时，能够实现对社会的监测监控，使人们的生产生活更安全、更可靠。此次疫情中用到的物联网医疗设备有红外测温仪、医疗机器人、远程医疗设备等，详见表 4.3。

表 4.3　疫情中常用的物联网医疗设备

医疗设备	物联网技术	应用场景
红外测温仪	红外线、红外热成像技术	在公共场所出入口、校门口、进站口等人员密集处设置。具有无接触式测温、大规模人群实时体温测量、自动抓取发热人群的优势
医疗机器人	射频识别（RFID）技术、传感器技术、图像处理技术、嵌入式系统技术	在医院的重症监护室、感染病房、住院病区、化验科室、手术室等场景设置，它会智能地配送药品、标本、器材、耗材、衣物、餐食等物品，也可以在无接触情况下查看病人的电子病历、影像资料、检查报告等。能够减少感染风险，提高医护人员的工作效率
远程医疗设备	传感器技术、视频与图像感知技术、无线人体局域网、广域网	有远程会诊、远程急救、远程监护等场景。结合 5G 和大数据等技术，医护人员可以利用物联网技术进行远程工作。远程医疗系统由终端和无线医疗传感器构成，医疗传感器用来测量患者的人体生理指标，将这些数据传给终端，由医护人员对这些数据进行观察分析，为患者提供及时的指导和医疗服务
隔离舱	传感器技术、视频与图像感知技术、无线人体局域网、广域网	是一种新型装配式"医院病房"，能够不间断监护患者实时状态和身体数据，实现医护人员与患者的远程无障碍沟通。能够满足应急社区防疫隔离的需求，缓解抗疫一线医院病房紧张情况
负压隔离舱	传感器技术、嵌入式系统技术、网络通信技术	辅助转运传染病患者的专业工具，利用现代智能感知测试技术和物联网通信技术，将具有多种传感测试仪器的物联网测试系统应用于负压隔离舱，实现对病人生理体征的远程监测，促进医疗资源优化与智能调配。能够在转运过程中为医护人员提供有效隔离保护措施并保护环境不受污染

4.2.3　物联网应用案例

物联网技术在此次疫情防控中起到了至关重要的作用。面对疫情防控带来的各类需求，我国各类企业在第一时间积极响应，结合本领域的优势在医疗物资补充与供应、医疗设备的生产捐赠等各个方面，为社会、国家分忧。我国企业在防控疫情中的出色表现，不仅体现了自身强大的业务基础和生产实力，更体现出强大的社会责任感和长远的发展眼光。

疫情期间无人机助力安全防疫工作，大疆无人机为安全开展疫情防控工作增效。超过 18 个省（自治区、直辖市）使用无人机进行防疫宣传广播与巡视。疫情暴发后，为了能够更好地监管防控，DJI 大疆创新等企业共同发起抗击新冠肺炎疫情的无人机低空街道及空气消杀服务行动。DJI 大疆创新发布《无人机疫情防控解决方案》，四大应用场景包括喷洒消杀、巡逻疏导、防疫宣传、物资投递，为一线防控作业人员提供科技力量。同时，DJI 大疆行业应用启动《疆军战疫2.0》行动，携手全国渠道合作伙伴为各地提供无人机疫情防控公益服务，助力安全防疫。2020 年 4 月，大疆宣布已向美国 22 个州的警察部门捐赠了约 100 架无人机，以协助新冠肺炎疫情防控期间的疏导社交活动。DJI 大疆借助创新的科技手段，将无人机应用于防疫防控的实际工作中，为打赢疫情防控阻击战做出重要贡献。表 4.4 是此次疫情暴发后对疫情防控做出贡献的一些主要企业。

表 4.4 主要物联网应用企业

序号	企业名称	物联网设备	主要应用场景
1	大疆	无人机	搭配 30 倍光学变焦镜头、2 400 万像素高清相机、红外热成像相机等，支持 8 公里超高清图传，远远在高空中就能发现人有没有戴口罩的细节
2	中关村"白犀牛"科技公司	无人车配送	在北京海淀区温泉镇的"佳苑便民外卖超市"落地，在线下单后，无人车可将商品配送至小区口，居民确认身份后，打开相应车门即可取货
3	京东	智能配送车	使用激光雷达、摄像头、毫米波雷达、超声波传感器等技术在疫情期间进行配送服务，能够不间断地将物资运送到医院等地
4	千寻位置	无人机战疫平台	在"无人机战疫平台"上，需求方填写信息，准备防护用品、消毒液等；供给方填写服务信息、服务区域等。一旦平台匹配成功，双方确认作业时间与区域，符合作业标准后，即可开始作业
5	上海丽恒	人体发热筛查仪	利用红外技术，能够对大规模移动人群进行快速体温测定，通过筛查发热人群帮助安检及医护人员提高疫情检测效率

续表

序号	企业名称	物联网设备	主要应用场景
6	东超科技	零交叉感染多功能自助终端设备	采用了先进的可交互全息空气成像技术，不需要通过介质承载，在显示屏幕"都是空的"的同时，还能实现交互操作，让包括预约、挂号、缴费、支付等所有流程都在空气中完成，有效隔绝了因人体与物体表面接触产生的细菌和病毒感染，一定程度上实现了无菌操作
7	阿里云	提供 IoT 连接平台	疫情期间通过阿里云的健康码能够将每个人的信息上传到数字防疫系统
8	青岛亿联信息科技公司	智能人脸识别	疫情防控期间，通过智能人脸识别系统，实现在基层街道和社区的智慧防控，隔着几米远就能自动识别人脸，快速准确记录人员进出情况
9	卡奥斯	工业物联网平台	疫情防控中紧急研发上线的"新冠病毒战疫供需平台"，整合俄、美、日、韩、德等十二个国家的资源和全球 1 600 家医院、企业实现抗疫资源精准对接以及为中小企业复工赋能
10	米克里美科技	医疗机器人	在医院的重症监护室、感染病房、住院病区、化验科室、手术室等场景设置，它会智能地配送药品、标本、器材、耗材、衣物、餐食等物品，也可以在无接触情况下查看病人的电子病历、影像资料、检查报告等
11	派凡科技	体温感应系统	该系统由"小珂"体温感应仪和后台系统组成，使用者将无线体温计放在腋下，体温自动发射到测温基站，基站再将数据传至服务器，即可实时监测体温

4.2.4 物联网在公共卫生治理中的应用前景

4.2.4.1 基于物联网的应急物流信息平台

针对前文提到的疫情中暴露出的问题，应用一套物联网应急物流的流程来解决应急物资储备与生产不足、应急物资无法及时到位、应急物流信息不对称等问题，能够及时、准确地将应急物资运输到灾区。因此，要建立基于物联网的应急物流协调指挥系统，对突发性公共事件所需应急物资的储备、生产、采购、运输、储存、装卸、搬运、包装、流通加工、配送、回收以及信息处理等活动，进行集中调度与分配，提高应急物流的响应速度。

在应急管理中心的指挥和应急物资灾区管理站的配合下，应急物流信息平台进行信息收集，包括应急物资生产企业与销售企业、邮政企业与物流企业、废弃物回收处理企业等组织在内形成应急物流联合协作模式（如图 4.1 所示）。

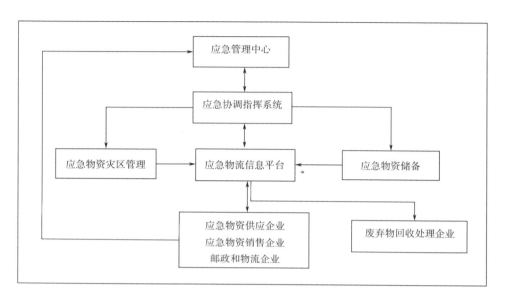

图 4.1　应急物流信息平台

应急物流联合体各成员应该在物联网企业的支持下，完善相关的软、硬件环境。应急物资储备仓库、应急物资生产企业与销售企业的仓库安装 RFID 读写装置、无线网络与相应的仓储系统，保证物资的出库数量精准并且上传到应急物流信息平台；物流企业对执行应急物资运输任务的货车装配 GPS、GIS 系统等车载系统，从而可以在应急物流信息平台中追踪到这些车辆的运行动态和轨迹。应急物流信息平台运用 5G、大数据等技术，能够高效地进行数据获取、传输与分析处理工作，并进行智能化决策，从而在突发事件发生时快速制定出最优的应急物资方案。

4.2.4.2　医疗物联网平台的广泛应用

"智慧医院"是医疗机构发展的大趋势。在未来搭建医疗物联网应用平台，建设全面的医疗系统，能更有效地管理和利用资源。医疗物联网应用平台可以包括资产管理、母婴管理、重症监护、会诊管理、后勤管理等系统。其中，资产管理系统可以进行设备资产数字化管理，对院内的医疗物资进行实时定位追踪、精确盘点数量、分析医护物资实时利用率。母婴管理系统可以利用智能手环实现母婴配对、强拆或离开安全范围可自动报警。重症监护系统对特殊或重症患者进行实时定位监护、异常智能预警。会诊管理系统可以使患者和医护人员实现无线报警、一键求助。后勤管理系统可以对后勤人员实现全面监管，包括处理医疗废弃物，该系统能够实时追踪每袋医疗垃圾的去向和处理情况，处理过程如有不规范，系统会显示预警，杜绝医疗废弃物的违规处理。

医疗物联网应用平台的应用可以提高工作效率，实现全方位的智能化管理，通过综合现代化数字医疗模式、健康管理系统、医院信息系统等功能，提高医院的综合管理水平。医院物联网应用平台能给医疗领域引入新思想、新观念，全面的信息数据有助于医疗机构更有效地管理利用医疗资源，为医护人员及时提供准确的患者信息，为患者提供更好的医疗服务，降低误诊的概率，为患者的生命安全提供更有力的保障。

4.2.4.3　建立区域传感器网络

在控制疫情蔓延、助力生产生活恢复时，可由企业、城市和政府共同创建一个庞大的传感器网络来检测病毒。控制传染病的第一步是检测。将监控摄像机与定位和面部识别技术融合起来，能够识别、监测和追踪或许已经感染新型冠状病毒的群体，同时还能够跟踪感染者接触到的所有人。把人工智能和物联网相结合可能是预防重度传染性疾病在如此高速运转的社会中快速传播的最有效的方式。

当前疫情形势仍然十分严峻，创建全国传感器网络既具有可行性也具有必要性。抑制传染病的传播分别有短期和长期的机会和建议。在短时间内，持续全力监测每一个在车站、机场或边境口岸流动的可能感染的个人，并利用人工智能传感器帮助医护人员实施有针对性的隔离和快速治疗，从而减少新型冠状病毒的传播。从长时间考虑，要建立一个初期检测系统，在这些可能出现的传染病暴发之前发现它们，减少市场中的突发性、不稳定因素，同时为各地区政府提供经济方面的扶持，帮助它们更加快速地采取行动，解决公共卫生问题。

4.3　物联网应用问题与解决建议

4.3.1　物联网应用问题

4.3.1.1　设备标准化程度低

目前我国物联网的现状是碎片化比较严重，我国拥有很多物联网企业，但它们所经营的是细分行业的物联网，所以会存在很多细分系统，彼此之间信息很难形成统一的标准并进行统一管理。在此次疫情中就暴露出了设备接口和协议标准不统一的问题，如疫情期间的通信、检测隔离等设备，各家厂商之间是无法进行互联互通的，只是停留在一个比较原始的独家平台的阶段。因此，在应急物流体系中，供应商企业与销售企业的物联网信息平台、交通运输部的信息平台、各个邮政企业与物流企业信息平台等之间的数据信息是无法共享的，延长了疫情收集数据信息的过程。

4.3.1.2 信息设备安全无法保证

将物联网应用于疫情防控时，数据安全是重中之重的问题。物联网的优势在于可以直接读取出物的状态信息，但是传输过程中的信息安全是一个薄弱环节，传输过程中系统可能会被黑客袭击或者传感数据被篡改，这样就会导致疫情信息紊乱甚至丢失，影响到整个疫情防控的进展速度。比如，物联网感知层所应用的感知芯片或电子标签等具有多种形式，也能够收集多种数据和信息，这些数据和信息在上传到网络层的过程中很容易发生网络安全问题，当采用 RFID 技术时，嵌入的电子芯片能够被其他设备感知，特别是被感知的信息通过无线网络进行传输时，信息的安全性比较弱。此外，物联网的传输层和应用层也存在一系列的安全隐患。

整个环节设备的安全性也是非常的脆弱，设备上也无法进行安装防护，补丁也很难进行升级换代。物联网虽有很多先进性和智能性，但是，只有解决安全问题，才能使其更加完善，并在疫情防控中发挥更大的作用。

4.3.2 物联网问题的解决建议

4.3.2.1 设备标准统一化

使用统一标准的电子标签、传感器等是完善物联网信息平台、保障应急物流高效性的前提。此外，要完善物联网发展的组织体制，加强部门、地区、卫生机构、行业间的协作和资源共享；健全利益协调机制，推进物联网发展过程中部门、地区、行业间的互利共赢。在医疗物联网行业中，相关产业部门要加强同科研机构、各基础网络开发商、终端设备生产商的合作，统筹协调、集中攻关，统一硬件接口标准和数据协议，制定完善物联网相关标准体系，组织力量协力攻关。组建包括政府、产业链、上下游企业、科研机构、金融行业协会等在内的产业联盟，在共性及关键技术方面开展深入合作，形成更多更好的具有自主知识产权的产品和技术品牌，着力解决制约物联网发展的成本、安全等问题。

4.3.2.2　加强设备与信息安全管控

在疫情防控中，数据的监测至关重要，数据的变化决定着疫情的发展和政府的决策动向。物联网设备在疫情中连接硬件设备与软件体系，两者在运行中都不可出差错。针对软件体系，我们要设置访问权限和高级保密体系，因为物联网设备后台的账号、密码是出厂后的默认设置，我们是无法进行修改的，所以同一体系的设备很容易被黑客全部黑掉。如果在疫情防控最关键的时刻，我们的监测设备瘫痪一天，损失将无法估量。节点认证机制可以确认数据发送方的真实身份，有效地避免恶意攻击。针对硬件设备，我们要从源头解决问题，政府应加大整个制造体系的监管，保护设备的安全和隐私信息的查看权限，在出厂的时候，增加更多使用者权限，规定重要设备信息无法泄露或被篡改。相关部门也应完善有关物联网安全方面的法律法规，建立推动物联网发展的长效机制。一方面，要制定关于保护个人隐私信息的法律法规。另一方面，制定和实施物联网产业知识产权战略，使得知识产权贯穿物联网发展始终。制定与物联网相关的法律法规，为物联网技术的发展提供法律保障，规范行业发展，使其在疫情等重大事件防控中不会出现纰漏。

4.4　物联网应用新场景

4.4.1　智能防控

面对具有较强的传染性、突发性、不确定性的疫情，掌握人口的追溯、体温检测、人员流动情况的数据信息对防止疫情的扩散尤为重要。为了提高处理突发事件的效率，物联网技术对疫情中的溯源和检测起到了重要的作用。

4.4.1.1　网格化人员追溯

首先针对人员信息进行采集。基于手机填写人员的基本信息，包括姓名、身份证信息、手机号码、住址等，填写完信息后通过手机软件生成二维码，并将信息上传至智能防控平台进行人员信息的管理。当人员出入社区、商场等出示二维码后，对其进行红外测温、刷脸识别等，并将识别后的信息上传至智能防控平台，更新温度信息与出入场地的信息。

通过 GPS 与 GIS 定位技术，采用手机端程序，针对人员进行全程跟踪与定位，特别是机场、火车站等人员密集的地区。通过手机的地理信息对异常人员的出行轨迹进行追踪，对与其密切接触的人员通过 AI 相机进行人员定位及追踪，然后通过人脸识别和基本信息的数据对比，找到相关密切接触人员。

4.4.1.2 温度感应

全国各地针对公共场所，运用 AI 摄像机、热成像摄像机等设备，对流动人群进行口罩佩戴和体温实时检测，对未戴口罩人员进行平台告警或声光联动报警，如遇体温异常，系统自动告警，提醒管理人员对体温异常的人员采取进一步疫情检测措施，实现高效、可靠、无接触的安全检测，助力一站式疫情防控。针对小范围的社区和家庭，通过自动热成像测温，实现精准高效的非接触测量、自动化数据记录、发热告警等功能，低成本助力疫情筛查。

4.4.2 智慧零售

4.4.2.1 电子货架标签

由于疫情的原因，口罩、消毒剂等物资出现短缺。另外，人们的恐慌心理和舆论传播会导致药店口罩断货、超市蔬菜断货等，在一些地区出现不法商家卖出高价口罩，超市的蔬菜价格大幅度上涨的现象。为了防止恶意涨价，可以在线下零售店引入统一的电子货架标签，通过有线或者无线网络，进行远程监控，并且融入政府机制进行价格的监管与控制。另外，通过线下电子货架标签搜索门店，结合大数据分析系统，有助于达到资源的最优分配，缓解资源短缺的现象。电子标签的使用不仅能够控制市场的涨价行为，远程的监控也降低了人员之间的接触，避免了感染的风险问题。

4.4.2.2 无人零售

本次疫情给无人零售带来了巨大机会。零售业借助物联网技术对相应的设备进行互联互通，实现数字化、智能化升级，以便打造无人零售新模式，例如无人售货机、无人售货店。无人售货机可放置在商场、地铁站等地，在售货机上安装传感器、摄像头等，商家能够通过远程监控进行补货。无人售货店中安装人脸识别系统、摄像机、传感器、电子标签等物联网设备，在顾客进店时进行人脸识别，并与手机端系统进行对应，感知和捕捉消费者的消费行为，商店门口安装电子货架标签识别器，与消费者的手机端货币系统进行统一，当顾客走出商店时能够自动识别购买商品的条码或者电子标签并进行扣费。无人零售通过远程监控与数据的分析及自动记录的销售信息，不仅能够优化采购和货架排列，也能够进行精确的智能库存盘点，在特殊时期还可减少大量的人力与物力，减少人员之间的交叉感染。

参考文献

［1］李旭东，王耀球，王芳．突发公共卫生事件下基于区块链应用的应急物流完善研究［J］．当代经济管理，2020，42（04）：57-63．

［2］陈伟炯，王茂馨．医药冷链物流在物联网环境下的动态风险评估［J］．科技管理研究，2020，40（01）：215-220．

［3］赵树梅，门瑞雪．"新零售"背景下的"新物流"［J］．中国流通经济，2019，33（03）：40-49．

［4］秦涛．物联网发展现状与未来展望：评《一本书读懂物联网》［J］．中国教育学刊，2018（03）：120．

［5］王小万，刘丽杭．论"互联网+"技术与现代医疗卫生服务［J］．人民论坛·学术前沿，2017（24）：15-23．

5 大数据技术在疫情防控中的应用

5.1 背景简述

2019 年 12 月 8 日，武汉官方通报首例不明原因肺炎患者发病。12 月 31 日，武汉发现 27 例病例，次日，与肺炎病例出现可能有关的华南海鲜城被关闭。2020 年 1 月 20 日，钟南山院士证实病毒出现人传人现象，当天境内报告已经达 224 例。1 月 24 日，武汉封城，随后各省快速开启一级响应状态。然而，由于春运庞大的人口流动量，病毒迅速从武汉蔓延至全国。在疫情之下，疫情发展的动态监控、应急物资的有效调配、企业复工复产服务等一系列亟待解决的问题不断涌现，但以大数据、人工智能等技术为支撑的新业态迅速"补位"，大数据在疫情下的物资调配、人口追溯以及复工复产和医疗数据监测等方面做出了巨大贡献，联合多种新技术齐力推进形成与疫情防控相适应的社会经济秩序。当前，我国较好地控制住了疫情，也为其他受疫情影响的国家提供了宝贵经验与抗疫援助。在此次疫情防控工作中，大数据发挥的巨大作用让人们意识到，数据作为国家的基础性战略资源，将其利用好，对于大力提升政府治理能力、社会公共服务水平和应对大型突发性公共卫生事件能力，都至关重要。

5.2 疫情暴露的主要问题

在经历了 2003 年的"非典"之后，国家卫生应急体系的建设受到重视，国务院颁布了《突发公共卫生事件应急条例》，我国突发公共卫生事件应急处理开始进入法制化轨道。同时，我国的应急体系经过了十几年的发展已初见成效，对突发事件紧急响应的能力也在不断提高。

大数据背景下，疫情实时更新的速度从原来的 5~7 天缩短至 2~4 小时。此次在春运返乡时期暴发的新冠肺炎疫情，不仅是对我国的应急治理体系和能力的一次大考，也是展现创新科研成果、完善现有应急体系的契机。此次疫情主要带来了以下挑战。

5.2.1　应急物资运输信息问题

当自然灾害降临时，物资的应急运输与支援显得极为重要。如何提高应急响应能力，节约救援时间，降低生命财产损失是我们面临的一个重大难题。我国预案机制建设方面较为完备，但预案的实施过程缺乏有效的监督。此次疫情暴发后，如何结合大数据的优势精准调配补给物资、完成医疗物资供需的精准对接、提高调拨的时效性以及保障全国道路网络的通畅等成为我们关心的首要问题。

5.2.2　人员流动与追溯问题

2020年1月20日，钟南山院士确认新型冠状病毒存在人传人现象。至1月26日，武汉市市长周先旺表示已经累计500万人离开了武汉，其中存在着潜在的病毒携带者。如何对离开武汉的500万人员的行动轨迹进行精准分析，如何将通知下达到其所在的社区或村委会，监督其居家隔离，如何进一步控制人口的流动等成为疫情防控的关键。

5.2.3　复工服务与政务决策问题

防控疫情需要避免人口大规模地流动和聚集，在隔离防控等措施的实行下，工人返城、工厂复工延迟，生产活动无法正常进行。为保证国民经济良好运行，国家出台了"一手抓防疫，一手抓经济"的政策。首先，为保证工人复工安全，对返岗返工人员进行排查和健康监测，建立员工数据报送平台。其次，对于陆续申请复工的企业实现线上审批备案，动态掌握企业生产数据，提高开工效率。最后，利用大数据平台提供精准的基础资源保障，对电、天然气等能源供应和运行情况进行实时监测和有效调度，保障和服务企业复工复产。

5.2.4　医疗数据监测与预警问题

疫情蔓延期间，医疗数据监测与预警主要存在三个问题：第一，人们需要的是真实的医疗数据信息，而不是未知的恐慌和虚假的信息。如何让人们对所获得的数据或信息进行可靠性的辨析或对数据发布渠道进行有效的监督是稳定社会秩序的第一步。第二，官方需要对疫情的发展进行实时监测，跟踪到每一位患者的诊断信息和治疗进程。这就要求政府必须掌握全国所有医院、诊所内每一位患者的具体信息。第三，对以上数据进行科学合理的筛选与整合，对疫情发展趋势进行预判，帮助分析拐点的到来时间是充分利用大数据优势的必然举措。

5.3 大数据视角下的疫情防控

5.3.1 大数据概述

5.3.1.1 概念

大数据，顾名思义指的是体量庞大、数据类别多的数据集，并且这类数据集无法用传统的数据库工具如 SQL 对其内容进行处理分析。大数据有以下五个特征：数据量大（Volumes）、类型繁多（Variety）、价值密度低（Value）、速度快时效高（Velocity）以及数据的准确性与可信赖程度高（Veracity）。

从以上五个特征的理解可知，大数据已经不是简单的体量大，更重要的是大数据分析、深度学习所带来的数据价值。目前，越来越多的企业经营、软件开发涉及大数据，大数据的应用领域也在逐步扩大，其社会价值、经济价值在不断挖掘之中。

5.3.1.2 应用架构

大数据应用架构由上至下主要可分为数据应用层、数据接口层、数据存储层以及数据采集层，4 个层次相互支撑、缺一不可，具体分层见图 5.1。其中，数据采集层是最接近数据源的一个层次，该层主要是通过连接各方数据将信息导入到大数据平台的采集层中；数据存储层主要为平台提供存放庞大数据的板块；数据接口层则是通过数据挖掘、基础分析等处理工具实现数据应用价值；数据应用层将数据分析结果反馈给用户，以便其使用。

5.3.1.3 管理体系

大数据安全需要搭建统一的数据安全管理体系，安全管理体系平台架构自下而上可以分为：数据分析层、敏感数据隔离层、数据防泄露层、数据脱敏层和数据加固层。上述层级的具体功能如下：

（1）数据分析层主要功能是收集、归并各类行业产生的大量信息，并通过运用关联数据挖掘、逻辑推理等技术，对事件进行统一的加工和分析，最终实现对数据风险的实时监控和潜在风险的预警。

（2）敏感数据隔离层主要包括指纹特征采集、内容检测和响应处理三个步骤，不仅实现了网络互联，也保障了数据用户的安全性。

（3）数据防泄露层主要针对数据流通、复制等需求，通过深度内容分析和

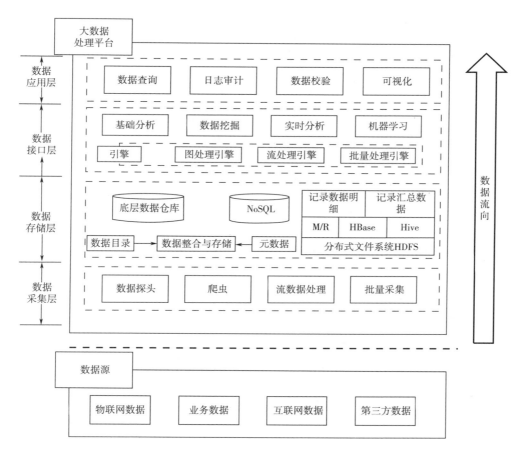

图 5.1　大数据应用架构

事务安全关联分析来识别、监测和保护不同状态的数据，完成敏感数据利用中的全过程保护，防止主动或被动的意外数据泄露。

（4）数据脱敏层通过有效的数据抽取方法帮助用户快速创建小容量子集，对敏感信息进行脱敏、变形，从而提高数据管理人员的工作效率，同时规避数据泄露风险。

（5）数据加固层从字面上理解是让数据保护更加牢固，主要通过提供黑白名单和例外政策、用户访问权限控制等，实时监控数据库访问行为，从而保护信息安全。

5.3.2 大数据与疫情防控的关系

此次疫情从最初的武汉扩散到全国，蔓延速度快，影响范围广。疫情防控中我们所面临的工作量非常庞大，面对大量的数据，如何有效搜集、整合以及处理，成为影响防控工作顺利开展的关键。我们通过在最短时间内建立各地区核心数据库，将各地区的数据采集、汇聚、分析以及共享，深入了解全国疫情的变化趋势、各地物资供需的对接情况，落实每个个体的行动轨迹追溯和排查疑似群体，建立起"数字化政府"。此时，大数据技术优势凸显，主要表现为以下四点：

第一，增加物资运输的灵活性，及时调控。通过全国各地区数据库的有效对接，实现信息共享，政府相关部门和企业能够快速掌握物资需求的时间、地点以及数量，灵活调度运输车辆，充分利用民间运输车辆，使其参与到运输工作中。同时，大数据也增加了防控工作的灵活性，政府在不做"一刀切"的情况下，根据疫情严重程度的差别对地区做出不同的指挥决策，灵活应对疫情，最大限度地减少损失。

第二，提高工作效率，事半功倍。使用大数据的功能去分析和完成我们的日常工作，尤其是用于分析处理数据，可以节约大量的工作时间，在一定程度上提高了我们个人的生产力，可以将疫情下本就紧张的工作时间充分利用。

第三，降低生产成本，平衡供需。由于疫情发生时期正值我国的春节，一些产品的消费量本身就具有波动的可能性，为了保障百姓的日常生活，许多生产部门需要用历史数据预测近期的生产数量，对接需求方数据，按量进行生产，避免供大于需导致的产品囤积情况的发生。

第四，辅助政府、企业决策，实现对症下药。大数据技术可以使政府、企业等相关部门做出更科学合理的决策，通过大数据的分析挖掘功能，预测未来疫情发展情况，让大家对现状有更清晰的认识，明确我们应该做什么、怎么做，以及最终需要达到的效果，而不是盲目决策，造成不必要的浪费。

5.4 大数据应用场景现状分析

5.4.1 在应急物资运输中的应用

在疫情的防控工作中，最为尖锐的一个问题就是医疗资源的短缺。医疗资源不能及时供应，导致不少的医护人员与患者陷入困境之中，社会公众的焦虑情绪也随之而来。在各大社交媒体上，有关武汉医疗物资短缺的消息铺天盖地。第一时间，苏宁、阿里巴巴、京东等企业纷纷开始对武汉进行物资补给，从其他省份甚至国外收集医疗物资送往武汉，但是这些对武汉实际需求来说是远远不够的，不能够从根本上解决医疗物资短缺的难题。

目前来看，此次疫情之中大数据在应急物资运输中的应用主要体现在以下两个方面。

5.4.1.1　大数据下的智能供应链管理

依托大数据平台的信息存储与整合优势，整合了生产要素涉及的供应链上下游数据，可以汇聚各部门所收集的成熟信息资源，实现防疫物资需求有序采集，保障正常的生产供给。借助大数据下的智能供应链管理，可以实现防疫物资全供应链的数据互联互通，推动物资生产、调用、仓储和供应等流程的公开透明化，实现协调联动，全面保障防疫物资的有效供给。大数据下的智能供应链管理作用主要有以下几点。

（1）供应链数据整合。数字化的供应链最大的优势就是信息的共享与整合，可以使整条供应链上下游之间的信息对称，避免运力资源的浪费，将供应链前端采购、库存管理、货物流向等数据进行整合。

在此次疫情发生后，湖北省新冠肺炎疫情防控指挥部与京东展开合作，建立了应急物资供应链管理平台，搭建了基于大数据的供应链整合平台（如图 5.2 所示），整合物流中心与各需求点之间的供需信息。通过 API 形式为该平台的物流管理模块提供物流配送服务支持，同时借助大数据分析和智能调度算法等连接智能制造大屏，实现了与工信部搭建的国家级平台系统的信息对接。物流公司将自己的实时运力信息与应急需求点的实时需求信息发布给数据中台，由数据中台整合其中的供需数据，匹配运输方式，并将处理结果反馈给各物流公司，物流公司采用专车或者零担运输运送应急物资。应急物流是一种基于复杂环境下供需多变的物流状况，没有大数据的整合信息，会造成严重的运力浪费，甚至会造成"A地物资极其过剩，B地物资严重短缺"这种现象，无法及时供应物资也会进一步威胁到处于灾害中的人们的人身安全。

（2）优化物资运输路线。大数据平台的特点不仅仅在于数据的互联互通性，更在于智能分析辅助决策。此次突发性卫生应急事件一出现，各物流企业纷纷做出响应。例如，京东在数字孪生模型中通过数字纽带（Digital Thread）进行关键数据的双向沟通，评估出受疫情影响后的运作风险，结合使用大数据技术，从运输设施设备中收集实时的质量数据，并将这些数据信息覆盖在数字孪生模型上，

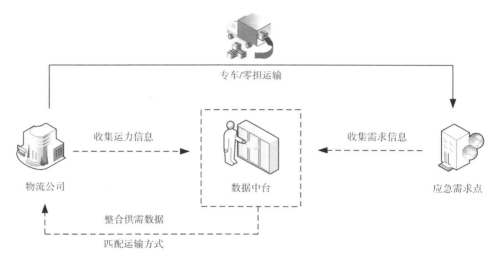

图 5.2　供应链数据整合流程

利用 OWL 本体语言，实现该领域各城市本体的构建，最终实现对物理实体的重构，从而进一步对进出武汉的干线与支线的路况进行评估。同时，由于武汉本身"九州通衢"的地理位置特征，可以间接影响到全国数百条的运输线路和路由时效，京东根据疫情的影响严重程度和范围进行路况评估，利用内部的实时计算平台——JRC 计算平台对业务能力进行计算，提前制定运输应急调整方案，成为保证物流时效的关键。由此可见，大数据可以辅助智能规划，能够在短时间内完成新的路线规划，从而保障物流将全国各地的物资和包裹运到武汉；对于不需要进入武汉的包裹快递，则选择其他的交通枢纽进行转运，从而缓解道路压力。

（3）仓库管理方式智能化。大数据可以提高仓库管理效率。数字化管理使得管理方式不再是传统的人工盘点，而是高效的自动化信息存储、评估、预测方式。通过信息库所存储的仓库数据，综合各类因素评估仓库现有资源和未来的订单需求，尤其是疫情下需求急剧增长的防护服、护目镜、口罩等，提前通知一线仓库进行资源储备。例如，九州通医药物流有限公司开发的九州云仓医药物流管理系统在此次疫情物资保障供应方面做出了大量的贡献。该系统的关键技术在于采用了互联网与大数据架构，功能上可以支持多业态、多品类、多业主、多账套、多库区、多样化的作业模式，仓储资源利用程度高，并且可以与不同的系统完成对接及数据实时交互。对于本地区的储备仓库满足不了的订单需求，仓库调度系统会自动将供给订单及时转移到湖北以外的其他仓库，保证口罩、防护服等防疫急需物品在第一时间发往需求急需满足的城市，优先保障定点医院、超市等地点的物资供应，实现智能化的仓库内组单，提高物资投递的时效性。

5.4.1.2 航空运输资源的有效调配

在疫情暴发高峰期，物资供需不透明的问题逐渐显现，信息的不对称被认为是影响抗疫物资精准投递的"最后一公里"的重要因素。在完成运输医疗物资的任务中，航空运输起到了非常关键的作用。例如，海丰通航科技有限公司通过建立通航云抗疫物资服务平台，保证承运方能够及时获取需求信息，评估个体或者医院的物资需求情况以及供应信息匹配度，将运输物资的重量、体积、紧急程度与可承运飞机的机型、容积、运送能力相对接，通过此平台协调相关通航企业承运能力，保障通航运输资源高效运转和有效对接，快速把物资运输到抗疫一线。航空运输方式的有效使用，也离不开北斗监视技术、云计算等技术体系的帮助，北斗监视技术可以及时将气象信息发送至所有地区的飞行控制中心，由调度者通过大数据平台为飞行设计最佳航线路线，保证了航路各阶段的指挥调度能够衔接顺畅。此外，云服务平台完整记录了作业任务、人员、货物等数据，可以实现全程信息可追溯，扫清了物资精准投递的障碍。

5.4.2 在人口追溯中的应用

疫情防控的关键点在于减少人员在物理空间中的活动。在减少人员流动的情况下，数据智能的特性首先体现在可以构建实体和关系网络来描述客观世界。比如，了解在武汉封城前离开的 500 万人的具体流向，并依据这一数据构建实体关系网络，预估到这些人的移动路径以及所有可能密切接触的人群，协助地方政府迅速进行有针对性的预测、布控和准备工作。其次，数据智能能够实时展现客观世界的变化及人们对客观世界认知的变化，分析潜伏在各地的隐性传染源及其接触情况，提高排查效率，实现政府治理数字化和对患者的精细化管控。

同时，随着疫情的发展，技术与生活的融合也越来越迅速，整体的疫情防控呈中心化趋势，数据智能技术已经被用来锁定感染源，及时标注出潜在的感染者，为防控提供了有力的决策依据。目前来看，大数据在人员追溯中的应用主要体现在以下三个方面。

5.4.2.1 交通流动数据精准追踪密切接触者

在此次疫情防控中，铁路 12306 和民航利用实名制购票的信息，掌握了所有乘客的交通出行信息，为有关部门和各级政府提供了大量人员流动和接触信息；此外，利用手机信令大数据信息获取用户出行轨迹效果显著，利用交通出行大数据，可以从源头上对疫区出入、确诊和疑似患者的行为轨迹进行分析。把防控重心放在重点交通枢纽的人员流向和分布上，对确诊患者及密切接触人员进行及时定位以及采取相应的隔离措施，有助于做到精准施治，指导各地政府及卫生部门提前部署。

5.4.2.2 基层管理对居民实时动态的掌握

在城市或者农村的管理工作中，可以根据实际情况采用 AI 人脸识别、车辆识别与路径跟踪技术。推广使用健康码，收集后台数据，严格控制疫区内部人员活动范围，做好外来人员的防护和隔离措施。以湖南宁乡为例，该地开发微信小程序，返（来）宁人员都需要上传个人防疫相关信息，平台会对这些数据进行监测分析，一旦发现健康异常将自动提醒辖区负责人，及时掌握居民动态。

5.4.2.3 复工复产员工健康情况审查

当前疫情防控已进入了新阶段，在做好疫情防控的前提下保证企业有序地复工复产，对大数据技术的需求尤为迫切。利用大数据技术，将公安部门的户籍数据、社区人员健康申报数据以及人员出行数据等多维数据进行关联，快速精准判断风险等级，实现对人员的分级管理。

以大兴区工业企业为例，它们响应大兴区经济和信息化局的工作部署，通过下载"小帮手"小程序对企业管理者进行线上培训，企业员工登录"小帮手"，实时关注自己的健康状况，"每日登记"一键上报自己的复工在岗、身体健康状况。此举可达到快速对企业复工人员进行排查、实时掌握人员健康情况、精准预判企业复工风险的目的，在保障安全的前提下助力各企业有序地复工复产。部分企业还为政府部门搭建了多维信息查询系统，接入当地所有复工人口信息数据，并对接当地企业复工复产申请系统平台，协助辖区内企业提交复工申请的审核工作的完成。

5.4.3 在医疗数据实时监测与报告中的应用

基于大数据技术的优势，可以建立容量巨大的医疗数据库，实现信息共享以及数据的实时监测。一方面，可以为国家卫生综合管理信息平台、医院管理平台、电子健康档案资源库等提供数据源，通过数据源的存储、更新、挖掘分析等功能，实现医疗机构之间的同级检查结果互认，节约医疗资源；另一方面，利用人工智能大数据建模后，提高了信息透明度，患者可以实现网上预约、异地就诊、实时结算。很多医疗企业和平台都开始转型到数字应用服务，通过直接在线诊疗或者以链接至第三方网站的形式服务市民。以上海"来沪人员健康动态观察系统"为例,该系统由上海医疗信息化企业万达信息开发,打通了本地医疗信息平台和入沪的 57 道关卡,对超过 300 万人的健康情况和行程进行登记。

在医疗信息共享方面,中国专利信息中心携手国家知识产权局共同开发了"新型冠状病毒感染肺炎防疫专利信息共享平台",其采用了特定的切词技术以及自主研发的 CPRS-专利之星核心检索引擎,在疫情期间为人们提供了免费的专利检索渠道,鼓励人们发明防疫系列的科技及产品,为助力疫情防控工作做出了巨大的贡献。

5.4.4 大数据应用案例

疫情对于我们来说既是一次巨大的挑战,也是一次机遇。疫情期间,各大互联网企业发挥自己的优势,纷纷建立了大数据平台,展现出了大数据的强大活力。大数据在本次疫情防控中的作用非常明显,对疫情的追踪、物资的调运、趋势的判断等都起着决定性的作用。在此次抗击疫情期间,稳定和保障生活物资供应是一个至关重要的环节,以京东物流为代表的物流企业做出了重要贡献。

早在 2019 年 12 月,京东物流就通过大数据的实时监测和科学分析,关注到武汉地区当时的口罩销售及备货数据有明显上涨趋势,就安排采销部门紧急跟进,对口罩等防疫物资进行备货,并于第一时间安排专人联系有关品牌商,确保物资的有效供应。

2020 年 2 月,应湖北省新冠肺炎防控指挥部的紧急需求,京东与湖北省政府展开点对点合作,承建了湖北省的应急物资供应链管理平台。该平台以数字化形式集合与存储了所有与抗疫物资有关的数据和信息,对供应链各节点的物流信息进行高效的交互,实现供需快速而又精准地匹配。对湖北全省的相关物资产能、库存、调配进行了有效的集成化管理与控制,实现了数据的动态可视化,确保点对点供应,在第一时间将分配到各市州的省级医疗及生活物资信息公开化、透明化。京东物流依托覆盖全国的仓库网络布局以及大数据的需求分析与预判,把高需求物资运输到离客户最近的仓库,保证物资能够快速地送达客户手中。平台建立后不到 1 个月,就已经接入了 68 个各级政府和国家级协会的官网,为全国 15 000 个客户提供了服务,已经提供超过 6.6 亿件的物资总量,有效地连接了供需双方。

按照"平战结合"的建设思路,京东数科旗下公司开发了"战疫金盾"可视化指挥平台。"战"指的是在疫情防控期间,从人员流动与追溯、应急物资高效运输、企业复工复产等几大方面为企业与政府提供数据支持与决策辅助;

"平"指的是在疫情过后，该平台可以顺利过渡为未来构建智慧城市的社会治理现代化指挥平台。"平战结合"的思路，既可以有效地应对疫情期间出现的各方面问题，又可以节约资源，实现大数据平台的长治久用，为引导新产业、新业态的健康有序发展夯实基础。同时，京东数科协助政府搭建的"高危人群疫情态势感知系统"，利用大数据和人工智能对高危疫情人群的分布进行了精准预判，并在北京、广州等城市推广应用。表5.1整理了大数据领域的企业在此次疫情防控中建立的平台以及主要应用场景。

表 5.1　大数据企业的应用案例

序号	企业名称	平台或系统名称	主要应用场景
1	北京移动	疫情防治人口大数据平台	通过对疫情地进入用户、疫情地返回用户、外省进入用户、外省返回用户、疫情地未返回用户、非常住用户的规模监测及分布，以及各类人群画像及分布热力图等疫情专项分析服务，为高危人群、潜在高危人群、潜在风险人群的精准疫情防御、排查、监测、宣贯全过程提供数据支撑
2	百度	迁徙大数据平台	数据指标丰富，包含来源地、目的地、迁徙规模指数、迁徙规模趋势图等，甚至支持查询一个城市自春运以来迁徙目的地或来源地的排行与比例，提供全面、立体的迁徙大数据服务支撑
3	阿里巴巴	"疫情信息采集系统"	依托阿里云宜搭平台优势，通过可视化拖拽操作有效发挥后台微服务模块作用，快速支撑浙江省11个地市卫健委工作
		大数据疫情监控云屏	阿里云和阿里乡村事业部联手推出面向县域政府的"大数据疫情监控云屏"，实时抓取权威的疫情数据和动态信息，进行数据化和可视化展示，更重要的是部分信息可供地方政府人工录入编辑
4	京东	市民疫情隐患上报系统	实现市民随手拍随手上报，发布位置可自动实现地理位置定位，生成的数据安全可隔离，并有专属数据后台管理功能，可及时高效地支持民众上报疫情
		高危人群疫情态势感知系统	以智能城市操作系统为基础，协助政府搭建起"高危人群疫情态势感知系统"，用大数据和人工智能预判疫情高危人群的分布

续表

序号	企业名称	平台或系统名称	主要应用场景
5	腾讯	微信健康码	腾讯推出全国一体化的政务服务平台疫情防控健康信息码，有望解决多条线采集居民健康信息带来的数据标准不一致和跨地区不可用等问题，实现跨省、跨地区的疫情服务互联互通，更好地支撑全国疫情防控工作
		乘车登记码	腾讯"乘车登记码"方案覆盖公交、地铁、出租、城际巴士、轮渡等公共交通全场景，目前已经率先在北京、上海、深圳、宁波、兰州等13个城市落地，为全国各地数亿公共出行用户服务，保障疫情期间公共出行安全
6	杭州数梦工场科技有限公司	城市大脑	通过大数据分析驾驶舱，全局展现本地人员的网格分布情况，并对市内、外地重点车辆进行监测、排查及监控，实现了漏报率小于1%
7	中国电信云计算公司	"翼知疫行"	通过电信的 GIS 系统数据分析，可提供高危人员近14天的行程，并进行密切接触风险判定，有效支撑了政府部门的疫情防控工作
8	北京华宇软件公司	"网络交易监管"系统	该系统以网络交易信息智能采集和分析为基础，助力云南省市场监管局对疫情期间网络交易的价格波动实现有效掌控，精准开展特别是针对防疫产品的市场监管工作
9	中国信息通信研究院	通信大数据通行卡	为全国16亿手机用户免费提供其本人14天内到访地服务。用户扫描二维码输入手机号即可实现跨运营商一站查询，操作方便快捷，无需安装软件
		国家重点医疗物资保障调度平台	用于收集、统计、分析、监控、调度各类物资的产能、产量、库存以及运输等情况
10	软通智慧	新冠肺炎疫情防控指挥平台	通过整合医疗救护资源，优化防控物资保障，帮助各个城市提升基层防控能力
11	中国联通大数据公司	健康 U 码	能方便用户查询自己14天行程，以及上报自己的健康状况，生成不同级别的健康码
12	国铁集团	12306 售票大数据	配合地方政府和卫生健康部门协查确诊病例乘坐火车上密切接触者，安排错峰返程运力
13	数联铭品（BBD）	大数据服务疫情监测	BBD 在疫情防控阻击战中充分发挥了自身在数据、模型算法和大数据分析能力方面的核心优势

续表

序号	企业名称	平台或系统名称	主要应用场景
14	北京三快在线科技有限公司	美团"安心码"防疫登记及健康信息查询系统	该系统可应用于商超、店铺、社区、办公楼宇、交通工具等城市所有场景,通过用户扫描张贴在相应地点的二维码,实现对人群的行程登记和大数据追溯
15	中国电子科技集团公司电子科学研究院	"一网畅行"疫情防控和复工复产大数据系统	该系统实现了对密切接触者、病人、疑似病人、治愈者、死亡者数量及每日变化、县域风险等级的精细化管理,并对接劳务输入和劳务输出
16	海格通信	北斗高精度位置服务技术	通过北斗系统高精度位置服务及公司先进的轨迹精准定位技术,成功在自身企业和员工中开展有效运行,为复工员工和企业安全运营保驾护航,也为后续应用于机场、火车站、汽车站、港口码头、地铁、社区、医院、学校等重要阵地疫情防控、人员隔离进行有效的信息管控提供了技术支撑

通过我们所收集的各大企业在疫情期间的最新动态可知,我国绝大部分企业积极利用大数据及其相关技术应对疫情所带来的各种问题。随着近年来我国数字技术研发投入的增加,相关企业的技术研发能力得到了大幅提升,能够从容使用大数据技术应对此类应急事件。创新大数据应用的新模式,成为数字经济的新增长点。

5.5 大数据应用存在的问题及解决措施

5.5.1 大数据应用存在的问题

大数据在此次疫情应对措施制定以及精准防控等多方面发挥了重大的作用,但是就此次应对新冠肺炎疫情的过程来看,大数据应用仍有很大的空间可以提升。为了提高未来我们应对突发公共卫生应急事件的反应能力,提高大数据应用在疫情防控中的深度与广度,我们需要解决以下两个问题。

5.5.1.1 数据泄露风险

通过调查可以发现,此次疫情工作中收集数据的方式仍然比较原始。许多基层组织和相关部门都是采用的手工作坊式的方式,如使用微信或者挨家询问,收集后再向上级汇报。但是基础组织在汇报过程中没有注意到信息安全性问题,使得信息出现不同程度的泄露，这也为被泄密者的生活带来了极大的不便。收到来自陌生人的无端骚扰，甚至可能因为来自疫情严重地区而受到地域歧视和人身威胁，这些问题屡见不鲜。疫情之下，像这样的问题每天都在全国各地发生着。例如，有些地方基层收集的回乡人员数据表就曾经通过网络泄露出去，涉及数百人，包括身份证号码、电话号码、具体的家庭住址和列车信息等内容。尤其在一些病例极少的地区，一旦出现疑似，该疑似病人的所有信息会在各大社交平台曝光。因此，我们利用数据共享性的优点时，必须保证当事人的人身安全与隐私不受侵犯，要有选择地公开，保证数据安全。

5.5.1.2 跨层级、跨领域的数据"孤岛"

大数据分析主要是针对内容层次多、体量大的数据进行分析、整合以及管理，其核心在于互联互通，数据单一或者数据过少都无法达到我们所需要的效果。在此次疫情中，各地区或者各行业都建立了自己的数据库，收集了和自身工作相关的数据，但是却没有将信息向上层或者同级共享，导致其他行业或者部门进行工作对接时无法找到有效的信息，这也使得"封城"之后，城市与城市之间、城市与村庄之间、村庄与村庄之间相互隔离，整个网络化社会被分割为"孤岛"。如，针对个人的行为分析，手机信令提供的人员移动轨迹较为粗糙，对区域性分析作用较小。区域性分析对于轨迹精确度要求更高，需要结合多维度、跨部门的数据，如火车、飞机、共享单车、网约车、搜索引擎、社交媒体等信息。截至目前，以上领域的数据仍然呈现"孤岛"形态，数据亟须高效整合。因此，只有打破数据跨部门、跨层次的界限，才能更好地将大数据应用于疫情治理之中。

5.5.2 大数据应用存在问题的解决措施

5.5.2.1 隐私保护

技术赋予了人们战胜疫情的武器，同样带来了难以预料的新问题。本次疫情防控工作中所沉淀的各种信息，未来势必会引起新的信息泄露风险，为了避免这类问题的出现，我们要做好以下几点：第一，加强信息安全意识教育，尤其是加强一线工作人员的信息安全意识水平。第二，注意信息安全管理，各部门需要高度重视疫情防护中所涉及信息的安全防护工作，从人员培训、信息管理制度等方面采取措施。第三，加强信息安全系统的防护，针对涉及用户隐私信息数据的采集过程，需要进行安全保护、信息加密处理，将工作落实到个人，一旦发生信息泄露，可直接进行追查。在信息录入信息库之后，对敏感信息进行加密，禁止对外开放。在使用信息的过程中，设立严格的权限管理制度和日志报告制度，做到"不该看的不能看，看过的操作有痕迹"，使信息在传递过程中得到有效的保护。

5.5.2.2 打破"孤岛"

疫情发生后，民间许多大数据团队都浮现出来，他们将收集的有效数据封闭化，不愿进行信息共享。在这种突发公共卫生安全事件中，企业和个人都应该团结一致，紧随政府引导，以集体利益为重。要加快政务信息系统整合共享，大力推进数据共享，实施"互联网+政务服务"。政府和国内大型企业应该重点建立专业部门，将地方层面和中小企业的数据集中存储，建立相应的数据接口和数据指标。建立数据指标的目的是提高各民间团队的数据兼容性，在整理不同类数据时可以进行相互纠偏，提高最终结果的准确性。数据质量对我们来说也十分重要，数据类型以及维度可以决定最终数据分析的好坏。为了避免数据质量参差不齐和兼容性问题影响最终结果的呈现，政府应鼓励各行业打破壁垒，在不影响自身经营的前提下，大型企业与中小企业进行沟通交流，将数据本身和数据之外的一些工具相互补充，提供一个资源开放性的平台，真正实现数据共享，打破所谓的"孤岛"。

5.6 大数据新场景的应用与展望

5.6.1 智慧城市的建立

智慧城市的建立，是促进城镇化与信息化同时进行的重要一步。据统计，截至 2019 年 12 月，全国约有 600 座城市明确提出建设新型智慧城市。

此次新冠肺炎疫情对我们现有城市的治理提出了严峻考验。目前，新型智慧城市主要使用大数据技术进行信息的存储与管理，对社会公共服务未引起重视。很多智慧城市在建设初期规划设计不够充分，没有把生态文明治理和应急风险防控体系囊括在内。此外，智慧城市中的大数据共享程度不足，导致不同地区应急响应速度存在差异。以上都是此次疫情中智慧城市所暴露的一些问题。因此，在国家大力推进数据中心、5G、工业互联网发展的今天，智慧城市的建立被赋予了新的内涵。

5.6.2 大数据与智慧城市的新融合

在数字工具日益普及的今天，大数据和城市提供的智慧服务的深度和广度都将有很大的提升。从目前各地智慧城市建立的进程来看，各级城市将建设聚焦在智慧安防与交通方面。但是，就此次疫情暴露的一系列治理体系存在的问题来看，无论是公共卫生和应急防控体系，还是线上教育，这些新的服务模式都将会通过疫情引发的需求而间接产生，由此产生了大数据在智慧城市建设中的新场景应用。

在智慧城市中的应急防控体系建设方面，大数据仍然大有作为。城市应急防控体系作为城市应对突发性灾害事件的重要屏障，在城市建设规划中不可忽视。智慧城市中的大数据发挥的不仅仅是业务信息的存储与管理功能，更多的应该是信息的交互、典型决策方案的共享。例如，在此次疫情防控中出现了很多信息共享形式，包括国内与国际在医药研发领域的最新进展的共享，电商企业物流运输网络与政府应急物资运输设计的互相借鉴，中国电信、中国移动、中国联通等企业运营数据与政府交通流量信息的互通有无等。上述共享形式的成功实现都需要供应链的不同节点与政企间的信息透明化，供应链中的信息共享不仅仅是同行业间、同层级间的纵向的数据集成，更需要跨行业、跨部门间的横向的大数据的融通。在智慧城市的建设中，大数据涉及的对象小到个体，上至企业、各层级的政府，应急防控供应链的建设也离不开每个个体、企业以及政府部门。基于数字化的智慧城市构建如图 5.3 所示。

5.6.3　展望

建立智慧城市是我国社会实现信息化、工业化和智能化的重要举措。2020年 3 月 31 日，习近平在浙江杭州城市大脑运营指挥中心考察时指出，运用大数据、区块链等前沿技术让城市更聪明一些、更智慧一些，是推动城市治理体系和治理能力现代化的必由之路。

目前大多数的智慧城市建设项目将智慧城市局限在公共设施、基础建设等"硬件"方面，缺乏在居民生活方式、信息传播、知识技术等"软件"层面的扩展。总体来说，大数据技术在智慧城市的行业中渗透程度尚浅，距离我们的期望值仍有很大的发展空间。

未来，大数据在智慧城市应急防控供应链中的应用应当着眼于政企间在医疗、应急物资运输、交通与人口迁徙数据等方面，这些领域的大数据各自为政的局面能否打破关系到智慧城市方案能否实现持续运行。在智慧城市应急防控供应链的建设过程中，可以依据各级城市的具体特点以及现有资源进行柔性化设计，不同城市在应急事件发生后发挥的作用不同。例如，根据我们所建立的地方数据

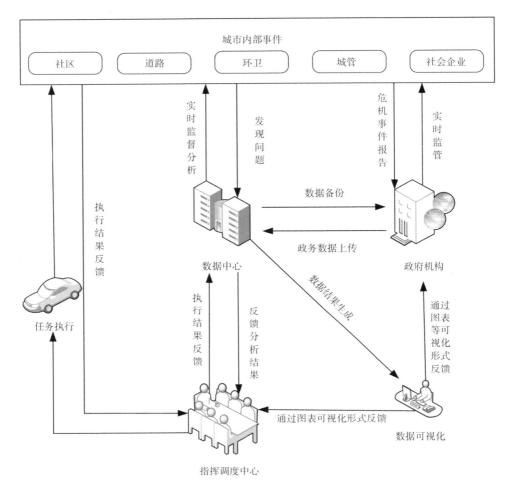

图 5.3　新基建——数字化智慧城市

库，有些城市医疗资源生产能力充足，在设计与完善全国应急防控体系时可以作为重点供应节点。城市应急防控供应链运行中的数据应当进行有效存储与分析，当某些城市的应急措施可供其他城市借鉴时，这些数据与决策记录都将成为我们可靠的参考来源。未来，必须认真学习习近平重要讲话精神，将大数据融合到城市治理的方方面面，推进智慧城市的建设工作，形成更多可复制、可推广的经验，并将这些宝贵经验转化为长效机制，以"平战结合"的理念推进国家治理能力与治理体系现代化。

参考文献

［1］胡税根，王汇宇，莫锦江．基于大数据的智慧政府治理创新研究［J］．探索，2017（01）：72-78+2.

［2］王战平，冯扬文，朱宸良．大数据时代数字资源整合方法研究：模型设计和实验分析——以物流行业为例［J］．现代情报，2019，39（09）：92-100.

［3］朱晓鑫，张广海，孙佰清，等．人工智能时代我国政府开放应急管理数据的应用研究［J］．图书馆理论与实践，2019（06）．

［4］周林兴，徐承来，宋大成．重大疫情灾害中政府数据开放模式研究：以新型冠状病毒肺炎疫情为实证分析［J］．现代情报，2020，40（06）：3-18.

［5］周锐，黄静，范嘉祺．突发公共卫生事件大数据画像构建研究［J］．电子政务，2020（06）：12-20.

［6］刘祺．当代中国数字政府建设的梗阻问题与整体协同策略［J］．福建师范大学学报（哲学社会科学版），2020（03）：16-22+59+168.

6　5G 技术在疫情防控中的应用

6.1　背景简述

2020 年 1 月 20 日，钟南山院士证实新型冠状病毒出现人传人现象。1 月 24 日，武汉封城，随后各省快速开启一级响应状态。在中央指导下，各省纷纷发布疫情应急响应措施，农村与城市全部封闭，不准人员出入，尽可能地减少此次疫情的扩散。在政府严格的疫情防控下，医疗资源紧缺、物资配送难、复工复产受阻等一系列的问题随之出现。在此次抗击疫情中，5G 的应用成为解决这些难题的核心技术。例如，5G+智慧医疗保障医疗资源分配及疾病诊断治疗；5G 赋能智慧物流加强物资无接触配送，避免交叉感染；5G 助力复工复产，保障人们日常生活和正常工作。

6.2　疫情暴发带来的问题

6.2.1　医疗资源分配问题

由于地区经济发展的原因，我国存在医疗资源分配不均的情况，好的医疗设备和医疗资源大多集中在比较发达的城市与地区，从而使得大量外地病患由于在本地得不到良好的医疗，转而向大城市、大医院集中。国家卫健委统计数据显示，截至 2018 年 11 月底，我国共建设有医院 32 476 个，其中三级医院仅仅有 2 498 家，占总数的 7.69%；但是有 16.46 亿人次在三级医院就诊，占全国总人次的 50.97%，医疗资源供需明显不匹配。

此外，我国医护人员数量严重不足。数据显示，2017 年我国共有卫生人员 1 174.9 万人，其中卫生技术人员 898.82 万人，注册护士有 380.4 万人，而执业医师仅有282.9 万人，医师数量短缺。与此同时，2017 年我国总诊疗人次达到 81 亿人次，出院人数 2.4 亿人，可见我国医疗保健中劳动力短缺。

2020 年暴发的新冠肺炎疫情更加暴露了医疗资源分配不足、医护人员劳动力短缺问题，从而导致医疗卫生服务水平面临巨大的挑战。

6.2.2 医疗数据监测问题

我国人口数量庞大，疫情在春运人流高峰时期暴发，火车站、地铁站、公交站、学校等公共场所人员众多，使用传统的人工体温监测仪器导致人与人近距离接触，会存在安全隐患。医院里的病人更加不能直接接触，若使用传统的文字记录档案的方式也会出现近距离接触导致感染的情况，可见医疗数据的有效监控也存在很大的问题。

6.2.3 物资紧缺及配送问题

在抗击疫情期间，防护用品需求暴增。为了做好防护，口罩紧缺成为疫情笼罩下的民众最关注的问题之一。此外，消毒水、防护手套、护目镜等商品的需求都是以数十倍量级增长。

零点抢菜，生鲜食材出现短缺。武汉封城、医护感染、攀升的疫情数字、谣言四起的互联网，导致恐惧被放大，市场心态开始不稳。被抢购一空的超市货架、商家们闭门歇业，进一步刺激着普通民众去相信囤货带来的安全感；有人冒着风险冲进药店、冲向超市；有人花高价代购防护用品；也有人盲目跟风囤积不需要的物资。全员宅家的生活，也加快了食品、生活用品的消耗，导致基础消费品需求大增。足不出户和紧张情绪的蔓延引起了供需天平倾斜。

由于疫情防控需要，各地采取延迟复工、交通管制等措施，再加上各城市对流动人口的严格管制，造成劳动人口返岗困难和物流运输的迟滞。各生产制造企业短期内可能面临用工难、原材料运输难的问题，影响企业正常生产。企业的运作仰赖完整的供应链，供应链中最为重要的一环就是庞大的物流体系。一旦物流网络出现断层，大批物资将面临运输问题。不仅生活物资受限，救援的物资送达救援地点的效率也较低。另外，为了做好防护工作，隔离人员、医务人员等都要做好无接触配送，这些在抗击疫情期间成了物流环节中的难点。

6.2.4 企业复工复产及学生复课问题

为了避免大量人口的直接接触造成更多更严重的疫情感染，全国大多数城市对出入城市的人口进行了严格的管控隔离。据报道，截至 2020 年 2 月 12 日，很多行业的综合复工率仅为 8% 左右，其中不乏很多企业存在复工困难。以湖北人为例，湖北人去了外地之后要在酒店或小区隔离点隔离 14 天，这一措施从某种程度上来说确实是必要的，但是很多地方甚至出现了遣返湖北人、禁止湖北人入住酒店、湖北返乡人员身份信息被泄露等情况，企业复工复产存在很大问题。

学生在中国是一个很庞大的群体，学生如果开学会存在大量人口接触的问题，中小学情况还没有那么严重，但是大学生一般都是来自全国各地，大学生一旦开学就会导致全国范围内人口大规模流动以及密切接触。为防止大规模的疫情反弹，各高校本该在 2020 年 2 月中下旬开学却一直推迟到现在。学生们面临着不能开学面对面授课的问题，特别是初三和高三学生，因为这种情况，教育部已经明确表示今年的高考推迟一个月。从国家教育发展大计看，学生复课问题也是此次疫情下的主要问题之一。

6.3 5G 技术现状分析

6.3.1 5G 技术概念

5G（5th generation mobile networks），顾名思义，就是第五代移动通信技术，它可以通过无线电波传递交换数据，高速度是它的最大特点，比如下载一部 1G 大小的电影只要几秒钟，比现在我们使用 4G 的网络有着数十倍的差别。5G 技术的性能目标是提高数据传输速率、减少传输与共享的延迟、节约能源资源、降低成本、提高传输数据的容量以及庞大规模的设备连接。中国移动、中国联通、中国电信三大运营商于 2019 年 10 月 31 日公布 5G 线上商用套餐，于 11 月 1 日正式上线。

6.3.2 5G 技术优势

6.3.2.1 效率高

5G 技术是当前世界上最先进的网络通信技术之一，5G 技术的数据传输速率最高可达 10 Gbit/s，远远高于以前的几代蜂窝网络，与上一代 4G LTE 蜂窝网络相比快了 100 倍。也就是说，在 5G 的高效传输速度以及高频传输效率下，1 分钟左右就可以下载一部高清电影。而我们目前谈论的还是基于现有 4G LTE 网络搭建的 5G 网络，仅仅是第一代 5G 调制解调器，未来的 5G 芯片还会更快。使用 5G 网络观看直播、参加会议以及数据监测，在强大的数据带宽支持下，都不会出现卡顿现象。

6.3.2.2   节约能源

随着经济的发展，人们生活水平的不断提升，网络时代的不断发展和深入，各类网络业务的需求量也随之快速增长，使用网络的用户迫切需要一种强大的通信技术来满足近些年来呈几何式爆发增长的网络通信需求。然而在技术和设备发展的同时，会不可避免地产生能源浪费和环境污染问题。

5G 技术的移动网站将十分密集，这就会带来更大规模的设备的建设和资源使用，但是，随着 5G 技术越来越成熟，将会进行更广泛的基础设施的智能化研究，并且能够支持双向能源分配和新的商业模式，从而提高交付、使用和协调有限的能源资源的效率。5G 的全覆盖、高安全、高速率、智能化等优势，可有效地解决这些能源设备效率低的问题。

6.3.2.3   稳定

5G 技术不仅在传输效率上有很大的提升，而且在传输的稳定性上也有很大的进步。5G 网络通信技术可以应用在很多不同的场景中，并且能够在应用场景中保障数据的稳定传输。在 5G 技术应用场景下，基于 5G 技术的高稳定性，将会减少工作场景中出现的传输时间过长或者传输不稳定现象，从而提高工作人员的工作效率，减少因数据不稳定而出现的错误以及资源浪费。

6.3.3   5G 核心技术

5G 核心技术为 5G 的性能目标提供保障，它们是为新移动通信时代保驾护航的有效手段，5G 技术能够稳定地应用在其他各领域中得益于 5G 核心技术的保障。其核心技术主要包括超密集异构网络、自组织网络、内容分发网络、D2D 通信、M2M 通信、信息中心网络等。5G 核心技术具体内容如表 6.1 所示。

表 6.1   5G 核心技术

5G 核心技术	超密集异构网络	网络特别密集以及不同网络结构组合在一起
	自组织网络	网络在定义的过程中要根据不同的业务进行组织
	内容分发网络	指在传统网络中添加新的层次，即智能虚拟网络
	D2D 通信	设备到设备通信，蜂窝系统的近距离数据直接传输技术
	M2M 通信	机器与机器之间的通信，具有智能化、交互式的特征
	信息中心网络	一种以信息为中心的新型网络体系结构，具有高安全性

6.4 5G 技术助力疫情防控及复工复产

6.4.1 5G 技术赋能智慧物流应用

疫情期间，因采取封城措施，异地的物资运输、工厂难以按时开工、医疗物资紧缺以及生活物资的保障成了物流领域中的难题。5G 技术超低时延可满足工厂内设备的通信要求，为工厂智能化生产提供远程控制等手段，避免操作人员进入危险地带。对于应急物资运输，5G 技术可以实时获取几百千米之外的车辆的行驶状态和周边交通环境的信息，通过下达指令来控制启动、加减速、转向等真实驾驶操作，应用于危险品以及感染区物品运输，也可以满足自动驾驶失效情况下人工远程介入的需求。

6.4.1.1 运输和配送无人化

5G 技术的出现不仅可以加快自动化和无人驾驶技术的发展，也加速实现自动化运输和无人驾驶等智能化场景在物流领域中的应用，从而提高运输和配送的效率。无人物流配送是 5G 技术在物流行业的典型应用，通过 5G 技术远程控制机器人、无人车等设备来实现日用品、食物、药品、货物等物品的"免接触式"配送，避免疫情传播。中国联通携手苏州畅行智能，推出"5G 无人物流车配送"产品，无人配送车可完成方圆 3 公里的订单任务；2020 年 2 月 3 日，蜂鸟配送智能机器人"赤兔"开始给温州隔离区的被隔离人员送餐，在无接触下保障生活物资的补给；2 月 6 日，京东物流完成武汉智能配送第一单，顺利将医疗物资送到了武汉第九医院；讯蚁的"抗疫应急物资无人机"顺利完成全流程飞行运输，这表示全国首个抗疫"城市空中运输通道"已搭建完成；疫情期间居民外出受限，线上订单暴增，电商通过使用搭载了 5G 技术的智能物流设备保证了供应。这些不但解决了疫情期间快递"最后一公里"投送痛点问题，避免了递收人员接触，更有效降低了人工配送成本，提升了配送效率。后续在 5G 技术的支持下，物流领域将逐渐实现无人车末端"无接触"配送服务。

疫情期间无人配送成为 5G 技术在物流行业的一次全新尝试。北京联通和美团点评合作的美团"无人配送防'疫'助力计划"率先在北京顺义区落地，利用无人车首次在公开道路进行实际订单配送。该计划将 5G 无人配送技术应用在配送环节及疫区智能化建设中，降低了人际接触带来的交叉感染风险。

6.4.1.2　仓储可视化

5G 技术的高传输速度和稳定性等特点可以帮助实现智能化仓储管理，实现高效的智能分拣。为防止疫情扩散蔓延，各城市均采取了封城措施，异地物资运输成为一个大问题。物流信息混乱，不少物资不能及时送达，这背后其实是供应链出了问题，需求突发，供给失衡，供给产品保障的流通环节也失衡。基于 5G 技术的低时延特点，在仓储作业中，物流运作相关信息可以更迅速地触达设备端、作业端、管理端，让端到端无缝连接。集自动化仓储系统、自动化输送系统、在线拣选系统、自动分拣系统、逻辑控制系统、计算机及相应的集成管理系统于一体的普罗格智仓，将在 5G 技术的作用下继续闪耀光芒。普罗格智仓既能满足"工业 4.0"智能生产的发展与应用的需求，也将电商物流由传统人海战术转化为现代物流智能化和无人化作业的新型仓储物流中心。普罗格智仓创新工作模式，实现了多层穿梭车箱式立库、3D 视觉机械手拣选、GAS 智能翻盖分拣、交叉带分拣机模式在物流行业内的首次应用，全面提升作业效率。它完美地融合了空间、效率、成本等方面的"三位一体"优势，其优势在此次疫情防控中得以完美体现。2019 年 3 月，京东物流推出 5G 应用标准白皮书，并在上海建设国内首个 5G 智能物流示范园区。

在 5G 技术的作用下，整个仓储作业环节可以利用 5G 技术的低时延、高稳定等优势，通过视频跟踪、远程视频运维等方式来实现可视化协同，助力仓储作业中的路径优化，实现高效率的动态任务调度。5G 技术的应用节省了人员作业，从而加强了疫情的防控，避免了交叉感染，也提升了作业效率，为满足生活物资的需求提供了有力的保障。

6.4.2　5G 创新医疗应用

此次疫情防控阻击战中一个重要问题就是医疗方面的问题。医疗资源不平衡、医院人手不足、医疗时效性差以及医疗监测防控不力等，导致很多地方的防控与监测都不能及时有效，激化了民众焦虑的情绪。为解决这些问题，社会各界加速了 5G 技术在医疗行业的应用落地，覆盖了远程医疗、远程会诊、体温监测、无人作业等多类业务。

6.4.2.1　5G+远程治疗

此次新冠肺炎的感染患者遍布全国各地，很多偏远地区的医疗资源非常落后，为了实现医院资源的有效利用，5G+远程会诊系统快速在全国各地很多医院落地。得益于 5G 技术的高可靠和低延时的特性，大城市大医院的专家或医疗团队通过远程控制医学诊疗设备，接收治疗现场影像，进行远程会诊，指导现场医护人员进行远程急救或进行远程手术。

6.4.2.2　5G+人工智能

此次新冠肺炎主要通过呼吸道飞沫传播，为了避免接触，切断病毒传播途径，在抗击疫情期间5G+人工智能得到了进一步的应用，很好地解决了这一难题。智能机器人通过5G技术辅助医务工作者对院内就医人员进行筛查、导诊和看护，同时完成生活物资和医疗物资的配送、医疗垃圾回收和医院内部的消毒等工作，减少疫区医护人员出现交叉感染的情况。

6.4.2.3　5G+热成像

热成像技术是一种可以在非接触的环境下通过探测红外能量并将其转换为电信号，然后在显示器上生成热图像和温度值的技术。此次新冠肺炎的发生正值我国春运人流量最大的时候，各大火车站、机场、地铁站以及医院等人员密集的公共区域的人员体温测量成为一大难题。传统的测温枪检测需要近距离接触，而且人工检测效率较低，可能会造成人群排队滞留现象，而5G+热成像技术的产生为这一问题的解决提供了极大的帮助。5G红外热成像测温采用非接触式设计，进出人员只需在镜头和传感器前走过，设备就能快速获取当前人员体温数据，测温精度可达±0.3℃。5G+热成像技术的使用可以实现大量人员体温情况的快速检测，帮助建立疫情防控第一道防线，提高隔离管控水平，提高人员流动效率并减少人员滞留带来的交叉感染。

在抗击疫情期间，5G技术在医疗领域的应用不仅很好地解决了远程紧急会诊、无接触就诊和体温快速检测等问题，而且协助医务人员安全高效地完成医疗工作。通过本次疫情的应用可以看出，5G+智慧医疗的融合能够在重复性、重劳力、高危性场合替代原有人工方式，有效保障工作顺利开展，为疫情期间医疗保障提供有力支撑。5G技术的应用也为此后5G+智慧医疗提供了大量的应用案例，推动了5G+智慧医疗的创新应用，加速数字化医疗的发展。

6.4.3　5G助力复工复产

由于疫情长期未结束，复工复产成为恢复国家动力的最大难题。在助力复工复产方面，5G技术助力企事业单位、大中小学开展复工复产，在恢复日常生活的基础上助力疫情防控。助力复工复产主要包括创新工作模式和新型保障措施，其中创新工作模式指依托5G技术，衍生出新型商业、生产、办公和教学模式；新型保障措施指疫情期间运用5G技术，在企事业单位办公场所、大中小学校园开展的日常工作保障措施。

6.4.3.1　5G 催生复工复产新模式

随着疫情防控取得积极进展，各企事业单位逐步开展复工复产，大中小学和幼儿园逐步开展远程复学。5G 技术与视频会议系统、云平台和机械自动化设备融合运用，分别面向政务、工业、教育等领域提供新型办公方式，助力复工复产，推广了异地远程实时办公方式。复工复产新模式应用场景中主要包括远程实时视频会议、异地协同办公以及远程教学互动。运用 5G 技术召开远程视频会议，不仅能够有效减少会议人员的接触，又能摆脱场地的局限性，高效地开展大型会议异地多人视频沟通。

6.4.3.2　5G 构筑现场复工新防线

随着疫情基本得到控制，各企事业单位开始复工复产，保障社会生产力，在保证员工安全健康的前提下进行安全生产，稳步有序地恢复生产是对疫情防控的严峻考验。5G 技术为疫情结束后公共服务区域日常保障提出了新思路。现场复工新防线应用场景中主要包括非接触式测温防护、无人机厂区消杀和无人物流配送。非接触式测温防护是复工复产中 5G 技术应用最广泛的疫情筛查场景。通过 5G 技术与红外热成像测温系统相结合，实现公共区域人员出入管理和疫情筛选排查。通过 5G 技术远程控制无人机、无人车在厂区进行消杀作业，解决疫情期间工业园区服务人员用工荒、大厂区消毒难的痛点问题。

6.4.4　5G 技术应用案例

一场突如其来的瘟疫打乱了人们正常的生活秩序，在这场灾难面前，最迫切的就是保证全人类的生命安全。此次疫情凸显了互联网产业特别是 5G 技术的重要作用，推动了 5G 技术的应用发展和普及。例如，中国联通网络技术研究院、中讯邮电咨询设计院、联通智网科技、苏州联通携手合作伙伴苏州畅行智能，联合制定"5G 无人物流车配送应用"解决方案，并于 2020 年 2 月 17 日在苏州苏宁小店外卖业务场景中成功落地，为客户送出第一单商品。在中国联通 5G 网络通信技术的保障下，无人配送物流车能够与远端平台实现实时的状态和控制信息交互，有异常情况时还可通过 5G 进行远程接管，解决了疫情期间快递"最后一公里"投送痛点，既保障了客户的基本需求，也有效避免了递收双方人员的直接接触，更有效降低了人工配送成本，提升了配送效率。疫情期间，5G 技术在疫情防控和复工复产方面发挥了很大的作用。5G 技术在此次疫情中的应用案例以及助力的作用如表 6.2 所示。

表 6.2　5G 技术在复工复产中的应用案例

应用场景	应用案例	复工复产中的作用
物流领域	博信智联利用 5G 承载智能机器人,在上海市青浦区徐泾镇新冠肺炎疑似病例隔离点实现了智能物品配送、智能消毒及智能垃圾回收等工作	有效替代了人的部分工作,搭载城市机器人管理系统,防止了交叉感染,保护隔离区内的无症状人员。解决了疫情期间快递"最后一公里"投送痛点问题,更有效降低了人工配送成本,提升了配送效率
	京东物流完成武汉智能配送第一单,顺利将医疗物资送到了武汉第九医院	
	讯蚁的"抗疫应急物资无人机"顺利完成全流程飞行运输	
	蜂鸟配送智能机器人"赤兔"给温州隔离区的被隔离人员送餐,在无接触下保障生活物资的补给	
	北京联通和美团点评合作的美团"无人配送防'疫'助力计划"率先在北京顺义区落地	
	中国联通携手苏州畅行智能,推出"5G 无人物流车配送"产品,无人配送车可完成方圆 3 公里的订单任务	
医疗领域	中国电信:抗击疫情,5G 远程医疗助医护人员决胜于千里之外	5G 远程医疗实现了医院资源的有效利用,降低了交叉感染风险。 实现无接触体温测量、体温筛查,提高了检测效率,解决了人员滞留、拥堵问题。 提供非接触式的 24 小时咨询导诊服务,有效降低了和医护人员的交叉感染概率
	网易云信携手壹点灵宝石花医疗利用 5G 网络实现远程心理医疗,在线为民众提供远程免费心理援助和在线问诊	
	中国电信利用 5G 连接智能无人车,协助四川省人民医院实现无人化消杀清洁工作	
	中国移动携手达闼科技,将 5G、云技术与智能机器人融合,在北京地坛医院利用 5G+ 云端机器人协助进行智能医护、固定测温及医护助理等工作	
	中国联通利用 5G 与机器人融合,在苏州火车站实现机器人巡视,热成像实现快速定位体温异常的目标	
	中国电信四川公司完成全国首例新型冠状病毒感染肺炎 5G 远程会诊	
	浙江联通 5G 助力杭州、武汉、荆门首次三地"云"上会诊	
复工复产	安徽省内学校利用皖新移动校园 APP 开展教学、"云视讯+和直播"在线远程授课	实现无接触办公、线上会议、合同签约、线上授课、线上连麦互动,保障学生正常学习,企业正常办公。非接触式测温防护、无接触复工复产申报、详细了解员工健康状况、在线会议提高办公效率,加速复工复产
	山东青岛西海岸新区举行"高端制造业+人工智能"重点项目"网上签约"仪式	
	中国电信钦州分公司携手广西钦州华为数字小镇创新招商方式,实现 5G 云签约	

续表

应用场景	应用案例	复工复产中的作用
复工复产	重庆移动为政府提供企业复工复产的申报系统	实现无接触办公、线上会议、合同签约、线上授课、线上连麦互动，保障学生正常学习，企业正常办公。非接触式测温防护、无接触复工复产申报、详细了解员工健康状况、在线会议提高办公效率，加速复工复产
	中国移动利用 5G 技术助力贵州省人大与青岛西海岸新区，开展远程会议和网上签约	
	天翼电子有限公司：5G 打造远程办公高效无界，翼支付全力保障共同战"疫"	
	海尔集团推出"基于 5G 的无感体温检测平台"、5G+无人车/无人机消毒、5G 红外体温测量仪	

6.5 5G 技术在此次疫情防控应用中存在的问题及优化建议

6.5.1 存在的问题

6.5.1.1 政策机制问题

一方面，由于国家对临床应用的医疗器械实行严格的认证制度，相应的行业管理规范、标准等相对滞后，5G 医疗设备要通过国家市场监督管理总局（原国家食药监局）的认证尚需一段时间，各类场景试点使用试验产品面临一定的法律风险，需要各方协商解决。另一方面，由于 5G 产业链条较为复杂，商业模式尚不成熟，5G 终端设备尚未实现商用普及，导致临床试验用设备单价普遍较高，加之缺乏政策引导和激励机制，势必会影响 5G 技术在基层的推广应用。

6.5.1.2 数据共享与信息安全问题

在此次疫情防控中，各研发机构、企业、医疗机构之间数据标准化程度不够高，制约了 5G 技术在医疗数据共享、交换、开发等方面发挥价值。医疗数据通过 5G 网络传输和存储，安全保障不足，医疗机构每天要产生大量的病历、影像等数据，涉及个人隐私。信息安全是医疗信息化建设的重中之重，而目前数据传输和共享过程缺乏强有力的信息安全保障。不仅仅在医疗方面涉及很多信息安全，在物流领域也是如此，客户的配送信息、私人购买信息等都需要加强保密。另外，大量的用户可以通过 5G 网络进行访问，这些用户可能会面临加密方法、加密服务器性能以及人工智能病毒攻击带来的安全问题。

6.5.1.3　信息化基础发展不平衡

此次疫情暴露了目前5G应用发展存在的另一个问题，即各行业信息化基础参差不齐、行业需求碎片化，导致应用难以大规模复制推广、行业间应用发展水平不均衡，以至于5G在此次疫情防控应用中不够及时、准确和稳定。因此，产业各领域间需加强供需对接，协同探索融合应用。

6.5.2　优化建议

抗击新冠肺炎疫情的战役还在持续，习近平强调"按照坚定信心、同舟共济、科学防治、精准施策的要求，尽快找差距、补短板，切实做好各项防控工作"。为了更好地促进5G支撑疫情防治工作，推进5G在各行业的应用，本书提出以下建议。

6.5.2.1　建立健全政策和管理机制

目前5G技术在各行各业的应用基本上都处于试点摸索的阶段。政府层面，要根据相关法律法规以及行业的现状完善相关政策，建立上下联动和协同推进的工作机制，帮助解决有关企事业单位在5G推进应用中遇到的困难，促进5G+的规范和健康发展。企业层面，在政府的牵引下，要积极响应，重视5G技术的规范应用发展。

中央全面深化改革委员会第十三次会议强调，要从体制机制上增强科技创新和应急应变能力，加快构建关键核心技术攻关新型举国体制。因此，要依托各级政府政策引导5G产业和应用发展，实现多级顶层规划。首先，调动各地区、各级政府的积极性，针对现有5G与行业融合发展问题提供一定程度的政策引导、资源支撑等；其次，坚持政府引导与企业主体相结合的方式，鼓励各个行业中的龙头企业、科研机构和通信企业等建立跨领域5G应用创新中心，培育和吸引多方创新主体和中小企业的开放生态；最后，充分利用国家专项资金，积极引导各类投资基金银行信贷向5G技术应用领域倾斜，改善5G技术在应用时面临政策难题的局面。

6.5.2.2　建立安全机制，保护数据安全

技术在带来巨大的便捷和好处的同时，往往也会带来一些安全信息隐患问题。5G技术在助力此次疫情的同时，也给不法分子提供了一些获取数据进行牟利的手段。有了此次疫情防控的经验，在未来的技术应用中，为了避免出现类似的信息安全问题，建议从以下几个方面着手，保护数据安全。

（1）增强各企业安全意识，加强安全意识培训，使员工树立正确的认识，

尤其是那些接触一线工作数据的企业员工。

（2）对文件进行重要性排序和分级管理，将重要数据锁定在指定的安全范围之内，避免核心数据的随意传播。

（3）加强完善保密制度的建设，实施高频率安全检查，与核心人员签署保密协议，以法律条文进行约束。

（4）完善行业间的安全制度，建立健全的安全机制，针对相关员工的文件隐私程度和级别建立相应的权限，保证在出现问题的时候责任能具体到人，从源头上防止问题发生。

6.5.2.3　加强信息化基础设施建设，促进平衡发展

加快构建 5G 网络、终端模组等基础能力，为 5G 应用提供良好支撑。积极响应习近平 2020 年 3 月 4 日在中共中央政治局常务委员会上"要加大公共卫生服务、应急物资保障领域投入，加快 5G 网络、数据中心等新型基础设施建设进度"的重要精神。加快推进 5G 网络建设，实现 5G 网络商用领域覆盖，有序开展融合创新示范区、示范点的行业网络覆盖；构建公共服务平台，提高统一对外的网络、测试、试验能力，进一步促进中小企业创新发展；针对 5G 行业应用中的终端、模组等问题开展技术攻关，推进芯片模组、终端样机的开发及测试认证，有力支撑 5G 与行业应用深度融合发展。实现 5G 技术信息化基础的平衡发展，保障 5G 技术在各行业间的稳定应用。

6.6　5G 技术的应用前景

2020 年 3 月 10 日，习近平在湖北省考察新冠肺炎疫情防控工作时发表讲话："抓住机遇，抓紧布局数字经济等战略性新兴产业、未来产业要加快释放新兴消费潜力，积极丰富 5G 技术应用场景，带动 5G 手机等终端消费。" 5G 技术的应用不仅为此次抗击疫情做出了巨大的贡献，在今后的城市建设、物流领域、智慧医疗等也将会创新应用场景，为人民生活提供更好的服务。

6.6.1　城市轨道交通的建立

城市轨道交通的建立可以有效缓解日益增加的城市交通运输压力，提高城市土地的利用率，缓解城市土地使用的压力。城市轨道交通的稳定安全运营离不开通信技术的支持，而 5G 技术作为新时代的新型通信技术，具有高速率、高安全、全覆盖的优势，在城市轨道交通的运营中能够起到支撑保障的作用。

城市轨道交通的通信系统是整个城市轨道交通各类信息的交流平台，是城市轨道交通的神经中枢，包括传输各类图像、语音、交通信息以及对各个站点对应电子屏幕的控制。通过建立 5G 核心技术中的超密集异构网络，能够拓宽信息传输的带宽，降低传输信息的时延，大大提高城市轨道交通通行系统中信息传输速率和容量，从而提高整体的服务水平和运营能力。通过应用 5G 核心技术中的 D2D 通信技术，可以实现信息直接在终端与终端之间的传输，从而可以实现每辆车与每辆车之间的直接交互以及同时服务多个用户的目的。另外，5G 技术对城市轨道交通的建立的支持也会加速无人驾驶和无人配送等技术的应用，实现物物相联。

6.6.2 智慧物流园区的升级

智慧物流园区是现代物流的有效载体之一，是以信息化、智能化、系统化的运作模式运营的物流园区。随着中国经济的快速稳定发展以及互联网时代的来临，电子商务和零售业的发展促进了物流业的快速发展。传统的智慧物流园区已经满足不了日益增长的庞大的数据需求，智慧物流园区对于通信技术的升级要求也越来越迫切，这也决定了 5G 技术在智慧物流园区的发展和升级中具备良好的应用前景。

5G 技术的应用将推动智慧物流园区的升级。新一代的智能物流技术在物流园区的应用越来越广泛，为物流园区发展提供新方向。智慧物流园区是现代物流中重要的一部分，影响着物流的运作效率，也是现代物流发展的一个趋势。5G 技术在智慧物流园区的应用能够有效解决当下各物流园区存在的信息传输速率慢和资源浪费等问题，同时加速实现物流园区在仓储配送、后勤保障、行政服务、物业管理等方面的智能化，使得智慧物流园区运营管理智能化、货物管理智能化、共享服务平台化、信息采集和物流大数据服务系统化。

6.6.3 智慧医疗设备的创新

从此次抗击疫情能够看出，智慧医疗已经是一个大的发展趋势。随着 5G 的技术的发展，5G+医疗诊断的应用越来越广泛，5G 与医疗的结合也越来越紧密，5G 技术将大大促进医疗设备的创新和发展，那么可穿戴医疗设备也将成为未来智慧医疗领域内的重要研究之一。

可穿戴医疗设备是指可以直接穿戴在人身上的便携式医疗或健康数据监测电子设备。可穿戴医疗设备需要运用感知、记录、分析、调控、干预等功能治疗疾病或维护人体健康状态。在此次疫情防控中，虽然运用了 5G+远程医疗、热成像等智慧医疗技术，但是几乎没有可穿戴医疗设备的应用。我国的可穿戴医疗设备目前还处于探索研发阶段，在未来的发展中，如果将 5G 技术应用在可穿戴医疗设备上，会极大地改善数据传输速率以及设备的稳定性，实现真正的智慧化动态监测，也可以更高效地辅助医疗人员进行工作。

除此之外，还有 VR 技术在智慧医疗中的应用以及其与 5G 技术的结合。VR 是 Virtual Reality 的缩写，意思就是虚拟现实。虚拟现实技术可以弥补传统医学中存在的不足之处，它在医疗领域能否实现大规模应用主要取决于通信网络在处理 VR 时的速率和容量。与现在广泛应用的 4G 相比，5G 的通信数据容量增加了 100 倍左右，速率也会提高 90%以上。5G 技术可以使 VR 更加有效地改变医疗运行模式，使远程诊断、急救、手术、医学教育更加稳定和高效，从而提高医疗的智慧化水平。

参考文献

［1］翟雪松，孙玉琏，陈文莉，等 . 5G 融合的教育应用、挑战与反思［J］. 开放教育研究，2019，25（06）：12-19.

［2］储节旺，汪敏 . 5G 环境下移动信息服务创新初探［J］. 情报理论与实践，2019，42（03）：29-35.

［3］兰国帅，郭倩，魏家财，等 . 5G+智能技术：构筑"智能+"时代的智能教育新生态系统［J］. 远程教育杂志，2019，37（03）：3-16.

［4］朱珂，王玮，杨露彬 . "5G+无人机"技术的教与学：场景、路径与未来应用展望［J］. 远程教育杂志，2019，37（04）：33-41.

［5］项立刚 . 5G 时代：什么是 5G，它将如何改变世界［J］. 经济理论与经济管理，2019（06）：114.

7 信息通信技术在疫情防控中的应用

7.1 疫情中暴露的问题

2020 年春节，我国暴发了一场传播性极强的新冠肺炎疫情，国家卫健委号召全国人民在家进行自我隔离以降低被感染的风险，各地纷纷响应号召且采取封城、封村、封路等措施，工人无法上班、学生无法上学。

7.1.1 医疗实施困难问题

在疫情不断发展的时期，众多的医护人员响应前线需求奔赴湖北，全国各地医疗资源相对更紧缺，纷纷出现了门诊暂停、治疗延期、手术推迟等状况，医疗资源短缺但病人并没有因此减少。疫情下，医院从"健康堡垒"变为"危险集聚地"，易发生交叉感染，患者不敢出门，还需要就医，且不知如何选药、用药。

7.1.2 企业运转停滞问题

印度经济监测中心（CMIE）月度数据显示，印度 3 月份失业率为 8.74%，4 月份失业率攀升至 23.52%，5 月 3 日达到 27.1%；美国劳工部就业报告显示，美国 3 月份失业率为 4.4%，到 4 月份就上升至 14.7%；加拿大 3 月份失业率为 7.8%，4 月份失业率飙升至 13%。印度出口组织联合会（FIEO）主席萨拉夫表示缺乏劳工，供应链停滞，制造业的重启将会是一场旷日持久的战斗。

新型冠状病毒泛滥致使全球多数企业"打烊"，我国同样面临疫情对企业的影响，劳动力调查数据显示，今年上半年我国大学生失业率创同期新高。受疫情影响，今年高校毕业生招聘需求下降，求职面试都受到一定限制。6 月份全国 20~24 岁大专及以上人员（这部分人群主要是新毕业大学生）调查失业率达到 19.3%，比 5 月份上升 2.1 个百分点，比上年同期上升 3.9 个百分点。我国毕业生失业率创新高的同时，我国很多在职员工同样面临无法参与工作活动的困境，导致其资金链断裂，难以完成对房贷、钱贷、医保以及正常生活支出的支付，工人出现焦虑恐慌的情绪，并表示"等不到疫情结束那天再复工"。在面临疫情复工难问题中，工信部认为"人员流动存在痛点，物流运输存在堵点，中小企业现金流存在断点，原材料供应存在卡点，防疫物资不足存在难点"是复工难的原因所在。若企业继续停工，企业将面临裁员降薪、停产倒闭的风险。

7.1.3 学校教学延期问题

除了复工、看病两大难题之外，学校作为人群密集的场所，受疫情的影响，全国各级各类数量达到 51.88 万所教育学校中的 2.76 亿在校生的返校上学也成为一大难题。开学可以延期，学生成长不可以延期。尤其对于即将参加高考、中考的高三和初三年级来说，时间对于他们而言十分的珍贵。为了尽可能提高学生学习的效率，需要解决学生在家学习存在的答疑等问题。联合国教科文组织（UNESCO）统计，至 2020 年 4 月 17 日，已有 191 个国家的 15.8 亿学生停课，占全部在校学生的 91.3%。此外，毕业设计面临数据收集、现场取样或现场调查的困境。

7.2 信息通信技术的概念

信息通信技术以互联网技术为基础，实现云存储、大数据分析、人工智能管理、视频音频呈现等综合技术应用，达到信息的实时发送和传达。当前，信息通信技术主要应用于线上诊疗、线上办公和网上教学。

线上诊疗是指通过网络视频会议、远程监控、电子问诊和无线通信等现代技术，远程医疗企业通过智能系统实现分诊，将成千上万患者连接到关键的医疗服务机构进行问诊、咨询以及远程检查，提高救治的及时性和有效性。2015 年国家卫生部门提出医疗资源下沉的分级诊疗时在线诊疗就已萌芽。但以前谈到在线诊疗，首先想到的是线上挂号缴费等，此次疫情中患者体验了在线问诊、送药到家服务。

线上办公是指利用第三方插件、软件、网站等工具进行信息双向传输及处理，其中使用到互联网、物联网、云计算等技术，可实现即时通信、协同办公以及业务管理。原始的远程办公是通过电话、传真等信息交换工作；云视频的兴起使远程办公突破了信息交换工具的桎梏，进入了高效率、高体验的视频时代。

网上教学是指通过网上教学平台实现教学资源共享以及通过视频授课实现教学互动，达到居家学习和利用碎片化时间学习的目的。最初的网上教学是培训机构面向培训人员和职业学校面向专科学生开设的视频课程，目前已扩展到全体学生。

7.3 信息通信技术应用场景分析

信息通信技术在此次疫情期间起到了不可或缺的作用。例如，各医院开通在线诊疗平台，让部分病患可以居家通过线上诊疗平台，完成医药咨询、病痛看诊等行为；各单位采用线上办公平台进行居家办公，通过线上办公平台完成上下班打卡、工作内容交流、工作内容提交等内容；全国学校采用网络教学平台，让学生可以居家通过线上平台进行上课、交作业、签到等行为。可见，全国病患、工作人员以及学生通过信息通信技术在互联网平台上的运用，将以往线下进行的工作转为线上，有效地解决了疫情期间看病、复工以及上学的问题，信息通信技术被深度挖掘。

7.3.1 在线诊疗平台的应用情况

7.3.1.1 国家卫健委明确在线诊疗解压

为贯彻落实党中央、国务院关于加强新冠肺炎疫情防控工作的决策部署，2020 年 2 月 6 日，国家卫健委办公厅印发了《关于在疫情防控中做好互联网诊疗咨询服务工作的通知》，明确要求各级卫生健康行政部门要充分发挥互联网诊疗咨询服务在疫情防控中的作用，让人民群众获得及时的健康评估和专业指导，精准指导患者有序就诊，有效缓解医院救治压力，减少人员集聚，降低交叉感染风险。同时，加强对互联网诊疗服务的监管，确保诊疗服务开展的规范、科学、合理，有效保障医疗质量和患者安全。

7.3.1.2 线上诊疗的具体应用情况

疫情期间，为了响应国家卫健委发布的《关于在疫情防控中做好互联网诊疗咨询服务工作的通知》，解决诸多病人看病需求的问题，全国 10 余家互联网医疗平台推出在线问诊专页，200 多家公立医院开展新冠肺炎免费互联网诊疗或线上咨询。例如，2020 年 1 月 24 日晚，支付宝平台联合阿里健康上线了在线义诊服务，1 000 多名来自呼吸科、内科、全科、儿科等科室的执业医生，实时在线解答用户咨询；与此同时，平安好医生、微博、京东健康等平台也开通了线上问诊通道。

疫情期间，在线诊疗平台的用途具体如下：

（1）保障用户安全。在家隔离的用户，可以通过线上医疗平台提供的购药服务，足不出户买到自己需要的药品，降低用户感染新型冠状病毒的概率。

（2）加速信息交换。所有诊疗数据实现无纸化传递，诊断结果、病人病历都可以采用数字化系统进行采集和归档，从而降低了纸张传递带来的病菌传播风险。同时，所有的医疗仪器都可以通过无线物联网技术，将数据反馈给数据中心。

（3）突破时空限制。在线诊疗平台的应用可以打破时空的限制，提高救治效率。在院进行治疗的所有病人都可配备生命体征监测设备，并且借助 5G 或Wi-Fi，对身体数据进行实时反馈。在信息通信技术的支持下，医护人员可以随时与外地专家进行远程会议、远程会诊甚至是远程手术。

（4）优化医疗资源。线上医疗平台为医院减轻了病患流量，优化了医疗资源配置，可以更好地为病人提供服务，并且通过完善的线上医疗平台体系，将病人进行分级治疗，提高了诊疗的针对性。同时，在医疗资源超负荷的地区（如武汉），专家可以通过医疗平台远程对病患提供科学性指导和判断。此外，在线诊疗可以减少医疗系统压力，帮助缓解普通呼吸道感染患者的心理焦虑。

以上服务具体由在线诊疗中的健康管理平台、医疗知识平台等提供。根据 Mob 研究院东兴证券研究所的资料，在线诊疗涉及的领域及平台如图 7.1 所示。

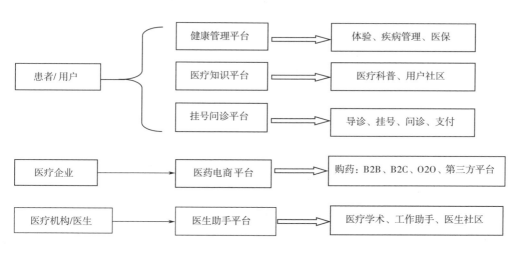

图 7.1　在线诊疗涉及的领域及平台

疫情期间，各大在线诊疗平台纷纷提供在线义诊等服务，缓解了医院的医疗压力和居民情绪。根据山西证券研究所的资料，部分在线诊疗平台的抗"疫"举措如表 7.1 所示。

表 7.1　在线诊疗平台抗"疫"举措

在线诊疗平台	抗"疫"举措
阿里健康	2020 年 1 月 24 日晚，阿里巴巴集团旗下阿里健康联合支付宝，定向针对湖北地区紧急推出在线义诊服务。截至 2020 年 1 月 28 日 13 时，已有超过 160 万人在线问诊。1 000 多名来自呼吸科、内科、全科、儿科等科室的执业医生，实时在线解答用户咨询，咨询量最多的科室为呼吸科
微医	根据微医集团数据，至 2020 年 1 月 29 日 13 时，微医互联网总医院抗冠免费义诊专区，访问量超过 7 198 万，累计提供医疗咨询服务约 64.5 万人次
好大夫	2020 年 1 月 31 日，悦淘携手好大夫在线，在悦淘 APP 站内开设"免费在线义诊"服务，覆盖所有疾病方向（包括但不仅限于发热门诊）。平台上来自全国各地的 21 万医生 24 小时严阵以待，在线为用户提供免费的专业问诊服务
春雨医生	自 2020 年 1 月 25 日起，"共同抗击新型冠状病毒"在线义诊专题活动已在春雨医生 APP、小程序、开放平台等渠道正式上线，用户可通过春雨医生官方以及合作渠道入口，咨询呼吸道疾病及新冠肺炎的相关问题。自活动上线以来，春雨医生已累计调动超过 3 000 名三甲医院的呼吸内科和感染科医生提供在线咨询服务
平安好医生	2020 年 1 月 26 日，平安好医生宣布成立抗击病毒指挥中心，为全国人民提供免费线上问诊服务，并向全国多个省市持续送出 1 000 万只口罩

7.3.2　线上办公平台的具体应用情况

7.3.2.1　政府支持企业开展线上办公

针对疫情期间返岗复工难问题，绝大多数公司采取线上办公的形式实现网络复工，不少地方政府或地方单位纷纷采取支持措施。例如，北京经济技术开发区管理委员会出台《关于支持中小企业抗疫情云办公稳发展的若干措施》，鼓励中小企业创新生产经营模式，以弹性办公、网络云办公等方式减轻疫情对生产经营的影响，其中有鼓励企业网上办理政务、鼓励企业网络云办公、鼓励企业网上招聘等措施。呼伦贝尔市人民政府办公室印发了《关于应对新冠肺炎疫情影响支持中小微企业的政策举措》的通知，采取的措施有：新冠肺炎疫情期间，市工信局、中国移动呼伦贝尔分公司、中国联通呼伦贝尔分公司以及中国电信呼伦贝尔分公司联合负责，免费为中小微企业提供云视讯视频会议服务、视频彩铃宣传服务、云疫情填报系统服务、视频短信服务、对讲软终端服务、人员漫游地查询服务。由此可以看出，地方政府以及相关部门十分鼓励企业采取线上办公的方式来开展工作，并且提供一些线上办公的便利条件，以更好地防控疫情的发展。

7.3.2.2 线上办公的具体应用情况

疫情期间，全国多地采取了封城、封路等措施，由此造成了中央政府对疫情重灾区的指挥防控工作困难和全国 7 亿多职工复工难题。信息通信技术很好地解决了相关问题，中央政府通过信息通信技术的视频通话功能实时查看到疫情地区的情况，并且进行相关的指挥工作。同时，在国家卫健委关于疫情防控措施之下，各地政府单位鼓励企业利用阿里钉钉、电信、移动、联通等现有成熟平台，开展员工考勤、任务管理、审批管理、成果确认、视频会商办等事务的线上办公。因此，短期疫情催化远程办公的需求爆发。根据 MobTech 大数据，2020 年新春复工期间，中国共计超过 4 亿用户使用线上办公应用，其中日新增用户逐步走高，2 月 10 日当天突破 400 万户，具体如图 7.2 所示。

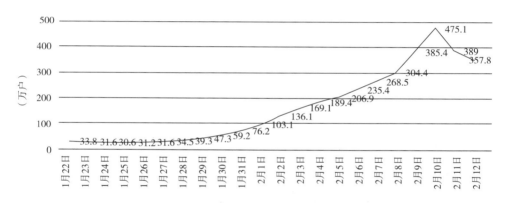

图 7.2 疫情期间在线办公日新增用户趋势

从面向的职能部门与应用场景来看，疫情期间为企业带来较大帮助的在线办公平台可分为以下几类：

（1）跨部门的通用型办公平台，其中又包括协同办公、视频会议、电子签约三类。协同办公平台包括钉钉、企业微信、飞书等轻量化的企业协同办公 APP，OA、ERP 平台化的协同办公软件，可实现实时会话、事项审批、产出协作及成果确认、远程会议等工作，覆盖了企业大部分的部门内部沟通、跨部门协调的工作流程。视频会议平台能够实现纯线上的远程会议。以 e 签宝为代表的电子签约平台能够有效替代线下纸质形式的合同、协议、各类单据的签署，为远程办公提供了无接触式签合同的新方式。

（2）面向人力资源部门的 eHR 平台。该平台主要应用于员工招聘、入职流程、人力资源管理、薪酬福利管理、员工关怀、灵活用工等场景。其中，无接触式远程招聘的解决方案、灵活用工平台都能够有效缓解企业在疫情期间招聘难、用工难的问题。

（3）面向企业客服部门的云呼叫中心。疫情期间，建有一定规模的客服中心的服务性企业，普遍面临客服坐席人员无法正常到岗的难题，而云呼叫中心则打破了客服人员的接入地点限制，让客服人员在家通过个人电脑就能正常接听和呼出电话。

（4）面向企业财务部门的财务管理和费控报销平台。疫情期间，由于收入的锐减和经营成本的居高不下，企业经营面临较大压力。财务管理和费控报销平台能够通过精细化、智能化的管理手段，帮助企业减少不必要的开支，提升资金利用效率，渡过疫情难关。

（5）面向市场营销部门的线上营销平台。疫情期间，企业过去的线下市场营销手段难以为继，线上营销正成为企业获取销售线索及新客户的主要手段，具体方式包括用户洞察、社交媒体营销、视频营销、搜索营销、用户运营等。

以上五类在线办公平台将日常工作进行细分，并根据职能部门的工作分类推出了拥有专业化、针对性的办公体系和服务功能的在线办公平台，这让在职员工可以在家更好地完成日常工作。与此同时，为了更好地响应国家卫健委关于疫情防控的措施，疫情期间大部分企业通过线上办公推进工作的进行，相关平台企业更是在疫情期间面向全国用户提供了多项免费功能，让企事业单位可以更好地实现在家办公、做好疫情防控。根据 Mob 研究院的资料，疫情期间部分企业开放远程办公资源的情况如表 7.2 所示。

表 7.2　疫情期间部分企业开放远程办公资源汇总

公司	开放产品	开放时间	免费功能介绍	主要开放对象
华为	华为云 WeLink	2020 年 1 月 25 日至 2020 年 6 月 1 日	提供 100 人以内账号使用及 100 方不限时长视频会议；提供健康打卡、云空间、任务管理智能语音等各类日常协同办公必备功能	全国用户
腾讯	腾讯会议/腾讯文档/企业微信	疫情期间	开放 300 人不限时会议功能；免费开放会员，单文档在线编辑人数 200 人；支持万人群、300 人音视频会议	全国用户

续表

公司	开放产品	开放时间	免费功能介绍	主要开放对象
阿里巴巴	钉钉/阿里云	疫情期间	发布健康管理功能，支持在家办公全套免费解决方案；提供疫情管理、在线办公、在线问诊、在线教育系统免费搭建	全国用户；全球公共科研机构
字节跳动	飞书	全面免费	在线音视频会议；随时语音触达线上办公室；团队共享智能日历；在线文档与表格制作；企业专属云存储空间；双因素安全服务与合规支持	全国用户
亿联网络	易联云视讯	疫情期间	100 方视频会议，单次会议不限时通话	全国用户
浪潮集团	浪潮云	疫情期间	提供疫情管理、远程办公、在线教育等全方位服务	政府、企业
二六三	263 视频会议	疫情期间	绿色通道开通使用远程办公、视频会议及教学直播课堂功能	全国用户
会畅通讯	会畅通讯云视频会议	疫情期间	免费申请使用 100 方的云视频会议	全国用户
小鱼易连	小鱼易连	疫情期间	免费提供 100 方的云视频会议	政府、企业、医疗、教育

7.3.3　网络教学平台的具体应用情况

7.3.3.1　教育部门指导高校实施网络教学

为做好疫情期间的防控工作，维护广大师生健康安全，坚决防止疫情向校园蔓延，首先，2020 年 2 月 4 日，教育部应对新型冠状病毒感染肺炎疫情工作领导小组办公室发布《关于在疫情防控期间做好普通高等学校在线教学组织与管理工作的指导意见》，要求各高校应充分利用上线的慕课和省、校两级优质在线课程教学资源，在慕课平台和实验资源平台服务支持带动下，依托各级各类在线课程平台、校内网络学习空间等，积极开展线上授课和线上学习等在线教学活动，保证疫情防控期间教学进度和教学质量，实现"停课不停教、停课不停学"；同时，截至 2020 年 2 月 2 日，教育部组织 22 个在线课程平台制定了多样化在线教学解决方案，免费开放包括 1 291 门国家精品在线开放课程和 401 门国家虚拟仿真实验课程在内的在线课程 2.4 万余门，覆盖了本科 12 个学科门类、专科高职 18 个专业大类，供高校选择使用。其次，教育部办公厅、工信部办公厅于 2020 年 2 月 12 日发布《关于中小学延期开学期间"停课不停学"有关工作安排的通知》，该通知提出开通国家中小学网络云平台、专用电视频道、部分省市和中小学校网络学习平台以及一些其他资源，供广大师生进行使用；同时，教育部、工信部建立部际协调工作机制，强化组织实施，统筹协调基础电信企业、相关接入服务企业做好平台运行保障，以保障师生可以畅通使用相关网络教育平台。最后，为了确保每一位学生都可以有足够的网络条件进行网络上课，工信部要求各地通信管理局及各基础电信企业加强网络覆盖、提升平台能力、提供资费优惠、做好网络维护，进一步做好疫情防控期间宽带网络助教助学工作。此外，工信部鼓励基础电信企业重点面向建档立卡贫困家庭学生推出特惠流量包等精准帮扶举措，减轻困难学生用网资费压力。

7.3.3.2 校园教学环节移步网上

2 月 10 日是绝大多数中小学开学的时间，但是疫情之下，传统的线下教学模式面临挑战，中小学积极响应国家"停课不停学"的号召，于是"云课堂"成为各校教师授课的新选择。全国各校老师纷纷使用线上教育平台进行直播上课，或者用录播以后进行线上播放和答疑的方式进行授课，其中腾讯课堂、钉钉、学习通等网络教育平台发挥了很大的作用。统计数据显示，2020 年春节期间登录相应平台进行在线学习的师生人数，达到了 2019 年整体的 128 倍；仅 2 月 10 日全国部分普通高中"云开学"首日，就有超过 2 亿人参与"网课"学习。其中，目前国内通过腾讯课堂开展在线教学的学校已有近万所，服务师生人数达千万以上量级；该平台上线 4 天内，日均用户增长率均超过 100%。腾讯教育副总裁、腾讯在线教育部总经理陈书俊表示："2020 年 1 月 22 日至 2 月 20 日，全国登录腾讯课堂参与在线学习的人数已有 1 507 万，累计在线时长 38 248 584 小时（相当于 1 593 691 天）。"可见，将通信技术应用于网络教学平台极大地解决了疫情期间学生上学的问题。

7.3.3.3 辅导机构开设线上课程

新冠肺炎疫情影响之下，全国中小学乃至高等院校等都延迟开学，线下教育机构停摆，在线教育迎来爆发。六大在线教育平台（作业帮、猿题库、乐教乐学、互助文档、一起学以及晓黑板）的活跃人数爆发式增长，不管是下载量数据，还是活跃人数数据均比年前有了大幅提升。由 2020 年 1 月 13 日到 2 月 23 日期间的平台活跃人数可见（根据易观千帆数据，如图 7.3 所示），在 1 月 23 日全国陆续严封锁之后，各大平台周活跃人数经历短暂的下降，随后呈一路上升态势。2 月份第三周，活跃人数稍微下降，但总体保持稳定，活跃人数较封锁当周增加了 72.45%。由此可见，线上教育平台在保证学生在家隔离期间学习生活方面发挥了很大的作用。

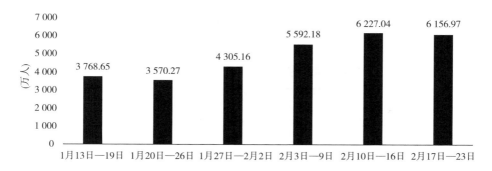

图 7.3　六大在线教育平台周活跃人数

为了更好地保障学生在家学习的质量，各大培训平台纷纷推出不同的举措。根据万联证券研究所的资料，疫情期间线上培训平台应对举措如表 7.3 所示。

表 7.3　疫情期间线上培训平台应对举措汇总

线上培训平台	应对举措
新东方 & 新东方在线	新东方线下课程及时转到线上；向湖北省红十字会捐款 2 000 万元；免费开放旗下专业在线教育平台"新东方在线"所有春季班直播课程，第一批将供应 100 万份；新东方向学员提供免费中小学同步在线课程，于 2020 年 2 月 10 日正式上线，持续至疫情结束；向全国大学生免费提供了 10 万份四、六级正价课及考研、出国考试等精品课程
好未来 & 学 而思网校	2020 年 1 月 20 日，学而思武汉分校停课，没有上完的课可转后期期次和在线班；自 2 月 10 日起，学而思网校将推出全年级各学科免费直播课和自学课，课程涵盖小学一年级到高中三年级全部学科；为湖北全省和全国其他疫区中小学免费提供直播平台和技术支持；为湖北全省和全国其他疫区线下培训机构提供线上直播授课解决方案；向全国培训机构免费开放直播云在线直播系统
作业帮	作业帮免费直播课程涵盖小、初、高所有年级，直播课于 2020 年 2 月 3 日起提前开课

续表

线上培训平台	应对举措
网易有道精品课	向武汉市中小学生免费提供寒假线上课程
猿辅导	面对全国中小学生开通免费直播课

同时，还有一些互联网企业/平台，如钉钉、斗鱼等平台也纷纷助力，为全国中小学生提供免费上课服务等。根据万联证券研究所的资料，疫情期间互联网企业/平台助力网络教学的举措如表7.4所示。

表7.4 疫情期间互联网企业/平台助力网络教学的举措汇总

互联网企业/平台	举 措
优酷 & 钉钉	联手发起"在家上课"计划。2020年1月30日，该计划发起线上招募，教师们登记报名即可享受免费的直播、点播授课工具；该计划于2月10日正式开课，课程内容涵盖K12各必修科目以及文史、科学通识等；包含"大班"和"小班"两种授课模式；学生既可以通过手机、电脑登录优酷APP上课、互动，也可以通过电视端观看
快手	快手APP在侧边栏上线"免费好课"入口，进入快手课堂，课程来源于教育企业
字节跳动	旗下产品抖音、西瓜视频、今日头条等宣布，将联合50家教育机构，邀请名校名师为全国中小学生提供免费上课服务
斗鱼	开通针对在线教育的相关服务，联合教育机构开通网络课程直播+录播

最后，我国三大通信公司也为网络教学献出一份力。为了保证全国学生在家上课的质量，三大通信公司也纷纷推出相关免费在线教育资源。根据万联证券研究所的资料，疫情期间通信公司助力网络教育的举措如表7.5所示。

表7.5 疫情期间通信公司助力网络教学的举措汇总

通信公司	举 措
中国移动	面向湖北等地在疫情期间免费提供在线教育"电信云课堂"服务
中国联通	免费提供了"多屏互动教学""云视讯远程教学"和"教育直播教学"三套远程教学方案
中国电信	为湖北疫区教育部门及学校免费提供云课堂服务，为师生提供远程课堂服务

这些服务与举措更好地推进了线上教育的发展，保障了学生的学习。在线教

育相比线下教育而言，虽然具有不受空间、场地的限制的优势，但其对网络条件及硬件设施的要求也给一些偏远地区用户造成了不便。尽管国家以及通信公司为此提供了很多优惠政策，但是由于网络基础建设达不到网络要求，所以这仍然限制了这些地区孩子的学习和老师的教学工作。

7.4 信息通信技术应用存在的问题及解决方案

7.4.1 信息通信技术应用存在的问题

7.4.1.1 在线诊疗的痛点

疫情期间在线诊疗技术得到了很好的应用，并且很大程度上缓解了疫情期间的看病问题，但是仍存在一些亟待解决的问题。首先是信任问题。在紧张的医患关系和重大卫生突发事件发生的情境下，相当比例的民众对于与健康隐私和生命安全密切相关的在线健康应用持观望态度，虽然疫情期间在线诊疗的应用人数呈指数式增加，但是仍有不少民众对此应用持怀疑态度。其次是交流模式改变带来的困难。医患病情交流模式由传统的面对面的确诊转变为通过互联网信息通信技术进行隔空对话的形式，非医药专业的患者描述具体病情的难度加剧，易出现病情描述含糊不清，这就加大了在线诊疗具体实施的难度，容易造成误诊现象的出现。同时，出于风险担负与利益分歧原因，医师对医疗信息互认持否定态度。

7.4.1.2 线上办公的弊端

线上办公是基于远程办公和互联网、信息通信技术的飞速发展而产生的。关于远程办公的研究最早开始于美国和西欧。起初，美国出于节省办公楼层建设运营成本以及减少环境资源的浪费的目的，实行"工作地点选择"改革，初期的远程办公是通过电话、传真等信息交流工具，其主要受信息交换技术的限制，最后取得的效果并不是很理想。然而，随着互联网技术以及信息通信技术的发展，线上办公软件、公司内部网络等应用不断出现，在加强新冠肺炎疫情防控的情形下，为员工的复工提供了一条安全之路。虽然居家进行线上办公很方便，但是也逐渐暴露出了不少弊端。

（1）线上办公存在信息泄露隐患。员工通过线上办公会在互联网上留下痕迹和个人信息等内容，而这些内容存在泄露的风险。

（2）线上办公管理难度加大。首先，线上办公易受外界环境影响。远程办公与传统指定地点办公不同，无相对安静且固定的办公地点，易受到外界的干扰。其次，在家办公，工作与生活的时间界限和空间界限模糊，造成工作时间与生活时间相互倾轧，工作与生活矛盾恶性循环。最后，上级领导对员工的最新工作动态无法及时掌握，容易使管理者对员工处于戒备状态，从而形成信任危机。

（3）线上办公沟通频度低。很多工作在家里很难完成，基于互联网建立的社交关系是比较松散的，且不稳定。远程办公自由度高，员工可以自由调度自己的时间，但员工的协同合作时间减少，企业组织的发展离不开员工的合作。远程办公淡化了这种协作能力，并且会形成一种孤立感。

7.4.1.3 网络教学的问题

本书以 MOOC（Massive Open Online Courses）为例分析网络教学存在的问题。MOOC 于 2008 年在加拿大萌芽，此后逐渐跨越地缘文化的限制，打破经济的封锁线，朝文化全球化、共享机制完善化迈进。MOOC 平台向全球用户提供免费注册的机会。2013 年美国《在线研究生教育》报告表示，由于教育成本的压力以及在线教育的冲击，越来越多的教育培训机构开始借助社交媒体推广在线教育，寻求低成本的优质研究生教学服务。而我国在线教育呈现出"叫好不叫座"的态势，在线教育在中职、高职以及课外培训机构屡见不鲜，但对本科、研究生来说却是稀罕事物。这是我国在线教育中的短板，分析 MOOC 的优势和劣势，对补短板非常必要（见表 7.6）。

表 7.6　MOOC 的优势和劣势分析

	教育地位	课程设置	学习模式	名利收益	学分认可
优势	弥补了家庭教育与传统课堂教育的不足	名师名校设置课程，教学水平有保障	自主学习；自由度、便捷度高	教师通过 MOOC 平台发展成"网红教师"，打响学校的"品牌效应"，MOOC 通过合作大大提升其知名度	提供结业认证
劣势	不能完全取代传统教育	未能实现专业系统化设置课程；课程设计自由度增加，总体课程质量不高	缺乏有效的老师指导；自学能力有待考证；自律性有待考量；受教群体规模大，不易兼顾各方权益	著名高校通过 MOOC 平台向全球传播其影响力，造成"赢者通吃"的局面，且 MOOC 不能找到盈利点	未能实现与学历教育、学分制度对接

网上教学可以实现课程选择的自由化、资源的多样化以及信息实时共享，还

可以提升学校知名度，但是也存在教学质量问题以及恶性竞争。因此，网上教学市场并不能将传统教育市场完全覆盖。

7.4.2 信息通信技术既存问题的解决方案

7.4.2.1 针对在线诊疗的痛点提出的解决方案

针对在线诊疗存在的一些痛点，本书提供以下解决方案（如图7.4所示）。

（1）建设在线诊疗信任机制。由国家相关卫生部门提供在线诊疗医师的资格认证，向患者传达线上提供服务的医师的专业性；同时，医师可通过向患者传递仁慈和信誉等信号增加患者对医生的信任度，增加患者对医生或医院的黏着性；最后，互联网平台要提高医患信息共享的程度，提高医患匹配率。为了保障患者的个人信息不被泄露，国家卫生部门、政府、医院和在线诊疗平台可以开发专门的在线诊疗软件，通过软件的形式对患者信息进行加密；患者发布病情消息可采取匿名形式，并且建立患者信息管理机构，采用技术手段，对患者信息进行"去敏感化"处理，减少患者信息的披露。

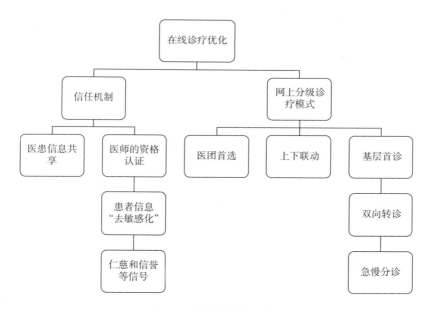

图7.4 在线诊疗优化方案

（2）采用网上分级诊疗模式。分级诊疗即基层首诊、双向转诊、急慢分诊、上下联动。对已认证医生进行评级，有利于医疗社会规范化。基层首诊采用就近就医原则以及名医首选原则，其中就近就医原则是线下操作，实现病情的专业化描述；名医首选原则指名医通过丰富的经验得出病情判断。双向转诊指从基层开始逐级转诊，转诊可分医师推荐与患者自主选择。急慢分诊指急诊特殊对待，这样可以有效利用医疗资源，切实解决患者看病挂号难的问题。上下联动指线上线下协作。此外，应首先考虑分级的医疗团体，避免出现风险担负纠纷以及利益分歧。

在线诊疗通过 AI 实现导诊、分诊，实现医患快速精准匹配，节约了患者外出求医的时间成本以及精力物力投入。此外，信任机制的建立实现了医患交互的畅通性和通透性，网上分级诊疗模式实现了就医过程的层次性和高效化，信任机制是网上分级诊疗模式的前提和保障。

7.4.2.2　针对线上办公弊端的解决方案

针对线上办公存在的弊端，本书提出以下解决方案（如图 7.5 所示）：

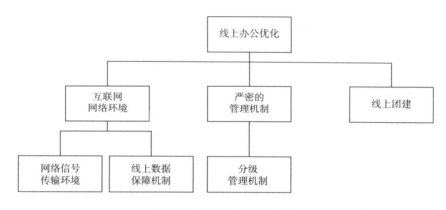

图 7.5　网络办公优化建议

（1）建设互联网网络环境。一是网络信号传输环境。线上办公需要稳定的网络环境，使视频会议高效真实。二是线上数据保障机制。通过立法，完成远程办公的制度性建设。软件设计应拥有严密的保密程序。为员工丢失数据支付相应保险，为降低风险埋单。

（2）设立严密的管理机制。采用分级管理模式，以董事会、总经理为一级管理成员，以项目策划组、项目经理为二级管理层，以其他小组管理员为第三级成员。其中，一、三级管理层实施远程办公作业模式，二级管理层实行集中办公，为管理层的中坚力量。保证与集中办公一致的工作时间。居家办公人员监督机制与绩效评价以定期填报绩效目标以及定期汇报工作执行情况为依据。

（3）开发线上团建功能。建立长期工作关系的重要沟通形式是握手、拍拍肩、说笑和办公室闲聊等，但线上办公不能满足这些形式的实现，即虚拟环境与现实环境不能达成绝对一致；同时，线下谈判和聚会可以拉近合作方之间的伙伴关系以及员工之间的互联互通友好协作关系，而线上办公遵循特定的办公流程，不具有拉近成员间的紧密关系的能力，这种只把员工当作"经济人"的手段是不利于企业管理以及企业绩效的。所以，加大网上聚会是作为线上办公的一种补充措施，完善传统办公室办公向线上办公转变的保留环节，利用信息通信软件增加团队聚会与团队合作的机会。

稳定安全的网络环境是实现线上办公的首要条件；线上团建的开辟实现了成员间友好关系交流，弥补了线上非正式交往的不足；严密的管理机制保证了办公的高效，实现了在线办公与传统办公的无差别化。

7.4.2.3　针对网络教学问题的解决方案

针对网络教学的一些问题，本书提出以下解决方案（如图7.6所示）：

（1）实行线上线下双渠道教育模式。例如，研究生学习不仅包括课程的学习，还包括科研成果的研究即回答怎么做研究的问题，这就需要导师的言传身教，简单的在线教育显然并不能满足研究生学习的需要。因此，传统形式的教育在教育行业仍占有相当的比重。尽管网络可视化沟通与交流已不成问题，但线下心贴心的交流，更可释放情感、加深理解与沟通。线上渠道的选用并不意味着线下渠道的遗弃，线上线下教育交融，才能实现教育范式的转变。

（2）建立在线教育教学制度。在线教育应该实现模块化，以学历与非学历网络课程为基础，以社会需求为导向，开设多样性的教学课程，有效兼顾市场各方需求。其中，成人学习时间少且分散，可以采用板块式组合的方法，实现教学环节的高效衔接。信息资源具有时效性，更换频次高可以保证信息资源的"新鲜度"。网络课程可以保证及时的更新，这是传统教育所不具有的一大优势。

（3）完善线上教育管理系统。线上教育管理系统包含平台准入系统（进行师生身份认证识别，特别是师生学历）、教学任务系统（课堂任务考评、互助交流、机器人评价、同伴互评）、教学质量监督系统（滚动条设置、问题穿插、远程录像）。国家要制定与在线教育版权保护相关的法律、法规，并建立完整的版权登记制度、强有力的监督审查机关以及完善有关解决在线教育版权法案的法院程序。

（4）开创盈利模式。MOOC与各名校、名师是一种名利合作关系，教师通过MOOC平台发展成"网红教师"，打响学校的"品牌效应"，MOOC通过合作大大提升其知名度。但MOOC只拥有声誉方面的价值，如何将这种名誉价值转化为物质价值是当前应该考虑的事情。以 VIP 课程设置收费为主，少量广告（学习用品或者电子产品等高价值产品广告）插入为辅，实现成本—收益的良性循环。其中，仅对一部分重要课程设置 VIP 收费，这部分主要针对分散课程学习者。加盟高校直接向在线课程平台支付加盟费，以支付的加盟费来换取本校学生在平台的学习研究机会，加盟高校从本校学生处获取收益或者由 VIP 收入返补。

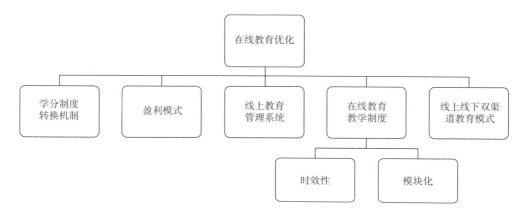

图 7.6　网络教学优化建议

（5）建设学分制度转换机制。关于学分转换，持反对意见者主要是从名校与名师声望与学术权威性角度考虑的。若能保障教学质量高水平，这种问题将不再成为问题。英国开放大学的学分体系与国家学分积累转化体系一致，凭借从英国开放大学获得的学分转换为国家认可的学分，获得相应文凭、证书或学位。我国目前对在线教育学历的认可度明显低于美国和英国。未来可以基于网络教学高质量、高要求、高监督、高测评的课程设置，建立与传统大学对接的学分制以及在线教育学历晋升制。

线上线下相结合的教学模式是今后教学的主要形式，在线教育教学制度保证课程开设的高质量与时效性，线上教育管理系统的设立实现教学环节的透明化。此外，盈利模式与学分制度转换机制是从长远考虑，保证网上教育的良性发展。

7.5　信息通信技术的展望

此次新冠肺炎疫情的防控推动了信息通信技术的快速发展，如基于信息通信技术的在线诊疗、线上办公和网络教学的应用飞速发展起来，并且为此次疫情下看病、复工、授课提供了很大的帮助。此次疫情也让我们意识到信息通信技术以及相关应用的重要性。大规模用户同时在线考验着平台后台技术支持能力以及学习、问诊、办公与平台结合的成熟度，在这个过程中我们要不断摸索、改进相关技术的应用，为以后出现类似突发情况提供高效且顺畅的方案，以便解决突发事件带来的不便。此外，疫情对信息通信技术提出了考验，丰富了通信技术的应用场景，提高了处理事物的能力，使之成为系统性的操作方法。信息通信技术的高效性、便捷性以及共享性决定了信息通信技术的普适性，今后信息通信技术的应用将走向常态化。

7.5.1　智慧医疗

华西医院是首家实现 5G 技术远程会诊的医院，基于 5G 技术的互联网医院在疫情后将会兴起。在在线诊疗中打造医疗资源与数据一体化体系，解决互联网医疗在慢病管理中基础数据支持不足的问题；完善 AI 分诊系统的病例库，实现高效化自动分诊。未来我国将继续推动在线诊疗平台的发展，发展集远程医疗、在线药店、健康管理等多项功能于一体的医药 4.0 平台，更加便捷民众的生活。

7.5.2　智慧办公

随着工作模式的多样化，追求自由化办公将成为一种趋势，在线办公被视为办公的刚性需求。在线办公不断实现企业数字化转型的云端化，采用高科技、智能化的管理模式，利用 AI、虚拟现实以及全息投影技术将办公场景智能化，从而减少隔离感。

7.5.3　智慧教学

教育与信息深度结合模式将会成为今后的趋势，并对教师的信息素养提出较高要求。在中国教育信息化 2.0 时代，教师使用信息化工具提升课堂学习效率，同时及时了解学生学习动态，实现因材施教、差异化教学和个性化辅导，学生自主选择课程，消除教育中的"长尾效应"。教学过程无缝隙监控实现了教学绩效衡量有据。注重知识与实践结合，建立虚拟实验室。

参考文献

[1] 贺斌，黄新辉. 美国慕课学位项目何以成功：运行体制与机制之探

［J］. 现代远程教育研究, 2020, 32（03）: 60-68.

［2］王继新, 崔永鹏, 严友田. 战"疫"期间大规模在线教育实践的效果和潜在影响因素分析: 以湖北省孝感市为例［J］. 电化教育研究, 2020, 41（06）: 5-12.

［3］刘林平. 远程办公的管理与挑战［J］. 人民论坛, 2020（11）: 68-70.

［4］申曙光, 杜灵. 我们需要什么样的分级诊疗？［J］. 社会保障评论, 2019, 3（04）: 70-82.

［5］杨维东, 董小玉. 高校网络课程建设的困境与优化路径［J］. 中国高等教育, 2019（10）: 48-50.

8 云计算技术在疫情防控中的应用

8.1 背景简述

2003 年的"非典"是我国第一次大规模传染病疫情，相隔 17 年之后，2020 年新冠肺炎疫情的暴发唤起人们尘封已久却又无比清晰的回忆。自 2020 年 1 月 20 日钟南山院士证实新冠肺炎人传人的危害后，1 月 23 日武汉正式封城，其他各省也迅速采取相应措施。疫情暴发后，数量骤增的患者和四面八方的救助物资已突破部门和组织的正常处理能力，不论是信息的存储处理，还是救助物资的需求匹配或者疫情发展的实时监控，各方面应对这些状况时都濒临崩溃。在政府全局把控和企业不断努力下，逐渐完善的云计算技术成为疫情防控中坚固的基础。疫情暴发时，各大云厂商纷纷上线"战疫情"专题，为居家抗疫的人们提供线上问诊、送药、办公、出入管理信息记录等服务。抗击疫情时，疾控中心借助云计算开发的全基因组检测分析平台，进行高效的病例基因分析。疫情逐渐平稳时，云计算助力线下实体经济的复苏，推动企业复工复产。随着疫情防控的不断开展，云计算技术在不同领域发挥了更大的作用。

8.2 疫情中暴露的问题

8.2.1 医疗和捐赠信息存储问题

疫情暴发初期，患者数量急剧增长，大量的医疗数据涌入医院。然而，新冠肺炎疫情具有突发性以及不确定性特点，患者的各项检测数据、患者情况加重转院的数据转接以及偏远地区医疗设施设备不完善等都会造成数据存储的问题，如数据缺失、数据存储能力不足等。这些都会直接影响患者的医治进程以及医疗工作效率。在捐赠物资方面，官方渠道和非官方渠道、企业和个人、国内和国外的捐赠纷涌而来，由于没有统一和标准的处理方式，捐赠数据会出现遗漏，甚至不能达到应有的捐赠效果，加重工作人员的负担。

8.2.2　疫情中多方需求处理问题

疫情给全国人民带来了不同的影响。对于政府，疫情初期需要及时掌握人员流动、物流运输等信息，组织调配企业相关资源，安抚公众的恐慌心理，照顾特殊人群；对于企业，在保证自身安全防控的同时，应及时满足公众对疫情实时信息、辅助诊断的需要，同时对医疗救助提供支持；对于公众，在居家抗疫的同时，要满足基本的生活需要，照顾家人，完成工作。因此，疫情期间每一个主体会接收到多方的需求，原有的服务处理功能已经不能满足数量和质量上的要求，应具备更强大的处理能力。

8.2.3　底层算力不足问题

疫情期间，以底层算力为基础的大数据、云计算、人工智能等技术应用到行业的方方面面，因此底层算力不足就会影响各方面正常的运作。疫情初期，钉钉、学习通、腾讯课堂和腾讯会议等学习、办公软件算力不足以支撑正常运作，多次出现系统崩溃的情况，只能紧急补充相应的资源，这带来了巨大的资金成本付出。此外，在药物研发方面，从虚拟筛选、临床试验到最终应用，都依赖强大的算力来节省药物开发的时间成本。

8.3　云计算概述

8.3.1　云计算的内涵

云计算是分布式计算的一种，核心是数据储存分析和信息处理能力，它融合了包括数据分布存储技术、数据管理技术、虚拟化技术、云计算平台管理技术以及信息安全管理技术等在内的多项技术。云计算通过将计算任务分布在由多台计算机构成的"云"上，为用户提供巨大的存储空间、快捷的信息服务和超强的计算力。值得一提的是，云计算提供的服务不仅价格低廉、通用性强，而且可以定量获取。因此，用户可以按照自己的当下需求和应用场景购买一定数量的服务。

8.3.2 云计算的类型

按照服务形式，云计算可以分为三个层次：将基础设施作为服务（Infrastructure as a Service，IaaS）、将平台作为服务（Platform as a Service，PaaS）和将软件作为服务（Software as a Service，SaaS）。如表 8.1 所示，IaaS 提供了完善的计算机基础设施，用户可以通过 Internet 进行使用；PaaS 提供了应用程序的运行环境，如编程语言的运行环境；SaaS 提供了特定的软件，用户可以进行一定范围的应用程序设置。

表 8.1　云计算类别和服务内容

类别	服务内容	优　势
IaaS	将基础设施作为服务	用户可以动态申请或释放节点，按需获取资源
PaaS	将平台作为服务	用户可以应用程序的运行环境，部署和运行自己的应用
SaaS	将软件作为服务	用户直接获取特定的应用软件，体验完整的服务

8.3.3 云计算的特点

社会的运转，离不开数据和资源整合。云计算在信息储存和数据分析上释放出的巨大能力，使其在公共服务上发挥了重要的作用。因此，我国十分重视云计算，大力提倡将云计算应用到未来工作生活中。在此次抗击疫情的过程中，云计算凭借自身的特点发挥了不可替代的作用。

8.3.3.1　快速存储和访问信息

云计算为用户提供巨大的存储空间和快捷的信息服务。用户利用电脑或者手机，可以随时随地进入平台来存储和访问信息。云计算不仅为用户提供了信息存储和获取功能，而且保证了信息的时效性。信息的时效性是决定信息正确与否的关键，过时的信息会导致一系列错误的决策，从而造成不可挽回的后果。疫情具有短时间暴发、涉及范围广、感染率高等一系列的特点，对信息的存储和获取提出了更高的要求。云计算技术的这一特性是它在此次疫情防控中得到充分利用的主要原因。

8.3.3.2　信息安全

云计算的信息安全性主要体现在云计算技术可以提供安全可靠的信息保护。当用户将信息和数据存储在远程服务器中，云安全平台就会立即将用户信息与安全厂商通过互联网相互连接，这就使得想要获取信息必须通过一定的安全手段，从而保护了用户的信息隐私和信息安全。疫情期间，保证信息数据的安全，严禁非法利用和随意篡改，是一项极其重要的工作。

8.3.3.3　规模超大

"云"的规模很大，通常拥有十几万台甚至几十万台服务器，一般的通信企业就有着上千台服务器。量变会引起质变，近几年，我国"云"数量显著增加，这一变化使得云计算技术能力显著提高。分布在不同的计算节点上的大量的计算体系，会极大地提高数据计算和分析的能力。疫情中的药物研发、数据统计分析等，正需要这种强大的计算力的支撑。

8.3.3.4　适用不同场景

云计算的通用性程度高，没有固定的模式，在"云"的支持下，可以实现动态调整，应用到不同的场景中。用户不需要担心应用的时间、位置，通过电脑、手机等联网设备就可以获得想要的数据资源。疫情期间，为了防止交叉感染，在线学习、线上办公是保证生活正常运转的有效方式，而这些都离不开云计算技术的支持。

8.3.4　云计算与抗击疫情的关系

云计算技术以互联网为基础，凭借强大的计算能力和资源整理能力，具有极其灵活的伸缩性，在不同行业中已有一定的发展基础。因此，疫情暴发后，云计算技术在抗击疫情中扮演了不可或缺的角色。

第一，满足特殊场景的要求。疫情期间，各行业传统的商业模式已不能维持企业的良好生存。云计算技术的出现可以为企业带来转变，让企业的线上运营更加灵活，发展新型的商业模式，同时方便人们的生活。

第二，支持多个技术的展开。云计算技术是多个信息技术的基础，因此依托云计算技术平台，多个技术可以在不同场景中顺利开展。同时，云计算技术不断发展，能够提高其他技术的使用效率，提升应用效果。疫情期间，云计算通过和物联网、大数据、5G等技术结合，产生了丰富多样的线上云。

第三，提供灵活弹性的服务。云计算技术的储备丰富，能够有效应对普通的突发事件。同时，云计算作为一种虚拟资源，可以更为迅速地进行补充，及时满足突发需求。因此，同物理设备相比，云计算的应用在时间和空间上更为灵活，用户可以在需要的时间自主选择所需的资源数量；同传统的数据存储形式相比，云计算的虚拟化使得客户更为灵活。

8.4　云计算在抗击疫情中的应用

8.4.1　处理海量信息

疫情来势汹汹，全国各个省市疫情的实时监控、医院物资的需求状况、人员流动信息的采集与分析，是开展各项工作和救援的基础。各个部门面临着信息采集和分析的迫切需求。在这一背景下，云计算发挥优势，解决了信息储存难、信息分析慢的难题。尤其是在医疗信息、物资捐赠信息和疫情防控信息的储存方面，云计算的应用十分广泛。

8.4.1.1　医疗信息

此次疫情发生之后，医院作为守护人民生命健康的重要部门，必须快速响应，提供高效服务。在这一过程中，云计算支撑的医疗信息化极大地提高了医院的整体效率。医院中人、财、物种类繁多、关系复杂、处理方式各异，对不同种类信息的高效处理提出了很高的要求。所有这些信息的存储和处理均需要适宜的存储和处理解决方案，云计算技术是一种必然的选择。

在诊疗过程中，医生会查看患者的 CT 结果。然而传统的 CT 结果需要有专门的技术员做各种图像重建和拍片后才能得出，不利于新冠肺炎的早期筛查和防控。为了改善 CT 结果提供慢的现状，提高诊疗的效率，华为云与华中科技大学合作研发了新冠肺炎 AI 辅助医学影像量化分析服务。该服务基于华为云计算、视觉与医学影像分析等技术，可以快速提供 CT 量化结果，使得单病例结果成功秒级输出。这一研究不仅极大地减轻了技术人员的工作负荷，也提高了医生诊断的效率。

除此之外，病人的基本信息被存放在医疗信息化云平台系统中，医疗机构的诊断医生可以通过该平台获取病人的信息，进而在最短时间内为病人提供相应的医疗服务。同时，云服务平台中的信息加密技术、海量数据共享中的隐私保护技术以及云服务平台上的数据访问控制机制等一系列方法，既可以保证患者隐私信息的完全保护，避免被恶意利用，又能保证患者信息的共享仍是直接有效的。患者信息中那些非隐私化的部分被合理获得，用于支持医生诊疗。

8.4.1.2　物资捐赠信息

疫情期间，全国人民积极贡献自己的力量，来自四面八方的零散的捐赠物资很多，但原有的应急管理体系很难全面地收集物资捐赠的信息，从而导致应急管理人员无法依据实际信息进行最优决策。在这一背景下，各大云厂商基于云计算技术，部署物资信息平台。平台针对捐赠信息量大且零散的特点，提供了信息登记、汇总和生成表格的功能，提高了信息传输效率，迅速生成可视化的分析结果，帮助各个部门有效管控疫情。并且得益于"云"上储存，该平台还可以实时监控物资信息的更新情况，通过自动统计为防疫工作持续贡献力量。

8.4.1.3 疫情防控信息

面对疫情，及时为居家抗疫的人民群众传递政府举措和通知是保障人们正常生活的基础。基于云计算技术搭建的信息收集发布平台和防疫监控平台，在疫情防控信息的收集和发布上发挥了重要的作用。疫情暴发初期，中央到地方各级政府和部门利用信息收集发布平台，进行人员信息收集、疫情通报、诊疗指南等信息发布。疫情稳定后，尤其是在全国各地进入了返程复工阶段，由于人流量的不断激增，各类数据大量产生，疫情防控工作的压力也随之增加。各级部门应用防疫监控平台，多维采集各类数据，实现人人拥有电子健康卡片和电子通行码。

8.4.2 满足多方需求

8.4.2.1 政务需求

在此次疫情防控过程中，应急管理涉及政府、医疗、新闻、交通等多个部门，需要各个部门联合起来并调动所有力量对疫情的突发状况进行紧急处理。加之疫情具有紧急程度高、危害范围广、产生后果严重等特点，在疫情期间相关部门必须统一调配，以期充分发挥作用，否则短时间内就会造成无法弥补的后果。这就对应急管理体系提出了更高的要求，需要有一个可靠的应急管理体系将相关部门联合起来，对工作人员、应急资源进行合理的协调和分配，最大限度地发挥政府在应急管理中的作用。

随着云计算技术的发展，我国大力推行传统办公模式和云计算技术相结合的新型办公方式，即推行政务云。截至 2019 年，全国各省（自治区、直辖市）均已建成政务云平台。政务云平台的应用基本实现了政务的资源云化和数据云化。资源云化是指政务云平台对计算、网络、存储等资源的统一安全管理。数据云化是指统建大数据平台，建设高标准的数据存储和离线计算等能力，提供数据治理与数据交付服务。这两者的结合一定程度上促成了部门统一调配，避免了产生数据孤岛。各部门没有数据孤立的现象，共享度和自动化程度大大提高，极大地满足了政务需求。

8.4.2.2　教育需求

受疫情影响，在线云办公、在线云教育成为办公、学习的主要工具。这些在线应用大部分依靠"云"的支持，是云计算服务层级中的 SaaS 模式的应用。疫情期间，各大云厂商对服务器、互联网数据中心（Internet Data Center，IDC）进行大幅扩容，满足线上教育和办公的正常进行。腾讯会议曾 8 天内扩容超过 10 万台云主机，涉及超百万核的计算资源投入。在线学习和线上办公没有地域限制，保障了抗疫不停学、抗疫不停工。因此，可以说云计算既保证了疫情防控工作的要求，也突破了传统授课场所、地域、人数上的限制。

8.4.2.3　问诊需求

云计算支持线上医患互动。在疫情暴发初期，全国人民自行居家隔离，普通患者一般会采取线上问诊。线上问诊平台得益于云计算的支撑。首先患者在"云"上进行信息登记，然后平台通过对关键词分析判断进行医患匹配，最后诊疗过程展开。医患互动过程中产生的电子病历也会储存在云端。这样患者可以在二次问诊时补充自己的信息，医生也可以通过对患者信息的补充和变更做出更准确的诊断。

8.4.3　提供算力支持

8.4.3.1　平台运行

近年来，随着云计算的发展，其应用十分普及。各类系统平台、手机 APP 等的后台支撑大多运行在云计算平台上。疫情期间，各类应用对算力的需求骤增。云计算快速扩容，保证算力充足，即使在各类 APP 的访问量暴增百倍时，终端运行仍然可以十分流畅。尤其是在生鲜电商领域，平台稳定支持"全民点击量"。疫情逐渐稳定后，云计算的算力依旧是疫情防控的强大武器。政府和企业利用云计算的算力优势，在防控排查高温发烧病人方面提供了更加快速便捷的解决方案。例如，智能测温系统可支持大于 3 米的非接触远距离测温，测温速度每秒可达 15 人。

8.4.3.2　疫苗研发

在此次疫情防控中，疫苗的研发是很重要的环节。疫苗研发过程中寻找病毒的靶点进行识别和验证、在数据库中匹配合适的先导化合物等都需要大量的计算。研究推进的速度与算力的大小密不可分。在传统的研发工作中，科研院通常将计算的工作交由超级计算中心。但超级计算中心并不是专门只为科研院工作，要计算的项目很多，加之疫情期间不少地区进行了封闭管理，获取计算资源变得困难。为解决这一难题，企业开放自己的云平台，提供云计算技术的强大算力支持疫苗的研发。云秒级交付的海量高性能计算资源，可以快速计算筛选数亿级别的化合物数据库，从而持续为疫苗研发工作提供帮助。

8.4.4 云计算应用实例

随着近几年云计算的快速发展，以及互联网海量数据处理需求的提高，云计算应用越来越深入人心。此次新冠肺炎疫情暴发以来，在线办公、教育、问诊等应用的用户量大增，使得其背后的云计算产业的重要性凸显出来。表8.2总结了此次疫情防控中云计算的主要应用，重点罗列了云计算在信息储存、满足需求以及提供算力三方面的主要功能。

表8.2 云计算疫情防控应用实例

应用场景	类别	实例	功能
信息储存	医疗信息	基于云计算的医疗卫生信息系统	提供四个面向的服务，即面向居民的健康服务、面向医疗机构的医疗服务、面向各级管理机关的卫生管理服务、面向其他卫生机构的卫生协同服务
	捐赠信息	"金山云 HIS"	系统在云端会自动汇总上报的数据，制定物资分配表进行及时取货或收货
	疫情防控信息	金山云防疫监控平台	针对疫情的信息采集提供统一便捷的信息采集工具，提高信息传输效率，提供全局一体化的分析决策依据
		深i您平台	"深i您平台"自主申报获取的腾讯健康码，使深圳能够及时掌握市民的健康信息，成为疫情期间全国首个凭"码"出行的城市
满足需求	政务	曙光云	曙光云提供了疫情排查上报系统及南召疫情指挥可视化系统。借助该系统可以在指挥中心真正做到一张地图全面展示全县疫情分布、医疗资源分布、一线工作人员分布
	在线教育	腾讯会议	开放300人会议协同能力
		We Link	支持100方实时在线会议
		天翼云会议	随时随地组织远程会议、工作调度
		石墨文档	开放付费版的所有功能
		时云会议	无限次，不限时，100万入会的免费会议服务

续表

应用场景	类别	实例	功能
满足需求	在线教育	云视频会议	100 方云视频会包
		企业微信	支持上限 300 人随时随地发起音视频会议
		Zoom	不限时长，免费在线视频会议服务
		好视通	500 方云视频会议
	在线问诊	京东健康	全国各地区出现咳嗽、发热、乏力等症状的用户，均可在京东健康的义诊专区，免费获得医生的问诊服务；同时，京东健康还提供了免费的心理疏导热线服务
		阿里健康	联合支付宝上线了在线义诊服务，以缓解一线医护的重负，并解决居民日常就医需求
		腾讯	联合丁香医生、微医、医联、好大夫在线、企鹅杏仁五大互联网医疗服务平台，针对新冠肺炎疫情，提供免费在线义诊服务
提供算力	提供算力	阿里云	向全球公共科研机构免费开放一切 AI 算力
		百度研究院	向各基因检测机构、防疫中心及全世界科学研究中心免费开放线性时间算法 Linear Fold 以及 RNA 结构预测网站
		腾讯云	免费开放云超算等能力

8.5 云计算在疫情防控应用中的不足

8.5.1 数据安全存在隐患

疫情期间，不论政府、企业还是个人，都存在大量的数据交流，其中个人信息的滥用和泄露在数据安全事件中情况最为严重。相关部门和个人出于对疫情防控的迫切需求，采取不同的措施，使用多种平台收集和处理数据，给数据安全带来隐患。

8.5.1.1 数据泄露风险

云平台和服务器数量众多，运行机制有较大差别。尤其是在数据加密方面，不同的云平台采用的方式不同。然而，在抗击疫情的过程中，数据会进行一定的迁移、传输，这将会增加数据泄露的风险。

8.5.1.2 缺乏风险评估体系

云计算技术强调资源的开放与共享，面对疫情中大量和高频次的数据，政府和企业搭建了众多的系统平台。紧急搭建的平台对安全评估有所忽视，缺乏相应的风险评估体系。云服务的安全评估不全面、不深入，会降低用户数据的安全性。

8.5.1.3 企业和政府相应的数据安全监管力度不足

当用户将个人数据上传到云端后，数据的安全性就由企业等监管。但是，企业缺乏相应的政府文件作为指导，监管不规范，监管力度不足，一旦发生数据泄露等纠纷，用户无法通过法律武器来维护自己的合法权益。不法分子利用人们防控疫情的焦虑心理，欺骗人们填写个人信息，造成个人信息的滥用和泄露。

8.5.2 云计算技术应用情况参差不齐

第一，从企业类型来看，疫情期间对于云计算技术的应用以大型企业为主，如阿里云、腾讯、金山等互联网企业。这些企业在收集信息的同时，直接对外提供云计算技术的相关服务，为抗击疫情的决策提供了便利条件。因此，大型企业在疫情防控及企业自身的管理和恢复时，可以凭借企业自身的技术基础、丰富的资本资源等占据优势地位。然而，部分中小企业资金缺乏、技术问题得不到解决，导致信息获取困难，同时对资源的整合利用缺乏管理，其对云计算技术的使用仍然在不断探索的过程中。结合具体数据，2018年大型企业的上云指数接近40，高于中小型企业，这就使疫情期间大型企业云计算输出疲惫。

第二，从行业类型来看，我国的云计算技术的应用领域分布仍然不够全面。根据前瞻经济学人的研究数据（见图8.1），2018年中国云计算用户在互联网行业占比为60.3%，在交通物流及金融领域也有所发展，而政府、医疗等领域的发展还处在起步阶段。同时，不同行业应用云计算技术的方式单一，思路受到国外的限制，导致盲目学习，没有发展出适合自身的独特道路，这是云计算技术应用中的一大短板。随着疫情的发展，各行业数据量激增，更多领域才逐渐开始利用云计算技术。

第三，从城乡类型来看，云计算技术在农业、农村中的发展依然受限。随着农村人口不断涌向城镇，农村在人口数量及资源等各方面均处于劣势。当前，农村信息化水平较低，信息等不能及时共享，一些技术资源不能实现城乡之间的有效流动。此外，农村的一些基本体系和服务不完善，农业发展的规模较为分散，

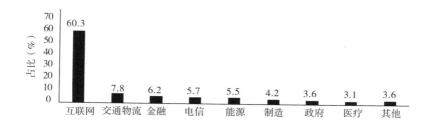

图 8.1　2018 年中国云计算产业行业结构占比

这些在一定程度上影响云计算技术在农村的落地。疫情期间，农村的应对和反应能力弱于城镇，最终导致云计算等技术在农村领域的应用不充分。

8.5.3　企业云服务应用广度和深度不足

2006 年，云计算技术的相关概念由亚马逊提出后，云计算技术不断发展，现阶段已相对成熟。我国云计算技术的发展得益于阿里巴巴和腾讯的不断推动，虽然起步较晚，但是一直处在不断进步的过程。此次疫情的暴发，为云计算技术提供了一个良好的发展平台，进一步推动了云计算技术的增长，但是同欧美一些发达国家相比，我国企业上云率仍存在较大的进步空间。根据麦肯锡的研究数据，2018 年美国企业上云率接近 90%，欧盟企业上云率大约为 70%，而中国企业的上云率却未超过 50%，如图 8.2 所示。

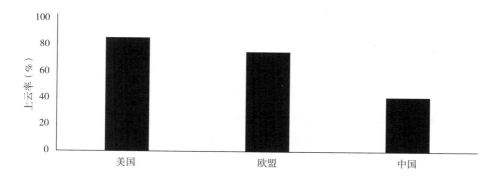

图 8.2　2018 年中国及美国、欧盟企业上云率

从企业云服务应用的广度来看，根据《中国企业上云指数（2018）》，所有企业中仅使用公有云、仅使用私有云、使用混合云和未使用云服务平台的企业比例分别为 24.0%、15.2%、4.7% 和 56.1%，其中未使用云服务平台的企业超过

一半。疫情暴发后大约半数企业不能及时采用云计算技术等应对线上突发情况，给企业自身及公众带来慌乱情绪。从企业云服务应用的深度来看，我国一部分企业对云服务的应用依然停留在数据存储和计算等基础操作层面，产生低水平重复性建设，未能完全开发云服务的潜力。

8.6 疫情防控中应用云计算技术的建议

疫情并不是阻挡前进步伐的绊脚石。随着疫情形势不断转好，云计算技术在疫情防控应用中存在的不足亟须解决。因此，以此次疫情中云计算技术的应用为核心点，本书提出以下三点建议。

8.6.1 提高数据安全系数

数据微小却能发挥强大的力量，无形无状却又无处不在。在疫情防控这个特殊时期，数据更是人们了解疫情动态的重要手段。因此，云计算技术应用造成的数据安全问题需及时解决。

第一，云供应商应提供正常情形下和突发情况下的云平台模式，为数据处理提供缓冲区，保证数据完整，防止数据泄露，确保数据安全。除此之外，企业在签订合同时应严格把关云供应商的服务细节，同时对内部员工的安全性进行审核，从源头确保数据的安全。

第二，建立标准的数据安全风险评估体系。云计算技术是政府、企业和个人在平台获取信息的基础，因此风险把控的能力决定了数据安全的程度。建立标准的数据安全风险评估体系，对数据进行动态实时的监测，及时分析异常数据，追溯问题源头。

第三，尽快制定相应的法律法规。从现状出发，明确数据安全不足的问题，重视云计算发展，规定数据安全的界限和界定方式，从法律层面保障用户的数据安全。真正做到安全高效，让数据安全不再是制约云计算发展的主要因素。

8.6.2 推动云计算技术跨领域共同发展

云计算技术发展的不均衡会影响不同主体之间的沟通，因此云计算技术在不同企业、行业、地区的共同发展会形成强大的推动力。

第一，以大型企业为领军者，促进中小型企业的进步。政府可开展企业云计算技术应用的伙伴行动，一方面鼓励中小型企业提出云计算应用的需求，同时鼓励大型领军企业开发出更多的云计算技术应用产品和服务，形成云计算技术应用的能动环境；另一方面，对于初始的云计算应用中小企业，政府可提供费用减免服务，同时联合金融机构，解决中小企业的资金问题。

第二，促进不同产业行业、云计算技术的发展，重点关注医疗和教育等行业。现阶段，云计算技术在互联网行业的应用已相当广泛，但是在其他的一些实体经济行业中却是缓慢前行。实体经济中生产设备设施的云化是难点所在，而设施设备的云化是以数字化和网络互联为基础。因此，企业应加快数字化转型进程，加快设备改造升级，加快相应领域的技术创新，创新平台运营机制，以现有的云计算技术为基础，打造不同行业上云齐头并进、你追我赶的景象。

第三，增进城乡之间的联系与互助。城乡之间联系的增加，可以促进农村、农业的经济发展，增进彼此之间的合作默契，带动区域的整体发展。政府应针对农村的特点，实施相应的信息化方案，为云计算技术等的应用奠定基础。同时，政府鼓励农村采用线上线下相结合的方式推广农产品，支持城市和农村之间形成互助的供需关系，增强农村的经济活力。

8.6.3 拓展企业上云广度，提高企业上云深度

企业上云广度是云计算技术应用的横向层面，间接反映了云计算技术的覆盖率，体现在云服务应用的企业数量以及不同企业云服务的交互性方面。因此，可以从以下两个方面着手，拓展企业上云广度：第一，政府应坚持企业上云的相关政策，鼓励大中小型企业结合企业自身特点开展云服务的使用，在满足业务需求的同时，提升企业信息系统的能力，实现有序、科学的上云过程。表8.3列出了2015—2018年我国企业上云的相关政策文件。第二，政府可以推进中小型企业和大型企业的合作，以及大中小型企业和云供应商的互助学习，并制定相应的云服务平台标准，提高跨区域协调能力。不同类型企业使用的云服务平台不同，不同地区云计算技术的发展程度不同，相应的政策不同。因此，在数据交互和资源共享等过程中，要保证交互平台的通用性和企业的定制化，实现畅通的数据渠道。从此次疫情来看，医疗行业若能够实现患者的病历数据的无缝衔接，就会大大提到医治效率。

企业上云深度是云计算技术应用的纵向层面，反映企业对云计算技术的理解以及云计算技术应用的灵活性。要提高企业上云深度，可以从两个方面着手：第一，企业应以业务经验为基础，加深对云计算技术的理解，不仅要做到数据的存储和计算，还应借助先进分析工具和模型来实现大数据价值，并将其运用到实际

的决策中。数据云化是多方数据以云服务为载体，实现数据的存储、共享和分析，是企业运用云服务发展的重要部分。第二，企业可以结合战略要求进一步完善架构设计。在满足当前需求的基础上，架构设计要与未来大数据、人工智能的发展相结合，更加智能化、更具柔性，以便更好地应对突发事件。

表 8.3　2015—2018 年我国企业上云相关政策文件

年份	机构	政策文件
2015	国务院	《关于促进云计算创新发展　培育信息产业新业态的意见》
	国务院	《国务院关于积极推进"互联网+"行动的指导意见》
2016	国务院	《"十三五"国家信息化规划》
	国务院	《关于深化制造业与互联网融合发展的指导意见》
2017	国务院	《关于深化"互联网+先进制造业"　发展工业互联网的指导意见》
	工信部	《云计算发展三年行动计划（2017—2019 年）》
2018	工信部	《推动企业上云实施指南（2018—2020 年）》

8.7　云计算应用展望

2003 年的"非典"没有阻挡我国经济继续增长的趋势，但是依然对旅游、交通、运输、餐饮等服务业造成了一定的影响。当前，全国疫情防控转向平稳，可是这场没有硝烟的战役并没有结束，跨境疫情输入压力逐渐增大，疫情对各行各业的影响也在不同程度地发生。因此，疫情暴发后的经济恢复问题对之后国家经济运行至关重要。其中，加快现有企业的复工复产是保证我国经济平稳运行的前提，推动疫情中企业进行数字化转型为我国经济增添活力。云计算技术在疫情期间进行多领域的应用，未来应继续完善相应的工作，助力国家经济恢复，交出一份完整的抗疫答卷。

8.7.1　云计算助力企业复工复产

复工复产的准确把握和稳妥推进是一个不小的挑战。例如，工人复工时手续办理流程复杂、环节过多，解决问题时也没有明确的负责人；各地复工复产的进度不一，相应的原材料和零部件不能及时地提供和获取；相邻地区的政策规定不同，在不同环节中缺乏及时的衔接，供应链、产业链各个环节协同复工仍有极大难度……因此，应以云计算技术为基础，加快整体复工复产的进程。

企业可利用云计算技术构建远程服务平台，人员返工以及复工时可在平台上提交相应的材料，并全程由对应的负责人进行监督审核，做到提前办理手续、责任落实到个人、提高整体效率；利用云计算技术搭建信息共享平台，在规定范围的企业可发布自己的需求信息，从而扩大信息面积，形成互助的企业联盟。由于供应链上下游复工复产进度不同，企业应将云计算技术与大数据、人工智能和物联网技术等相结合，以云计算技术和大数据技术合理分析需求，进行动态需求预测，在达到线上协同的基础上，依托物联网、人工智能等逐渐实现线下协同。

8.7.2　云计算推动企业数字化转型

新冠肺炎疫情的暴发，不仅对餐饮、运输等行业造成影响，建筑业、房地产、城管等的工作也面临相应的挑战。但是，新的信息技术的不断发展催生了更多的需求，众多行业和领域以新技术为基础进行数字化转型，涌现各种新的内容。追溯企业数字化转型的发展历程，我国一直出台政策鼓励转型行为。此次疫情倒逼一部分企业开始数字化转型，同时拉开未来数字化转型"线上革命"浪潮的帷幕。

企业数字化转型是企业以大数据、云计算、物联网等数字技术为基础，优化企业流程和企业模式并最终创造商业价值的过程。云计算技术作为数字技术中的一员，应肩负起推动企业数字化转型的重任。因此，结合企业自身发展和企业外部环境，推广云服务在企业的应用，提高企业群体上云的渗透率，打造高水平一体化企业云服务平台，减少低水平基础平台的重复建设。借助数据、算法等产品和相关经验，企业的数字化转型促进供应链上下游的有效对接、供需的精准匹配，最终实现从要素到供应链，再到产业链的全连接。未来，我国政府和企业对云计算技术的应用不断变化，同时企业对数字化转型的需求将不断提升，政府和企业云计算技术应用不断增长，预计到 2023 年中国政府和大型企业上云率将超过 60%。习近平讲过，中国经济是一片大海，而不是一个小池塘。狂风骤雨可以掀翻小池塘，但不能掀翻大海。经历了无数次狂风骤雨，大海依旧在那儿。新冠肺炎疫情的暴发，对我国是一个挑战，但是正如"大海论"，我国会越挫越勇。

参考文献

[1] 龚艺巍，谢诗文，施肖洁. 云技术赋能的政府数字化转型阶段模型研究：基于浙江省政务改革的分析 [J]. 现代情报，2020，40（06）：114-121+128.

［2］张季平，骆温平．基于云物流平台的技术与服务模式协同创新耦合机理研究［J］．大连理工大学学报（社会科学版），2019，40（03）：24-32.

［3］赵胜利，师宁，李泽萍，等．"互联网+"背景下现代物流网络体系构建［J］．科技管理研究，2019，39（13）：205-210.

［4］杨丽丽，王会金，刘国城．管理控制视角下云审计平台的建设与运行研究［J］．经济问题，2020（06）：94-102.

［5］郭朝先，胡雨朦．中外云计算产业发展形势与比较［J］．经济与管理，2019，33（02）：86-92.

专题二
国内外应急管理体系

9 中国国家级一体化应急信息平台的搭建

9.1 应急信息平台现状分析

本次新冠肺炎疫情发生以来，我国一直站在维护人民生命健康和全球公共卫生安全的角度，举全国之力，对疫情展开了科学有效的防范措施，及时准确、公开透明地向全球共享了疫情相关信息，并积极与世界卫生组织展开合作，为全球疫情防控提供了重要支持。应急信息平台在本次疫情防控工作中发挥了重要的作用，如应急管理部的"应急管理大数据应用平台"，国家卫健委的"中国传染病疫情和突发公共卫生事件网络直报系统"，国务院各部委、各省（自治区、直辖市）政府的电子政务服务平台以及其他信息平台等。但这些应急信息平台目前尚存在信息化程度不一、系统接口标准不同、难以打通等问题，尚未形成一个上至国务院下至地方政府的国家级一体化应急信息平台，无法实现疫情的信息数据共享和部门机制协调。

9.2 应急信息平台国内相关措施

国家级一体化应急信息平台是一个集预测预警、应急联动、紧急处置、信息共享、信息监管等职能于一体，可实现全国范围内跨部门、跨行业、跨地域的资源互联互通与应急信息的实时共享、及时发布等功能的应急信息平台。针对我国一体化应急信息平台缺失、应急信息平台服务功能不完善等问题，国务院相关部委、全国31个省（自治区、直辖市）政府、社会各界及企业都做出了相关有力举措，现将其总结如下。

9.2.1 国务院部委颁布相关政策

2020年2月有3日，我国新冠肺炎疫情防控工作尚处于初始阶段，国家卫健委及时制定出台了《关于加强信息化支撑新型冠状病毒感染的肺炎疫情防控工作的通知》，该政策支持引导现代信息技术广泛运用于疫情防控工作中，充分发挥信息化在远程医疗、信息联动、网络直报等方面的支撑作用。2020 年 2 月 8 日，国家中医药管理局办公室颁布《关于加强信息化支撑新型冠状病毒肺炎疫情中医药防控工作的通知》。

2020 年 2 月 14 日，习近平在中央全面深化改革委员会第十二次会议上指出，"要鼓励运用大数据、人工智能、云计算等数字技术，在疫情监测分析、病毒溯源、防控救治、资源调配等方面更好发挥支撑作用"。为深入贯彻落实习近平的重要指示精神，国务院相关部委颁布了一系列政策支持人工智能、云计算、大数据、物联网等技术的应用以及疫情直报系统、远程医疗平台、应急物资保障平台等信息平台的搭建，如表 9.1 所示。

表 9.1　国务院部委相关政策小结

时间	部委	政策
2020 年 2 月 3 日	国家卫健委	《关于加强信息化支撑新型冠状病毒感染的肺炎疫情防控工作的通知》 鼓励全国 31 个省（自治区、直辖市）卫生健委积极采用网络直报方式，强化与工信、公安、交通运输等部门的信息联动。注重依托省统筹区域全民健康信息平台，充分发挥各地远程医疗平台作用，充分发挥互联网医院、互联网诊疗的独特优势。依托全国一体化在线政务服务平台、各级卫生健康行政部门官网、官微、居民电子健康卡等多种途径，开展疫情信息查询、定点救治医院及发热门诊查询导航等服务
2020 年 2 月 18 日	工信部	《关于运用新一代信息技术支撑服务疫情防控和复工复产工作的通知》 鼓励全国 31 个省（自治区、直辖市）政府及社会各界积极运用互联网、大数据、云计算、人工智能等新技术服务疫情监测分析、病毒溯源、患者追踪、人员流动和社区管理，对疫情开展科学精准防控。依托互联网平台开展医疗防疫物资的供需精准对接、高效生产、统筹调配及回收管理。引导企业加强互联网应用能力，充分运用网上疫情防控资源和信息化工具，建立线上线下、联防联控的管理体系
2020 年 3 月 2 日	民政部、中央 网信办、工信部、 卫生健康委	《新冠肺炎疫情社区防控工作信息化建设和应用指引》 发挥互联网、大数据、人工智能等信息技术优势，依托各类现有信息平台，开发适用于社区防控工作全流程和各环节的功能应用，统筹发挥城乡社区组织、社区工作者的动员优势和信息化、智能化手段的技术优势，有效支撑省、市、县、乡四级数据联通，构筑起人防、物防、技防、智防相结合的社区防线

国家政策的出台指明了本次疫情防控的攻坚方向，引导推动了国务院各部委、全国 31 个省（自治区、直辖市）政府及各行各业协同应对本次疫情，并给予相关部委及企业必要的支持。

9.2.2　整合搭建各类一体化应急信息平台

国务院相关部委及相关企业展开了一系列举措，整合搭建了多种类型的应急信息平台，完善了信息传递与共享机制，丰富了信息平台的服务与功能，现将其总结如下。

9.2.2.1　整合搭建应急物资保障信息平台

目前，国务院相关部委、全国 31 个省（自治区、直辖市）政府联合相关企业搭建了相应的应急物资保障信息平台，如表 9.2 所示。

表 9.2　应急物资保障信息平台举措小结

时　间	参与方	应急物资保障信息平台
2020 年 1 月 29 日	湖北省政府联合京东	湖北省应急物资供应链管理平台
2020 年 2 月 3 日	工信部	国家重点医疗物资保障调度平台
2020 年 2 月 9 日	北京市海淀区政府联合京东智联云	北京市海淀区应急公共服务平台

各类应急物资保障信息平台积极运用信息化手段及信息技术，加强相关部门之间的信息联动与资源共享，联合交通运输部、工信部、红十字会、海关及企业等共同开展疫情防控物资的供应链保障工作。帮助需求方、采购方、供应方完成供应链各环节的有效交互，对应急物资的生产、库存、调拨、分配、回收全程实现可视化追踪、集中管控与统筹协调，实现各地应急物资的精准测算、科学调度、合理分配和及时发布。

9.2.2.2　整合搭建应急公共服务信息平台

为全力支撑疫情防控工作，国务院相关部委及全国 31 个省（自治区、直辖市）政府联合企业以现有电子政务服务平台为基础整合搭建各类应急公共服务信息平台，丰富信息平台的功能与服务，如表 9.3 所示。

表 9.3　应急公共服务信息平台举措小结

时　　间	参与方	应急公共服务信息平台
2020 年 1 月 27 日	浙江省政府联合阿里巴巴旗下钉钉、政务钉钉、阿里云、达摩院、宜搭等团队	浙江省新型肺炎防控公共服务管理平台
2020 年 2 月 4 日	湖北省政府	湖北政务服务平台整合鄂汇办 APP、湖北政务服务网、鄂汇办支付宝小程序、鄂汇办微信小程序四大服务入口，推出"疫情专区"
2020 年 2 月 11 日	河北省发展改革委联合阿里巴巴	河北省新型冠状病毒肺炎疫情防控管理信息平台

各类应急公共服务信息平台面向公众，提供疫情信息采集、疫情动态查询、疫情相关信息发布、疫情线索提供、同程人员查询、在线智能问诊、知识科普、健康教育等服务，帮助民众及时获取疫情防疫相关信息。

9.2.2.3　整合搭建线上疫情防控作战指挥室

2020 年 2 月初，阿里巴巴旗下钉钉团队先后为浙江省、河北省卫健委搭建了"线上疫情防控作战指挥室"，建立了一个从省市县乡村卫健机构、疾控中心到社区医院、家庭医生的疫情联防联控组织，可实现应急物资的协调供给，疫情数据的层层上报、快速响应与及时反馈，实行全省横向到边、纵向到底的无死角、全过程管理。

9.2.2.4　整合搭建学术共享信息平台

新冠肺炎研究的最新科研成果、研究论文、实验数据、临床病例以及疫情防控相关的新产品、新技术等在本次疫情防控阻击战中发挥了极其重要的作用，对于医护人员及研究人员而言，有利于其及时获取疫情防控相关专利、前沿技术与科研成果，并及时将其应用到疫情防控中去；对于公众而言，可以及时获取疫情最新进展与重大发现，了解最基础的医学常识，稳定社会情绪，坚定攻克疫情的决心。鉴于此，国务院相关部委搭建了各类学术共享信息平台，如表 9.4 所示。

表9.4 学术共享信息平台举措小结

时　间	部　　委	学术共享信息平台
2020年2月7日	中国专利信息中心联合国家知识产权局专利局专利审查协作北京中心	新型冠状病毒感染肺炎防疫专利信息共享平台
2020年2月15日	科技部联合国家卫健委与中华医学会	新冠肺炎学术讨论交流平台
2020年3月2日	科技部	科技抗疫——先进技术成果信息共享与服务平台

各类学术共享信息平台均免费向社会开放，全国各地方、各部门、企事业单位和社会力量均可将新冠肺炎的最新科研成果、研究论文、实验数据、临床病例、重要进展等在平台上进行发布、共享与学术探讨，以助力广大科研人员创新协同、集智攻关，帮助社会公众及时了解新冠肺炎的科研成果和最新研究进展。未来此类学术共享信息平台将进一步丰富平台数据库，提升专业性和精准度，不断完善和改进平台功能，以专业高效的信息服务为疫情防控斗争提供利器。

9.2.2.5　各地健康码实现互联互通

健康码利用信息技术，借助红、黄、绿三种颜色提示个人健康风险，红、黄、绿分别对应高风险、中风险、低风险。健康码是疫情防控期间个人出行的电子凭证，是实现疫情防控有效治理的重要措施。目前，全国绝大多数地区都已建立了本地健康码，但各地健康码数据接口与运行标准不统一、缺乏互认机制、无法实现信息共享。为实现生产、生活秩序的有序恢复，部分地区已开始打通健康码数据接口、统一运行标准，实现了各地健康码的共享互认、互联互通。国务院也在国家政务服务平台上推出了"防疫健康信息码"，实现了健康码的跨地区互通互认，推动各地区健康码在全国范围内的"一码通行"。部分健康码互联互通举措如表9.5所示。

表9.5 健康码互联互通举措小结

时　间	措　　施
2020年2月14日	福建省数字办与浙江、上海、海南等地开展健康码的信息共享互认
2020年2月28日	海南、河南分别与浙江签订健康码互认协议
2020年2月29日	国务院办公厅会同国家卫健委等相关部门，对全国各地健康码进行数据汇集和技术对接，全面建立了健康码信息跨省（自治区、直辖市）互认机制，推出了全国一体化政务服务平台"防疫健康信息码"

时　间	措　施
2020 年 3 月 18 日	湖南省电子健康码和国家一体化政务服务平台对接，和全国"防疫健康信息码"互认共享
2020 年 3 月 18 日	湖北、浙江两省防疫健康信息数据实现共享
2020 年 3 月 18 日	辽宁健康码对接全国一体化政务服务平台，并与全国其他地区健康码实现信息互信互认
2020 年 3 月 21—22 日	深圳市、广州市、佛山市陆续确认与湖北健康码互通互认
2020 年 3 月 21 日	天津市实现对京冀健康码信息的认可，推动建立"京津冀"三地健康码信息互认机制
2020 年 3 月底	河北省明确河北健康码对接标准和使用要求，对已建的健康码进行改造，加快推进健康码跨地区互通互认

目前全国 31 个省（自治区、直辖市）均积极深入推广健康码的互信互认，加快各地健康码的互联互通，尤其在国务院推出"防疫健康信息码"后，借助全国一体化政务服务平台，健康码在全国范围内的"一码通行"步伐显著加快。

9.2.3　完善信息平台服务，直击社会关切

本次疫情发生以来，国务院各部委、全国 31 个省（自治区、直辖市）政府依托全国一体化在线政务服务平台、各部委及各地方政府的官网、政务微博、微信公众号、客户端等政务新媒体，推出了更多服务与功能，搭建了集疫情通报、政策发布、健康科普、舆情应对、民生解决等功能于一体的便民窗口，积极参与新冠肺炎相关内容发布，把精准、客观、权威的疫情信息及时送达公众面前，直击社会关切点，有序引导舆论，避免恐慌，减少谣言，稳定社会情绪，强化全国人民共同抗击疫情的信心。全方位、立体式展现防控行动，通过信息的全程透明，下好群防群控"一盘棋"，稳定群众思想，凝聚万众一心、众志成城的强大力量，带领全国人民打赢这场疫情防控阻击战。

9.3　整合搭建国家级一体化应急信息平台

国家级一体化应急信息平台的搭建是一项非常庞大而复杂的系统工程，涉及国务院各部委、全国 31 个省（自治区、直辖市）政府、各行各业的各类信息与

数据，因此，在搭建一体化应急信息平台的过程中，必须进行统筹规划、总体设计和分级分步建设。现将国家级一体化应急信息平台的建设模式、运行主体、运行机制、平台总体框架、支撑技术、可实现功能等分析如下。

9.3.1　国家级一体化应急信息平台的建设模式

由应急管理部牵头，以工信部、公安部、交通运输部、农业农村部、商务部、国家卫健委、应急管理部、海关总署、国家医疗保障局、气象局、地质局等国务院各部委以及全国 31 个省（自治区、直辖市）政府和应急管理厅现有的电子政务服务平台及其他信息平台为基础，接入中国传染病疫情和突发公共卫生事件网络直报系统、应急管理大数据应用平台、气象预警信息共享服务平台、红十字会、慈善总会信息平台、各地应急物资与供应链保障平台、公共服务信息平台、学术交流信息平台、政务官网、政务微信、政务微博、政务客户端等，以国家政务服务平台数据交换与共享接口为支撑，采用多种信息化手段与信息技术将各类信息平台中的公安、卫生、捐赠、物流、生产、交通运输、气象、地质、海关、科技等资源进行连接、交换、汇聚及整合，以实现各类信息资源的整合、共享与协调，构建一个集信息共享、协同应对、互联互通于一体的国家级一体化应急信息平台。国家级一体化应急信息平台的总体建设机制如图 9.1 所示。

9.3.2　国家级一体化应急信息平台的运行主体与运行机制

国家级一体化应急信息平台的整合搭建以"国务院各部委+31 个省（自治区、直辖市）政府+社会团体+企业"为平台运行主体，以"上层设计+中层应对+底层执行"为平台运行机制，各部门分工合作、线上线下协同，实现跨部门、跨区域、跨行业的信息共享、信息整合与组织协调，打破信息孤岛，加强各主体之间的协调沟通，完善联动协作平台机制，充分发挥全国 31 个省（自治区、直辖市）政府现有的电子政务平台、国务院各部委官方网站、微信、微博、客户端等新媒体优势，及时共享和传递应急事件相关信息与最新研究进展，解答群众最关心的问题，全方位、多角度、多形式、立体化展现疫情防控行动，整合优化应急力量和资源，推动形成中国特色应急管理体系。

9.3.3　国家级一体化应急信息平台的总体框架

国家级一体化应急信息平台的总体框架从下至上分别为基础层、数据层、服务层、平台层、用户层，如图 9.2 所示。

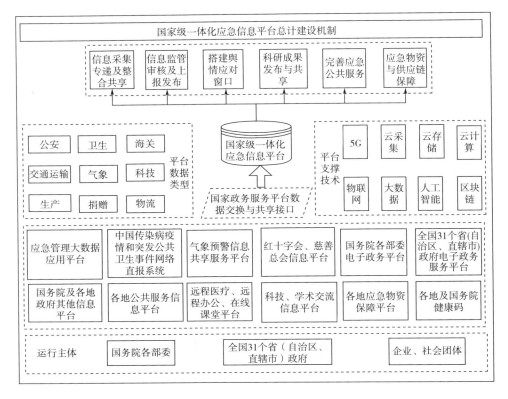

图 9.1　国家级一体化应急信息平台总体建设机制

9.3.3.1　基础层

基础层主要包括国家级一体化应急信息平台运行所需要的基础设施，包含网络、数据库、工作站、操作系统、云平台服务器、应用软件系统等。

9.3.3.2　数据层

国家级一体化应急信息平台汇聚了疫情动态数据、基础地理数据、基础人口数据、个人健康数据、监测监控数据、预测预警数据、分析决策数据、物资供需数据、物资捐赠数据、物流调度数据、物资追溯数据、学术研究进展、舆论舆情数据、新冠肺炎科普知识等不同类型数据。

9.3.3.3　服务层

国家级一体化应急信息平台服务层主要包括信息采集、信息识别、信息发布、信息共享、信息反馈、信息监管、文档管理、监测监控、预测预警、分析报告、风险评估、应急联动、紧急处置、计划协调、科学决策、指挥调度、培训演习、形势通告等功能服务，可为疫情动态及相关数据的展示分析提供核心技术支

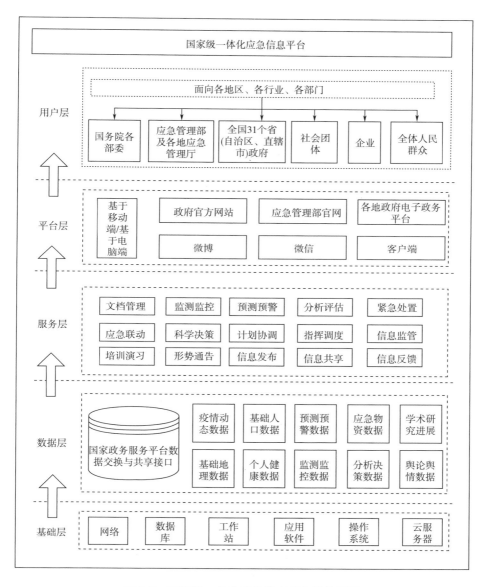

图9.2 国家级一体化应急信息平台总体框架

持，从国家层面保障了各类应急事件的统一指挥、统一协调、规范管理以及信息畅通，支持各行业、各部门、各地区资源和信息的实时便捷传递与共享，充分利用全面、完善、及时、真实的信息进行综合分析与决策，可实现横向到边、纵向到底的无死角、全过程、立体化应急管理。

9.3.3.4　平台层

国家级一体化应急信息平台的平台层主要为各用户提供服务平台，可分为基于移动端的应急信息平台和基于电脑端的应急信息平台，包括国务院各部委及全国 31 个省（自治区、直辖市）政府的官方网站、客户端、微博、微信、其他门户网站等多种平台。

9.3.3.5　用户层

国家级一体化应急信息平台的用户层包括工信部、公安部、交通运输部、农业农村部、商务部、国家卫健委、应急管理部、海关总署、国家医疗保障局、气象局、地质局等国务院各部委，全国 31 个省（自治区、直辖市）政府部门和各地应急管理厅，红十字会、慈善总会等各类社会团体，企业以及全体人民群众。

9.3.4　国家级一体化应急信息平台的支撑技术与可实现功能

国家级一体化应急信息平台是一个典型的由不同部门、不同行业、不同地区协作构成的复杂系统，因此首先要做的就是建立各个子系统之间的数据标准和接口规范，以国家政务服务平台数据交换与共享接口为支撑，积极使用 5G、云采集、云存储、云计算、物联网、人工智能、大数据、区块链等新兴技术，实现包括信息采集传递与整合共享、信息审核监管与上报发布、舆情应对窗口搭建、科研成果共享、应急公共服务完善、应急物资与供应链保障六大板块的一体化综合功能。

9.3.4.1　信息采集传递与整合共享

借助国务院各部委以及全国 31 个省（自治区、直辖市）政府和应急管理厅现有的电子政务服务平台及其他信息平台、卫健委网络直报系统、应急管理大数据应用平台、气象预警信息共享服务平台、红十字会、慈善总会信息平台、各地应急物资与供应链保障平台、公共服务信息平台、学术交流信息平台、政务官网、政务微信、政务微博、政务客户端等信息平台，全方位、立体化采集与传递数据，采用多种信息化手段与信息技术将各类信息平台中的公安、卫生、捐赠、物流、生产、交通运输、气象、地质、海关、科技等信息资源进行连接、交换、整合及共享。

9.3.4.2　信息审核监管与上报发布

完善各机构披露疫情信息的上报、审核、监管及发布制度，建立专家参与机制，依靠第三方专业力量，针对疫情等应急事件做出科学判断与决策，保证信息发布与应急决策的专业性、科学性、独立性，并建立专门的信息监管机制，保证信息上传的真实性、有效性、科学性、及时性。

强化基层人员直报机制，赋予各基层医护人员和医疗机构疫情信息直接上报的权限，无需经过层层审批和上级批准，便可实现疫情相关信息与数据的实时上传，及时将精准、全面、客观的应急信息送达公众面前，保证信息的及时披露与共享。

9.3.4.3　舆情应对窗口搭建

建设舆情应对及反馈机制，搭建专门的舆情监控、应对及引导窗口，理性对待群众质疑，坦诚、精准、有效、迅速回应社会关切，及时澄清事实，公布实情，消除谣言，引导舆情，接受舆论监督，避免公众恐慌，稳定社会情绪，引导强化全国人民共同抗击疫情的信心。

9.3.4.4　科研成果共享

对先进技术成果、创新产品、专利资源进行收集、应用与共享，对最新科研成果与重要研究进展进行学术探讨与共享。

9.3.4.5　应急公共服务完善

完善应急公共服务，提供并完善信息发布、疫情披露、疫情动态查询、疫情线索征集、同乘旅客查询、远程医疗会诊、就医指导、慢病复诊、在线购药服务、知识科普、在线咨询服务、健康教育、个人防护、心理疏导、远程办公、在线课堂等便民服务。

9.3.4.6　应急物资与供应链保障

保障应急物资的供需信息寻源及匹配、捐赠信息发布及追溯、应急物资的生产管理、库存管理、运输管理、调拨管理、实时追溯、回收管理全程可视化追踪和集中管控，实现对应急物资的精准测算、科学调度、合理分配和及时发布。

参考文献

［1］李季．健全国家应急管理体系 防范化解重大风险［J］．行政管理改革，2020（03）：4-9.

［2］惠娟，谭清美．重大突发公共卫生事件科技研发应急体系运行机制研究［J］．科技进步与对策，2020，37（09）：11-20.

［3］曹劲松，曹鲁娜．突发公共卫生事件下的信息沟通与传播治理［J］．南京社会科学，2020（04）：98-105.

［4］赵发珍，赵官虎．大数据环境下面向突发公共卫生事件的一体化治理研究［J］．电子政务，2020（05）：28-38.

［5］伍麟．重大公共卫生应急时期的"信息免疫"［J］．人民论坛，2020（Z1）：116-119.

10 中国国家传染病网络直报系统

10.1 传染病网络直报系统

我国是人口大国，伴随基数庞大的流动人口，极易导致传染病流行暴发。2003 年席卷全国的"非典"疫情灾难，暴露出我国公共卫生信息系统发展滞后、信息传递不畅等薄弱环节。同年，党中央、国务院及时提出加强传染病网络直报系统建设，卫生部积极响应，要求中国疾病预防控制中心落实网络直报系统建设方案并全权管理。经过十余年系统探索与功能完善，目前我国已建成全球规模最大的传染病疫情和突发公共卫生事件网络直报系统。

10.1.1 网络直报系统功能

第一，传染病报告信息采集。各级医疗机构收到确诊病例后，诊治医生填写传染病报告卡，按甲、乙、丙等类型传染病所规定时间进行上报。

第二，个案信息管理。对特定病例实施个案信息管理，以免与普通疾病相混淆。

第三，动态监测信息反馈。一方面，便于传染病样本的统计分析，为制定疫情防控策略提供依据；另一方面，当病例数累积到临界值时，便于及时触发预警机制，果断采取相关措施。

第四，生成月度报告。增强公众疾病防范意识，自觉养成良好行为习惯。

10.1.2 传染病网络直报规范

我国依据传染病的不同病种，规定不同的报告期限，相关单位及人员要按照《中华人民共和国传染病报告卡》要求（见表 10.1）的具体内容进行填卡并网络直报。

表 10.1　传染病网络直报要求

报告病种		报告期限	报告单位及人员	报告内容
法定传染病	甲类	2 小时内 （含乙类中的肺炭疽）	各级各类医疗卫生机构为责任报告单位；其执行职务的人员和乡村医生、个体开业医生均为责任疫情报告人	主要有：姓名、性别、有效证件号、出生日期、工作单位、联系电话、病人属地（本地/外地）、现住址（详细）、人群分类、病例分类（疑似/确诊）、发病日期、诊断日期、病种、填卡医生、填卡日期等
	乙类	24 小时内		
	丙类			
	其他			
其他传染病				
不明原因肺炎病例和不明原因死亡病例等重点监测疾病		2 小时内		

10.1.3　网络直报工作机制

传染病网络直报工作机制由地方连接中央（见图 10.1），各级各类医疗卫生机构在收到确诊信息后，通过虚拟专用网络（Virtual Private Network，VPN），将个案、检验等报告内容直接上传到中国疾病预防控制信息系统，基于数据库中联

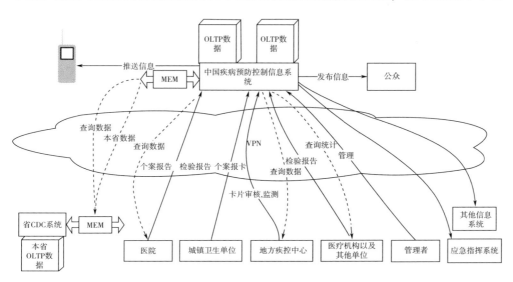

图 10.1　我国传染病网络直报工作机制

机事务处理过程（On-Line Transaction Processing，OLTP），快速运算并研判疫情变化趋势，由中国疾控中心信息系统将结果反馈应急指挥系统及其他系统，并同时向公众发布相关信息。各省级、地方卫生疾控中心、医疗机构可通过 VPN 进入中国疾病预防控制信息系统，随时查询、统计区域传染病数据，科学研判传染病疫情，及时制定防控措施，切实做好应对突发公共卫生事件的前馈控制。

10.1.4　网络直报系统运行情况

目前，我国已建成全球规模最大、最先进的传染病网络直报系统。根据我国传染病网络直报系统平稳运行十周年报告得知，100% 县级以上疾病预防控制机构、98% 县级以上医疗机构、94% 基层医疗卫生机构实现了法定传染病实时网络直报，平均报告时间由直报前的 5 天缩短为 2 个小时。直报单位总数达 6.8 万余家，日均监测传染病个案 2 万余例。

10.1.5　网络直报的目的

传染病网络直报系统，可以帮助各级政府、疾控中心、医疗机构等相关单位及时了解疾病动态，有效提高信息的时效性和准确性，有助于制定科学防范措施，预防突发公共卫生应急事件产生，保障人民群众身体健康及生命安全。

10.1.6　基于新冠肺炎动态监测功能的上报方式

基于国家卫健委针对本次疫情相关属性发布的公告，我国将新型冠状病毒感染的肺炎纳入《中华人民共和国传染病防治法》规定的乙类传染病，并采取甲类传染病的预防、控制措施；同时将新型冠状病毒感染的肺炎纳入《中华人民共和国国境卫生检疫法》规定的检疫传染病管理。国家疾控中心迅速响应，于 2020 年 1 月 15 日紧急对各级地方政府、相关医疗机构进行了严格的培训，培训重点在如何排查疑似病例及如何使用传染病网络直报系统，同时即刻启动新冠肺炎动态监测和病例检查相关功能的设计、开发和部署等相关工作，并于 1 月 24 日正式上线新冠肺炎动态检测功能。

1 月 24 日以后，各级政府、卫生行政部门逐一落实、检查、指导、监测本次新冠肺炎疑似、确诊患者的网络直报工作。要求各级相关卫生机构针对符合传染病流行病史和临床表现的新冠肺炎疑似病例、确诊病例，立即向当地区、市级疾控中心报告，并在 2 小时内填写传染病直报卡。网络直报系统新冠肺炎检测功能的完善，保证了传染病上报时效，有利于疾控部门及时研判、科学指导疫情防控。

10.2　国外公共卫生应急事件监测体系

10.2.1　美国疾病监测系统

10.2.1.1　美国国家法定疾病监测系统

美国国家法定疾病监测系统（National Notifiable Diseases Surveillance System，NNDSS）帮助公共健康监测、控制和预防大约 120 种疾病，保护美国国民免受严重疾病侵害。这些疾病监测对全国具有重要意义，其中包括兹卡等传染病，大肠杆菌等食源性疾病，以及铅中毒等非传染性疾病。大约 3 000 个公共卫生部门收集和使用这些疾病的数据来保护当地社区免受疾病侵害。美国疾病预防控制中心（Center for Disease Control and Prevention，CDC）通过 NNDSS 接收并使用此数据来保护国民健康。

地方、州和地方公共卫生部门（也称辖区）是法定疾病监测最开始的地方，辖区的法律和法规要求向卫生部门报告特定传染病和非传染病的病例。卫生部门、实验室、医院和其他合作伙伴，利用所获得的信息进行监测、控制和预防这些疾病的发生与传播。

10.2.1.2　美国国家电子疾病监测系统基础系统

美国国家电子疾病监测系统基础系统（The National Electronic Disease Surveillance System Base System，NBS）是疾控中心开发的综合信息系统，有助于当地、州和公共卫生部门管理报告疾病数据，并将报告的疾病数据发送给 CDC，NNDSS 的最主要数据来源就是美国国家电子疾病监测系统（The National Electronic Disease Surveillance System，NEDSS）。它可以帮助地方、州等其他相关部门识别和追踪病例，这种能力使公共卫生部门能够提供适当的干预措施，帮助限制疾病的传播。同时，NBS 采用公共卫生领域使用的国家共识标准，包括 RXNORM 等标准，以及 HL7 等信息传递标准，这些标准有利于地方、州和地区公共卫生部门向疾控中心发送应报告疾病的情况和信息。

NBS 特点包括以患者为中心的模型，允许从一个中心位置查看患者的所有公共健康事件；支持 140 多种疾病监测，包括肝炎、一般传染病、疫苗可预防疾病、脑膜炎和结核病；随着监测需求的变化和对公共卫生有重要意义的新疾病的发现，设计表格收集数据的网页构建模块；自动接收电子化验报告（ELR）；报告模块提取数据进行分析、可视化和报告等。NBS 通过以下方式帮助辖区满足其公共卫生监测需求；促进地方和州公共卫生部门的合作；提供一个综合数据存储库，作为公共卫生监测的中心；减少公共卫生专业人员的数据输入负担；提供可定制的工具，如易于配置的电子疾病数据收集表格，以快速响应新出现的疾病；将州和地方公共卫生部门与实验室、卫生保健提供者和国家公共卫生联系起来；从纸张数据上报到电子数据交换等。

10.2.2 日本应急管理体系

10.2.2.1 应急管理体系

日本突发公共卫生事件应急管理体系由主管健康卫生、福利、劳保的厚生劳动省负责建立并以之为核心，由三级政府和两大系统共同组成。其中，三级政府指的是厚生劳动省、都道府县和市町村；两大系统则为国家、地方公共卫生危机管理系统。其中，厚生劳动省代表国家政府，由厚生劳动省及其地区分局、检疫机构、国立大学医学系及附属医院、国立医院、国立疗养所、国立研究所等机构组成，承担着日本国民的生命健康安全及社会稳定的职责；都道府县主要负责本地区居民的生命及财产安全，有权制订本地区具体的防灾计划，并且有义务协助其下辖的市町村开展防灾计划；市町村则为最基层的地方行政单位，面对突发公共卫生事件，其在不违背上级防疫措施总方向的前提下，有权自主制订防疫计划。

10.2.2.2 传染病监测体系

日本法定传染病检测由国立传染病研究所感染信息中心负责，通过其对法定传染病动向不间断跟踪、监视及调查，每周形成报告，并向国立研究所报告，同时在官网向民众公开。当日本国立传染病研究所发现疑似传染病病例时，厚生劳动省立刻响应，协同国立传染病研究所及时收集疾病最新情况和科学见解（见表10.2），为疫情防控措施的制定提供科学依据。

表 10.2 国立传染病研究所收集内容及信息来源

突发公共卫生事件范围	收集内容	信息来源
国外	起源地、发生时间、确诊情况、健康危害情况、传染扩大情况、当地措施、市民反应、信息来源等	WHO、各国疾控部门、全球疫情警报与反应系统（GOARN）、研究所等
国内		检疫所、地方自治团体、国立传染病研究所等

针对本次新冠肺炎疫情，日本采取了"国家—都道府县—市町村"三级模式，其迅速响应、及时上报、数据公开、扁平化管理是日本尽快控制疫情的制胜法宝。

（1）上报流程效率化。日本政府将那些具有传染性，与人类已知传染病的症状、治疗结果明显不同，且病情严重，其蔓延会对人类生命健康产生重大影响的疾病归类为"新型感染症"。在法律上，新冠肺炎便属于新型感染症。及时响应、迅速上报是日本《关于感染症预防及感染症患者医疗的法律》的特色之一，其有效加快信息流传递，避免失真，为各级保健所等相关部门横向联动、协同抗疫提供保障。日本传染病上报要求见表10.3。

表10.3　日本传染病上报要求

传染病类别	报告期限	报告地点及人员	报告内容
一类传染病	立即（1日以内）	保健所所长——都道府县知事——厚生劳动省大臣	包括患者姓名、年龄、性别等厚生劳动省政令规定中的事项
二类传染病			
三类传染病			
新型感染症（新冠肺炎等）			
四类传染病	7天以内		

（2）统计数据透明化。日本国立传染病研究所根据传染病法收集和评估全国各地卫生实验室的病原体检测报告以及定点诊所的患者发病率，每周报告结果，月度公示报告。其报告内容主要包括传染病病例数、感染地域、年龄分布及病原体信息、国外传染病信息等。这一举措有助于增强公众自我防护意识、加强公共卫生监督。此外，如果出现传染病暴发或流行，研究所将进行流行病学调查，并与外国传染病信息机构交换信息。

10.2.3　总结

迅速响应、立刻上报是美国及日本应对突发公共卫生事件时所采取的共同措施。日本是基于法律规定，对于新型感染症患者，必须在1天之内进行上报。日本传染病统计信息透明化也是值得称赞的地方，信息共享在疫情当下一方面增强了人们自我防范意识，另一方面调动了横向机构协同抗击疫情。根据我国灾害影响范围与严重程度，应深化中央—省—地（市）—县分级管理机制，实现各级相关机构协调配合和信息互通，更好地应对突发公共卫生事件。同时，我国应加强对传染病实验室的支持，引进先进的设施设备，加大传染病科研专项资金投入力度，为政府相关部门制定防控措施提供充分保障。

10.3 网络直报系统管理中的改进建议

新冠肺炎疫情发生以来，党中央、国务院高度重视，习近平亲自指挥抗击疫情，曾在多种场合做出重要指示。针对我国疾病防控体系建设，习近平指出："改革完善疾病预防控制体系；预防是最经济最有效的健康策略；要坚决贯彻预防为主的卫生与健康工作方针，坚持不懈，将预防关口前移，避免小病酿成大疫；要强化风险意识，完善公共卫生重大风险研判、评估、决策、防控协同机制。"

结合习近平对"全面提高依法防控依法治理能力，健全国家公共卫生应急管理体系"的重要指示精神，基于新冠肺炎疫情期间对传染病网络直报系统应用不足问题，笔者提出以下改进建议。

10.3.1 完善重大疫情报告制度

完善重大疫情报告制度有助于更好地开展防控。在疾控领域，我国已建成由疾控机构、医院、基层医疗卫生机构分工协作、上下联动、优势互补的重大疾病防、治、管服务网络，并实现对 39 种法定传染病病例、个案信息和突发公共卫生事件的实时在线监测、实名登记、慢病防控一系列体系建设，因此我国能在较短时间内控制住新冠肺炎疫情。

但在新冠肺炎疫情初期，由于各级各类疾控卫生、医疗机构对新型冠状病毒认识不足，同时赶上春运等特殊时间节点，人员流动基数较大，因此疫情初期病例的筛查、报告、防控面临着极大的挑战，传染病网络直报系统出现短暂的应用不充分现象，没能发挥出其最大优势。基于此，我国立法机构应继续完善并出台传染病防控相关法律法规，明确各级单位主体责任，加大授权力度；各级疾控部门应明确问责机制，责任到人，以免互相推诿；加强对传染病实验室相关设施设备的投入，设立传染病检测专项资金，提高传染病检测及上报效率。

10.3.2 引入区块链技术

习近平强调，"要鼓励运用大数据、人工智能、云计算等数字技术，在疫情监测分析、病毒溯源、防控救治、资源调配等方面更好发挥支撑作用"。基于此，笔者建议引入区块链新兴技术。区块链技术的开放性和信息不可篡改性，能够有效避免电子病历单和检查报告的篡改，减少各级地方政府、医生等瞒报、漏报行为发生。

建议由中国疾控中心牵头建立并管理传染病网络直报系统私有链（见图 10.2），将全国各级各类具有传染病上报系统的相关机构连接到节点上，并把电子病历单和检查报告一同写入区块链中，依靠去中心化、信息透明、数据防篡改等特点，保证数据真实可靠，防止漏报、瞒报。

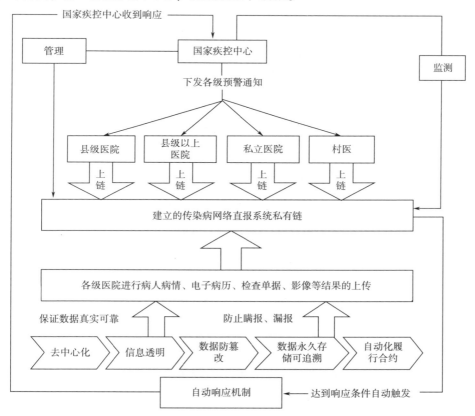

图 10.2 传染病网络直报系统私有链流程

通过国家传染病自动预警系统（见图 10.3）进行实时监测和预警。传染病自动预警工作机制如下：各级医疗机构接诊传染病病例后，通过互联网上报病例数据，数据储存在国家传染病疫情数据库，通过模型自动运算，达到阈值，触发预警机制，并向各级疾控中心发送预警短信，决策机构接收信息，知识库与模拟仿真系统辅助决策机构进行决策，为各级疾控中心提供技术支持。

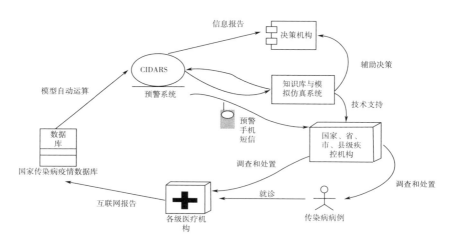

图 10.3　传染病自动预警机制

10.3.3　完善传染病填报卡功能

医生发现传染病或疑似传染病时，需要填写报告卡才能进行上报，同时报告卡中的病人病情、疾病描述和诊断信息必须按 ICD-10 编码进行填写，这个规定适用于已知的 39 种传染疾病的上报。对于像新冠肺炎这样的新型传染疾病，由于需要反复核实和确认，如果使用 ICD-10 编码，将会延长报告和判断周期，并导致疫情报告延迟。我国传染病网络直报系统自动预警机制是设置 15 种主要传染病的次数阈值，超过阈值将触发报警。习近平强调，"要强化风险意识，完善公共卫生重大风险研判、评估、决策、防控协同机制"。因此，中国疾控中心技术部门应加强新冠肺炎及其他类传染病网络直报系统的评估、维护、升级，对输入型病例进行分类管理，使用不同报告卡进行上报，便于追踪疾病来源，为世界卫生贡献我国力量。

10.3.4　不定期演习

中国疾控中心副主任 2020 年 1 月 31 日在接受《新京报》采访时表示："新型冠状病毒感染的肺炎是一个新发疾病，在现有传染疾病报告目录里是没有的，调整网络直报系统设置、人员培训需要一个过程。"所以，我国各级各类疾控机构，应当定期对所在辖区内医疗卫生机构开展突发事件应急处理知识、技能培训，定期组织医疗卫生机构进行突发事件应急演练，以提升实战经验。

10.3.5 数据透明化

习近平强调,"要多层次、高密度发布权威信息,正视存在的问题,回应群众的关切,增强及时性、针对性、专业性,引导群众增强信心、坚定信心,着力稳定公众情绪"。日本的传染病报告中十分注重感染地域、途径等流行病学因素的收集,并在国立传染病研究所官网公开传染病发生的详尽情况,供民众查阅。我国各级疾控机构应学习日本针对传染病统计数据月度公开、透明化的管理模式,定期向公众披露相关信息。同时,各级各类卫生机构应加强对民众健康理念和传染病防控知识的宣传教育,教育引导广大群众提高文明素质和自我保护能力,增强公众疾病防范意识,自觉养成良好的行为习惯。

10.3.6 深化人才培养

在此次新冠肺炎疫情中出现了很多奋战在"战役一线"的医生、护士,他们不惧被感染的风险,用自己的身躯保卫全国人民的幸福安康。疫情防控必须依靠有专业素养的人,正因为他们自身的专业素养,才可避免疫情的扩散。我国卫生部门与疾控中心应定期加强各级各类卫生从业人员针对突发公共卫生事件及传染病网络直报系统业务操作的培训力度,提高相关人员专业素养,为网络直报系统顺利运行奠定良好基础。

参考文献

[1] 田香兰. 日本公共卫生危机管理的特点及应对 [J]. 人民论坛, 2020 (10): 33-35.

[2] 谈在祥, 吴松婷, 韩晓平. 美国、日本突发公共卫生事件应急处置体系的借鉴及启示: 兼论我国新型冠状病毒肺炎疫情应对 [J]. 卫生经济研究, 2020, 37 (03): 12-16.

[3] 周忠良. 国外突发公共卫生事件应对体系比较 [J]. 人民论坛, 2020, (10): 48-52.

[4] 李健. 区块链在公共事业领域的应用与发展 [J]. 人民论坛·学术前沿, 2020 (05): 57-65.

[5] 鲁全. 公共卫生应急管理: 类型、流程与责任分配机制 [J]. 人文杂志, 2020 (05): 52-60.

11　中国应急预案的编制

2020 年 2 月 14 日，习近平在中央全面深化改革委员会第十二次会议上提出："要把应急物资保障作为国家应急管理体系建设的重要内容，按照集中管理、统一调拨、平时服务、灾时应急、采储结合、节约高效的原则，尽快健全相关工作机制的应急预案。"2019 年 12 月，在我国武汉出现了新冠肺炎疫情，短时间内由于信息的未公开导致国家在早期未制定针对抗击疫情的专项预案。2020 年 1 月，我国卫生部门和疾控中心介入后，钟南山院士证实疫情存在人传人的特点，中央政府及时召开会议，要求国务院各部委和地方政府紧急制定应对此次疫情的专项应急预案。由此可见，为积极配合打赢本次抗疫阻击战和应对未来各类突发事件，编制一份完备的政府层面的应急预案是十分必要的。

11.1　我国应急预案体系现状分析

应急预案是面对突发事件时的主要支撑文案。在这次疫情中，我国中央及地方政府出台的各类应急预案为应急工作提供了统一的标准和指导，及时做出了抗击疫情的应急响应，但从中也反映出了我国应急预案存在的编制问题。下文将对我国政府层面的应急预案做一概述，并对此次疫情中反映出的编制问题加以分析。

11.1.1　我国应急预案概述

11.1.1.1　预案类型

我国的应急预案体系在"立法滞后、预案优先"和"横向到边、纵向到底"形成过程中，受到了"一案三制"① 综合应急管理体系和应急预案体系内部结构的影响，使得应急预案体系具有加强预防与准备的正功能。除国家总体应急预案，我国累计颁布实施《突发事件应对法》《安全生产法》等 70 多部法律法规，党中央、国务院印发了《关于推进安全生产领域改革发展的意见》《关于推进防灾减灾救灾

---

① "一案三制"：应急预案，以及应急体制、应急机制和应急法制。

体制机制改革的意见》，累计制定了 550 余万件应急预案。我国应急预案从编制主体上主要分为国家应急预案、地方应急预案和企事业单位应急预案三类，从性质上又可细分为总体应急预案、专项应急预案、部门应急预案和大型活动应急预案。各政府单位及部门要依据我国宪法及相关法律法规编制各类预案。

　　在各类预案中，为最大限度地减少突发事件带来的人员及社会危害，由中央政府及地方政府编制的应急预案尤为重要，预案将直接影响全国 31 个省（自治区、直辖市）应对公共突发事件的工作效率。本书将从中央政府与地方政府层面，主要分析我国国家级应急预案与地方应急预案的编制问题，二者关系如图 11.1 所示。

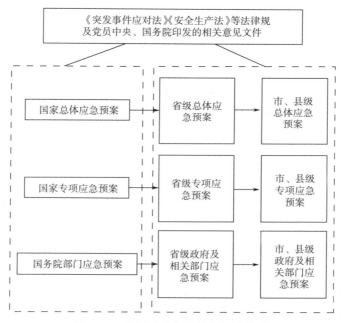

图 11.1　我国政府层面应急预案分类

　　我国政府层面应急预案分为中央政府编制的应急预案和地方政府编制的应急预案两大类，其编制工作和预案内容依托于我国相应法律法规和党中央、国务院的指示。中央政府负责编制国家总体应急预案，我国在 2006 年出台《国家突发公共卫生事件总体应急预案》作为全国应急预案体系的总纲领，为地方政府应急预案的编制和内容的撰写提供指导性的作用，预案内容规定了应急管理工作职责及应急保障要求，主要由应急管理部和国务院各部委联合制定。地方应急预案则要参照中央政府出台的各类应急预案，结合自身特点，因地制宜，由当地政府、应急管理厅、指挥中心等相关部门联合制定。

为应对特别重大突发公共事件，我国国务院及其他相关部门将突发事件分门别类，主要有自然灾害、事故灾难、公共卫生和社会安全四大类，并制定了专项应急预案；为明确各部门的应急管理工作与应急管理职责，国务院各部委也出台了部门相关预案。这两类预案为地区对应的相关应急预案的制定起到了规范作用。地方政府及相关部门应结合地方实际情况和中央应急预案内容的规定，编制地方专项应急预案和部门预案。

11.1.1.2 预案内容

我国的应急管理分级分层响应，不同类型的应急预案的编制内容要求不同，如表 11.1 所示。

表 11.1 应急预案的种类和编制内容

预案种类	编制内容
总体应急预案	基本原则、组织体系、运行机制、职能角色
专项应急预案	组织体系、响应机制、应急流程
部门应急预案	组织体系、应急流程、职能角色

在编制总体应急预案时，应规定应对突发事件时的基本原则，明确应急组织体系与运行机制有哪些，明确所有的应急职能与角色。总体应急预案的编制内容侧重于对全面的应急管理工作作出指导。专项应急预案的编制内容除规定的组织体系与应急响应机制外，要详细编制应急流程。例如，在针对各类别的突发事件时要规范应急措施，细化应急角色与职责，确保应急资源供应。部门应急预案的编制内容主要针对本部门在突发事件中的应急管理工作与响应流程，确保内部单位的应急响应流程，做到管理人员各司其职。

11.1.2 应急预案的编制存在的问题

11.1.2.1 应急预案内容雷同

在这次新冠肺炎疫情的处理中，应急预案出现了编制内容雷同、关于职责分工的编制不明确的现象，同时也暴露了地方政府应急预案内容几乎与国家应急总体预案相同的弊端，部分乡、镇地区缺少因地制宜、以问题为导向的应急预案。例如，2020 年 2 月末，新疆维吾尔自治区、兵团纪检监察系统在对全区进行疫情防控督导时发现，哈密市伊州区某镇的疫情处置预案中出现"哈密市中心医院全力做好隔离救治工作，努力降低病死率"的语句，涉嫌抄袭。并且在询问该镇党委书记时"一问三不知"。

在疫情暴发停工停产的一个月后，企业为响应国家复工号召，需在复工前提交复工方案及应急预案，此时我们发现各网站、公众号中发布了许多关于复工预案模版等文章，出现为企业提供应急预案编写模版这种不负责的网络现象，这为应急预案的编制提供了不良途径。

11.1.2.2　应急预案细则不完善

此次疫情发生后，有部分地区的防疫工作不及时，其中应急预案编制内容不完善、指导力度不够占了很大一部分原因。我国现有《国家公共卫生事件总体应急预案》中明确规定了应急保障要求，对应急工作具有指导性作用，但地方应急预案的编制中，尤其是乡、镇应急预案中缺少实际应急工作中的职责分配要求，对于当地应急预案的编制不够细致，对于紧急情况中各部门的分工协作也没有明确成文规定，缺乏对人员调度的安排细则。例如，在疫情暴发初期，国家派指导组前往湖北进行核查，其中在黄冈市例行检查工作时发现，黄冈市主管部门负责人并不清楚当前疫情的相关情况，还要现场打电话给分管主任进行询问，但是两个负责人都没有很好地将当前状况表述清楚，对于疫情管控没有做到位，对其职责分工也不是很明确。通过此事，我们发现应急预案编制的不完善会造成地方政府在权责上不分明、各地方的应急预案内容在实施中专业性和可操作性不强等一系列问题，从而直接影响了应急处置能力。

11.1.2.3　缺少物流与供应链专项应急预案

通过此次疫情我们也发现了应急物流的重要性，我国正缺少成体系的物流与供应链专项应急预案。虽然我国总体应急预案中明确提出要保障应急物资的供应，但在地方政府的应急预案中，未有更细则的物流保障工作内容，导致疫情发生时出现了短时间内的物流问题，如资源调度不畅通和重点疫区的资源严重紧缺等情况。

在疫情暴发初期，由于疫情来势汹汹，并处于全国春节放假休息的特殊期间，在疫情中起到物资配送关键作用的物流企业因为面对停工、封路等情况而无法正常运转，物资紧缺状态时没有可操作性的应急预案指导工作，多地区出现应急物资配送不及时、应急物资短缺的现象，尤其是湖北省的应急医疗物资严重紧缺。

11.1.3　造成的影响

11.1.3.1　应急预案实施效果不佳

部分地区的应急预案没有结合本地实际情况制定，照搬照抄，缺少行之有效的应急实施方案，所以在应急响应工作中首先暴露出管控不及时的问题。雷同的应急预案针对性、可操作性不强，导致在抗击疫情的工作中各单位衔接度不够高，并且实施起来与现实状况脱节。例如，上文提到的哈密市伊州区某镇应急预案出现抄袭现象，雷同照抄的应急预案在实际的防疫过程中缺乏因地制宜的应急指导计划，直接造成哈密市伊州区某镇防疫工作的疏漏、不及时，该县直部门干部在协助社区防疫工作时为了应付检查，随意填写来访人员的体温、签完名字就悄悄离岗，这种不负责的应急工作直接影响了防疫效果。

在企业中也存在着应急预案抄袭网络模版的现象，此类预案编制侧重点不突出，预案失去具体的指导意义，对于小微企业来说应急预案形同虚设。由于长时间的停工停产，企业未事先对紧急状况做出规划，加之企业应急体系的不完善，在供应链出现断链时导致中小型公司面临破产危机。

11.1.3.2　应急工作分工不协调

预先编制的应急预案内容中对分工要求不明确、协调工作要求不细致，导致了像黄冈市疫情主管部门在接受检查时对疫情进展不了解的现象。主管负责人没有尽到工作职责，没有起到部署应急工作的决定性作用，在疫情防控中工作不严谨，给抗击疫情造成隐患。

在研究中发现，我国总体应急预案相比美、日等发达国家的应急预案不完善。美国在国家总体应急预案中明确指出了在应急响应情形下，该如何建立协调工作小组，规定了小组协调指挥方案，各小组成员各司其职，包括了地方政府与企业之间的协调工作。我国许多地区在疫情发生后及时制定了专项抗击疫情方案，但由于内容缺乏指导性，部门与部门之间、政府与企业之间的联动性存在偏差，导致应急任务分工不协调。

11.1.3.3　应急物资供应不及时

对于疫区来说，缺乏完善的应急物资相关预案，导致生活物资、医疗物资在疫情刚暴发时出现供应不足、调配不力等问题，并且社会捐赠等各类的应急物资在配送中得不到专业的物流服务。

由于政府与物流企业的合作中未有明确的物流应急预案作为支撑，部分疫区在物资供应中纷纷发出公告，求助社会企业。例如，湖北在刚暴发疫情时的物资供应大部分来自其他省份和社会的捐赠，没有形成体系的物资调配文件来指导应急物资供应问题。

对于非政府组织的企业和红十字会，由于缺少完备的物流与供应链专项预案，也出现了应急物资管理不当的问题。例如，湖北省红十字会在管理捐赠物资分配时把关不严，捐赠物资没有第一时间全部运送到需求地点，缺少应急物资管理预案的监督指导作用，并且由于缺少专业的预案指导，在疫情期间社会缺少物资供应运输车辆的情况下，物流企业不能及时提供服务。

11.2 我国完善各类应急预案的举措

11.2.1 提出完善应急预案要求

疫情暴发初期，在中共中央政治局常委会和应急管理部召开的工作会议中，习近平强调指出："要求各级党委和政府及有关部门要把人民群众生命安全和身体健康放在第一位，制定周密方案，组织各方力量开展防控，采取切实有效措施，坚决遏制疫情蔓延势头；各地应急管理部门和消防救援队伍要做好应急救援和参与防疫行动出动准备，周密考虑各种情况，把预案做细做实做到位、把问题想细想全想万一，确保一旦出动，能够有力有序有效开展工作；各市、县、乡（镇）要保持高度警惕，做好应急预案和应对准备，必要时立即启动。对于暴发初期的非疫区，各有关部门应紧急制定应对此次疫情的专项预案，以备不时之需。"

对于还未有确诊病例的非疫区，地方政府和应急管理局都积极响应国家号召，成立了专项小组，针对此次疫情研究策划专项应急预案，在时间上做好了预先防控准备，尽最大力度防范疫情的传播，尤其是偏远农村地区。

中央政府及国务院有关部委在整个疫情发展过程中都不断强调要求地方政府及时制定疫情有关预案，形成物流保障体系；在应急预案的编制过程中，为保证预案实施的有效性以及防止有不负责的"照搬照抄"应急预案现象出现，各地区有关部门纷纷召开研讨会议，共同商议，进一步对地区应急预案作出修订和完善；在疫情收尾阶段，为保障市场经济的发展和供应链的稳定运行，要求各企业实施复产复工应急预案的制定，并要求各地方有关部门根据应急预案积极开展相应的应急演练。

11.2.2 完善各类应急预案

11.2.2.1 预先制定复工复产预案

针对因疫情而被迫停工停产的企业，我国政府和各地应急办公厅纷纷预先制定了有关复工复产的应急文件，要求各复工企业只有明确制定复工复产预案后才可开工，并且为防止疫情的二次反弹，复工复产预案中要明确复工后的防疫工作。例如，湖北省应急委办公厅提前颁布了《湖北省在生产及复工复产企业新冠肺炎疫情防控应急预案》，详细规范了疫情应急处置应对工作，预案内容包括：企业要重点防控聚集场所；企业员工要建立健康档案；在货物与人员进出口处都要设立防疫检查点；企业复工复产前必须储备足不少于 7 天正常用量的防疫物资等。

另外，国家邮政局在疫情暴发初期就发出紧急通知，为保障应急物资的供应，对相关应急工作进行了安排部署，要求各级邮政管理部门按照地方政府的要求，提前做好应急准备，并且针对此次疫情，结合各地邮政局的实际情况，制定应急预案以及后续的复工复产预案，预先备足应急装备和物品，并制定异常情况的应对方案。特别强调，"武汉等重点地区工作要服从地方党委政府的统一安排，切实做到科学、安全、稳妥、有序"。

11.2.2.2 制定针对境外输入病例应急方案

在我国疫情得到控制的 3 月初，其他国家开始了疫情的广泛传播，境外输入人员无疑给我国抗疫工作造成了压力，但是我们及时制定了相应预案。例如，上海市政府提前排查了入境人员信息，对于入境检查工作制订计划，在上海浦东机场设立了驻点，入境人员一下飞机就及时接受身体状况检查，从入境人员落地登记个人信息到离开仅用了 20 分钟，工作预案全面到位，通过缩短入境人员的等候时间为后续接运和隔离工作提供了充足的时间。

11.2.2.3 及时出台应急物资供应方案

在新冠肺炎疫情防控时期，为解决医疗物资和居民应急物资的保障问题，地方应急预案及时得到了调整并启动。为防止应急物资供应不足，在疫情刚暴发时，湖北省武汉市紧急制定完善的应急医疗物资供应应急预案，并及时启动应急响应，第一时间通知全省相关医疗物资生产企业加大生产调运力度，作为全国医药流通的龙头企业，九州通将储备的 400 万只口罩完全投放市场，并在此基础上继续加大力度生产药物和医护用品。

很多省份还未出现确诊病例时，就针对此次疫情的特点，结合实地情况，为确保防护物资的供应，预先完善了本地应急预案。以河北省为例，河北省政府在明确了省、市两级的应急预案编制思路后，专门由河北省监测中心编制省级应急监测预案，并将疫情防护物资储备列入应急监测预案之中，预案强调了基于大数据的网络规划、技术指导、人员培训及应急物资的统一调配，并充分发挥了应急监测预案建立后的机构优势，整合了省、市两级疫情监管部门，并与疫区建立了联动响应互助机制，从而实现对应急物资调配过程的优化管理。河北省应急管理厅组织了各市的应急管理局，针对此次疫情，科学指导全省共 37 家疫情防控物资生产企业制定并完善企业应急预案，并在新建立的应急预案基础上，采取疫情期间的应急演练，组织企业及周边地区的应急救援队伍做好切实的应急准备，从而保障应急物资的安全有序生产。

疫情中期，我国上下各级政府都第一时间整理本地疫情有关的情况并及时在新闻媒体和网络公众号上公开，这有助于供应链上的企业及时掌握当前市场信息，从而根据企业自身运营情况制定企业应急预案，全力保障应急物资供应。

11.3　完善我国应急预案的编制的优化建议

国家应急预案的编制目的是为全国突发事件管理提供一致模板，作为国家实施危险应对的指南，它建立了一个可升级的、灵活的、适应性强的协调结构，便于在全国层面上安排重要角色和责任，并描述了管理各种突发事件的明确的权力部门和最后的实践方法。结合此次疫情中发现的应急预案的编制存在的问题，在我国现有的国家总体应急预案及地方应急预案基础上，可以从以下三个方面完善应急预案的编制。

11.3.1　加强应急预案的编制管理工作

我国应急预案的编制现有组织包括国家各部委和地方各机构。为加强应急预案的可操作性，避免省市级应急预案的雷同，保证乡镇地区有可行的应急预案，我国从中央到地方的应急预案编制工作可实行互相监督、互提建议模式，整合现有部门的预案编制小组。其编制小组体系如图 11.2 所示。

11.3.1.1　整合编制工作

在我国已有的各部委、相关单位的应急预案编制小组的基础上，成立中央及地方一体化的应急预案编制工作小组和监督管理小组，将所有中央及地方现有的编制小组选出成员代表，分别由国务院应急管理部及 31 个省（自治区、直辖市）应急管理厅的成员牵头管理预案的编制工作，由相关部门提供所管理范围内的应急材料，并且由专业人士对我国历年来经历的突发事件进行分类分析，共同完成应急预案的编制工作。

整合原有各部门的编制小组也有利于发现现有预案中规定的各部门之间应急管理工作的重叠，从而更加高效地实施应急管理工作。成立中央及地方一体化的

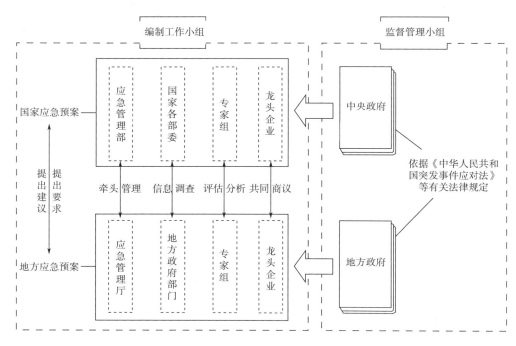

图 11.2　应急预案的编制小组体系

应急预案编制小组能够集思广益，共同商榷编制一份更完备的国家及地方应急预案。

　　由于预案不是万能的，并不能做到万无一失，在面对前所未有的突发事件时我们做不到预先的准确分析，所以成立的编制小组有助于加速临时编制预案工作。例如，此次疫情暴发后，我国紧急召开了专家组与各部委领导人会议，为制定预案提出要求和指导，若成立编制工作小组则有利于大家在第一时间出谋划策。

11.3.1.2　监督落实编制工作

　　为控制预案质量，依据我国应急预案制定的相关法律法规要求，监督管理小组在预案制定过程中应严格把关，避免出现预案雷同现象，在预案编制完成后再进行检查。为保证应急预案的科学性、完备性与可操作性，监督管理小组应在编制完成后收取各部门的应急预案演练结果汇报，并与专家组成员共同评审分析，从而规范预案中制定的相关应急措施，不断改进应急预案的编制工作。

　　在检查工作中，按照表 11.1 所示的预案的编制内容，检查预案内容编制是否全面。针对不同类型的预案有不同的格式要求，若有不符合编制要求的预案，要及时退还给编制小组，编制小组负责人应及时与专家组成员修订完善预案。

11.3.1.3 龙头企业加入编制队伍

编制小组中可考虑加入我国龙头企业代表成员，包括商业、医疗器械、文化教育、制造型企业以及社会救援企业，我国政府可考虑与龙头企业形成应急协同管理合作伙伴关系，在应对突发事件时可由这些企业提供部分应急资源与服务。所以，在编制应急预案时，可召集这些企业代表，共同商议，参与决策过程，编制一份具有统一协作性的应急预案。

11.3.1.4 不断更新应急预案的编制

应急预案的核心就是在紧急的时间能提供可操作的应急管理与救援措施。国务院应急管理部和各省级应急管理厅作为国家和地区的应急管理主要单位，应定期检查应急管理工作，在发现应急管理中存在的弊端时，及时召集编制小组成员，研究完善其预案内容，缩短应急预案的编制周期，使编制工作更具有战略性。

11.3.2 完善应急预案的编制内容

我国现有的总体预案主要具有规范意义，预案内容多为对应急工作提出管理要求与应急资源保障要求；部门预案的文本多为对本部门提出应急职责要求，各部门之间如何在突发事件中协同处理的规范性内容不具体；专项预案更具有针对性，预案内容突出实践性，对于应急的指挥工作的标准性的内容不完善。所以，在现有国家及地方的应急预案基础上，考虑对应急预案体系进行标准化的整合，增加细则性内容，预案中添加全国统一指挥的应急管理工作模式要求，使得在发生紧急突发事件时，预案更具有可操作性。其完善内容如图 11.3 所示。

11.3.2.1 添加应急管理角色与职能附件

我国在处理突发事件中有着特有的政治优势。在突发事件发生时，为及时实施救援、调配应急物资，预案内容应更细致地划分应急职能与各部门所承担的应急角色，将所有应急职能与部门一一对应，明确管理责任，并且可在预案中举例说明具体应急行为，做到分工明确，确保发生紧急事件时的可操作性，从而使各部门各司其职，提高应急服务效率。

我国可在编制国家总体应急预案时，添加应急管理角色与职能附件。例如，在编制我国国家总体应急预案时，可详细说明国务院各部委与各地区政府、应急管理厅的具体应急职能，将现有的职能具体化，角色具体到部门、单位。现有《国家突发公共事件总体应急预案》4.3 一节提出："要建立健全应急物资监测网

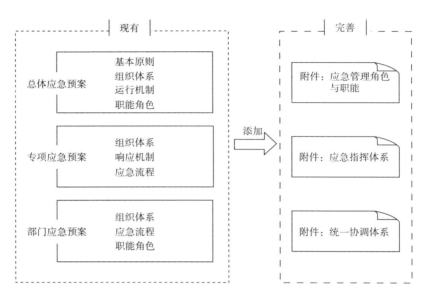

图 11.3 完善应急预案的编制内容

络、预警体系和应急物资生产、储备、调拨及紧急配送体系，完善应急工作程序，确保应急所需物资和生活用品的及时供应，并加强对物资储备的监督管理，及时予以补充和更新。地方各级人民政府应根据有关法律、法规和应急预案的规定，做好物资储备工作。"那么可考虑将应急工作归哪些国务院部委管理添加到附件中，让保障工作与管理职能一一对应，这样可以方便各组织体系与人员清楚地找到负责单位，从而在发生紧急事故时能够更有效地开展救援工作、更快地解决问题。

11.3.2.2　添加应急指挥体系附件

为加大应急管理力度，明确应急指挥体系很重要，其目的在于为全国应急管理方法提供一致模板，侧重于应急处置和指挥系统的标准化构建。因此，可以考虑在各类预案中添加应急指挥体系附件，作为指导性文件。

对于国家总体应急预案，可给出全国应急指挥体系模板。其指挥体系如图 11.4 所示。

在我国各类应急预案中可考虑添加此类应急指挥体系模板，在现有的指挥职能基础上，统一全国应急指挥工作。在编制国家总体应急预案时，可由应急管理部作为应急总指挥官，在相关负责部门中选出代表人员，由公共信息管理人员、安全管理人员、应急联络管理人员组成指挥体系中间人，选出操作指挥官、规划

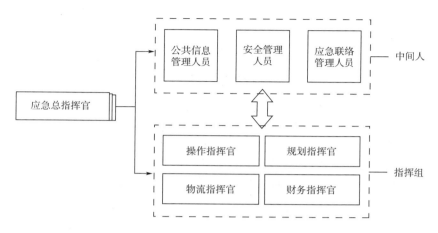

图 11.4　应急指挥体系

指挥官、物流指挥官、财务指挥官作为指挥体系的指挥组，指挥体系中间人与指挥组之间相互联动，中间人又担任指挥官与指挥组、社会外界之间的代理人。

所有的应急指挥、操作、物流及财务管理都听从应急总指挥官的安排；指挥组相互协作，为事故管理提供服务和支持；中间人既负责向指挥组传递收集到的应急信息，也负责将指挥组制定的相关应急要求与指导传递给外界公众与媒体，并且在应急总指挥官与指挥组之间承担桥梁的角色。

11.3.2.3　添加统一协调体系附件

我国幅员辽阔，在发生全国性传染病这类大面积突发事件时，为降低事态的影响、保证我国社会经济的正常运行与供应链的稳定，各地区各部委之间的应急工作就需要彼此协调共同应对。针对这类情况，在应急预案的编制中可考虑添加统一协调体系附件，此附件依托于上文所构思的应急指挥体系附件，是在指挥管理的基础上，明确指挥人员与部门之间该如何协作的预案。

统一协调体系附件应为全国应急提供标准指挥流程，要明确规定统一制定行动方案的流程以及应急物资管理的方法，使得应急指挥团队可以有条不紊地对各种类型的事故进行研判与决策，有效管理大量的应急资源，并解决多机构、多部门参与应急导致的跨越管辖权与司法权的问题，实现众多机构快速整合在一个统一的组织框架下参与应急。

统一协调不仅指中央政府与地方政府的协同应急管理，还要包括中央政府与龙头企业、地方政府和下属部门、地方政府与民间企业的协同合作，同时要明确与政府有合作关系的供应商企业之间的协调工作。例如，政府各部门联合各地志愿救援组织、红十字会、各供应商企业共同合作时，可规定各组织管理者成立统一协调小组，给出标准的协调小组指挥流程，并且对应急操作、规划、物流管理、财务管理等方面提出应急可行性方案，各管理者各司其职、互相协调、加强配合，确保快速反应，从而及时发现和控制危急局面。

11.3.3 制定物流与供应链专项应急预案

通过此次疫情我们可以看出，在全国各地区封城不动的情况下只有物流在动，应急物流在疫情防控中起到关键的作用。应急管理部在编制预案时，可制定物流与供应链专项应急预案，明确规定各部门的应急物流管理职能。

该类预案的编制可规定在突发状况出现时，应由哪些部门协调应急物资支持、提供资源管理工作，包括确定物资和设备的应急需求、采购、存储以及供应；规定应由哪些部门管理电子数据交换以实现应急物资的端到端可见性，在物流应急计划与响应操作进行的同时，提供恢复操作的过渡支持；规定对紧急情况的物流与供应链进行具体管理行动，明确各部门该如何协作、如何提供服务；规定应急物资的采购流程，提供对物流合作伙伴的整合，以最大限度地支援受灾地区的恢复工作，并尽快恢复地方的自给自足。

针对此次疫情中的应急物流保障工作应及时评估改善，对物资资源的整合作出合理性规划，对应急物资的管理、储存、供应预先制定方案，保障突发状况中的供应链稳定运行。

如图 11.5 所示，在编制国家级物流与供应链专项应急预案时，可考虑由国家应急管理部牵头，总管编制任务。由于应急物资的储备归属于民政部管理，所以考虑从民政部门选出代表人员加入编制小组。同样，应急物资的运输离不开交通运输部的支持与管控，以及其他各部委的信息互通，所以考虑从相关部门都选出代表加入应急预案的编制小组。为保障应急情况下供应链的稳定运行，考虑从供应链企业中选出代表加入编制小组。这样既有政府的应急支持又包含了实际应急供应需求，编制出的预案内容则更有效。

在编制预案内容时，要明确物资该如何储备，物资品类有哪些。为保障应急资源的稳定调配和供应链的安全与稳定，可将应急行动具体到有关组织和部门，同样考虑添加应急管理角色与职能附件作为支撑；由于供应链上各节点之间需要互联互通，其管理部门在遇到突发状况时也需要相互协作，所以考虑添加统一协调体系附件，以确保工作的联动性。在突发事件应对中，要保证所有的应急物流活动都符合应急预案的要求。但是由于突发事件往往给市场带来不确定性，从而

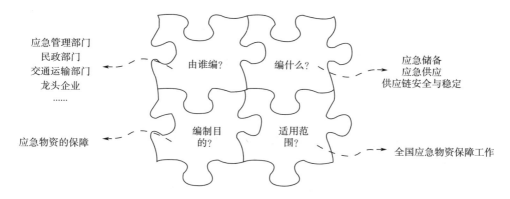

图 11.5　国家级物流与供应链专项应急预案的编制

导致物流的不确定、供应链的不稳定，我国应急预案编制小组需不断地总结前人和自身经验，不断地完善物流与供应链的应急预案，从而增强预案的完备性。

参考文献

［1］吴倩，雷长群．基于文献计量视角的我国应急预案研究综述［J］．河南大学学报（社会科学版），2019（06）：40-48.

［2］温志强，郝雅立．转危为机：应急管理体系的完善与发展困境——汶川地震十周年回顾［J］．理论学刊，2018（04）：64-71.

［3］王文靖，时训先，李晖，等．基于"事件—任务—角色—资源"的应急预案编制技术研究［J］．中国安全生产科学技术，2018（05）：77-83.

［4］曹海峰．新时期国家应急预案体系再定位与系统重构［J］．国家行政学院学报，2018（06）：70-74+190-191.

［5］龚维斌．科学编制和演练应急预案是有效应对突发事件的关键［J］．中国党政干部论坛，2017：（05）：22-25.

12 美国国家应急体系

美国国家应急体系主要由美国国家事故管理系统(National Incident Management System,NIMS)、美国国家应急预案(National Response Plan,NRP)和美国国家响应框架(National Response Framework,NRF)即美国国家备灾系统(五大框架:预防、保护、减灾、响应、恢复)三大部分组成。其中,NRF 依托于 NIMS 来实现,NIMS 为 NRF 提供工具和方法。

12.1 美国国家事故管理系统

12.1.1 美国国家事故管理系统概述

NIMS 是一个适用于美国国家应急管理的综合性办法，是一个模板文件，能够为参与组织提供共享、协调和管理事故以及交流信息的共同的、可互操作的方法。

NIMS 适用于所有负有事故管理和支持职责的参与主体。受众范围包括应急人员和其他应急管理人员，非政府组织（如信仰团体和社区团体）、私营部门以及负责就事故做出决定的民选和任命官员。表 12.1 反映了 NIMS 的概况。

表 12.1 NIMS 的概况

NIMS 的性质	NIMS 的辨析
全面的、全国性的、系统的事件管理方法，包括事件的指挥和协调、资源管理和信息管理	不是只有突发事件应急指挥系统（Incident Command System，ICS） 不是一个定向系统 不是仅适用于某些应急/响应人员
所有任务区（预防、保护、减灾、响应、恢复）、所有威胁、危险事件的一套概念和原则	不是一个相应计划

续表

NIMS 的性质	NIMS 的辨析
可扩展、灵活且适应性强；适用于从日常到大规模的所有事件	不仅在大规模事故中使用
使不同管辖区域组织之间能够协调的标准资源管理程序	不是一个资源排序系统
通信和信息管理的基本原则	不是一个通信计划

NIMS 为整个社区的利益相关者提供共享的资源、系统和流程，具有如下特点：

第一，具有广泛的适用性和灵活性。全国各地的社区都经历着各种各样的威胁、危险和事故，这些事故的规模、频率、复杂性和范围各不相同，但都涉及一系列人员和组织。NIMS 适用于所有事故，从交通事故到重大灾难都可以运用。无论每次事故的原因、大小、位置或复杂性如何，利用 NIMS 都能调动人员和协调组织来拯救生命、平息事故以及保护财产和环境。

第二，标准化。第一，NIMS 定义了标准的组织结构，以改进司法管辖区和组织之间的整合和连通性；第二，NIMS 定义了标准做法，使事故处理人员能够有效地协同工作，并提高所涉各组织之间的凝聚力；第三，NIMS 实现了通用术语的标准化，从而能够进行有效的通信。

第三，NIMS 能为整个社区的参与方提供系统和流程，指导人员在事故期间如何协同工作。NIMS 还定义了突发事件应急指挥系统（ICS）、紧急行动中心（Emergency Operations Centers，EOC）结构以及多机构协调小组（MAC 小组），从而提高了参与管理事故的司法管辖区和组织应急响应的效率。

第四，NIMS 的指导作用。NIMS 能够指导各级政府、非政府组织和私营部门进行灾害预防、减轻和从事故中恢复的工作，这将有助于在执行国家备灾系统时，在所有任务区采取统一的做法。

12.1.2　国家事故管理系统的组成部分

NIMS 主要由指挥与协调、资源管理以及通信和信息管理三个部分组成。

12.1.2.1　指挥与协调

NIMS 的指挥与协调部分描述了为事故管理提供标准的国家框架的系统、原则和结构。地方当局在单一管辖范围内使用通信系统、调度中心和事故处理人员来处理大多数的事故。然而，更大和更复杂的事故可能会从单一的管辖范围开始迅速扩展到需要外部资源和资助的多管辖范围。标准的事故指挥与协调系统允许有效地整合这些外部资源，并使来自任何地方的协助人员在全国参与事件管理结构。无论事件的大小、复杂程度或范围如何，有效的指挥与协调能够保证系统的运转，这有助于拯救生命和稳定局势。

其中最值得一提的是美国的 ICS。ICS 能够应用于跨学科领域，是指挥、控制和协调现场事故管理的标准化方法，它提供了一个共同的层次结构，在这个层次结构中，来自多个组织的人员可以有效地工作。ICS 为事故管理规定了一个组织结构，它整合和协调程序、人员、设备、设施和通信，并且在每个事故中使用 ICS 有助于磨炼和保持有效协调工作所需的技能。当需要紧急响应时，ICS 的核心价值就是协调有关方面为应急行动提供资源支持。图 12.1 显示了 ICS 的组织结构。

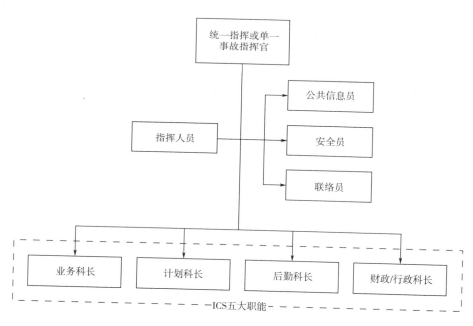

图 12.1　ICS 的组织结构图

（1）统一指挥或单一事故指挥官。统一指挥是由其管辖或组织当局（或由单一管辖范围内的部门）指定的个人共同确定优先事项和目标、分配资源并共同努力确保执行综合事故行动，最大限度地利用所分配的资源。单一事故指挥官（在其权限范围内）单独负责制定事件目标，并负责确保事故活动能够完成目标。统一指挥或单一事故指挥官可根据需要任命额外的顾问。

（2）三大指挥人员。指挥人员由公共信息员、安全员和联络员组成，他们直接向事故指挥官或统一指挥部报告，并在必要时配备助手，主要作用是支持统一指挥或单一事故指挥官的指挥工作。

①公共信息员主要负责与公众、媒体或与其他有事故相关信息需求的机构建立联系；为内部和外部受众收集、核实、协调和传播关于事故的一些可获取的、有意义的和及时的信息；同时监测媒体和其他公共信息来源，以收集相关信息，并将这些信息传递给事故管理组织的适当组成部分。职责任命中事故指挥官或统一指挥部可指定一个作为首席公共信息员，来自不同的机构也可以，并且所有的公共信息员应以统一的方式工作，并确保所有信息传递一致，发布信息需要得到事故指挥官或统一指挥部的批准。

②安全员负责监测事故操作，并就与事故人员的健康和安全有关的事项向事故指挥官或统一指挥部提出建议。事故管理安全进行的最终责任在于事故指挥官或统一指挥部和各级主管。安全员负责建立评估、沟通和减轻危险所必需的系统和程序环境，包括制订和维护事故安全计划，努力协调多机构的安全，以及实施促进事故人员和事故现场安全的措施。

③联络员作为指挥部工作人员中的一名成员，负责与合作和协助机构或组织的代表进行协调。联络员是事故处理人员与协助或配合应对工作的组织之间的信息和援助渠道。通过联络员，对事故管理缺乏管辖权或法律授权的机构（如非政府组织和私营部门组织）可就其政策、可用资源和其他事故相关事项提供投入。无论是否有单一的事故指挥官或统一的指挥结构，来自协助或合作机构的代表都通过联络员进行协调。被指派处理某一事故的机构代表其上级机构或组织发言。

另外，除以上三个指挥参谋职位外，事故指挥官或统一指挥部可选择任命技术专家担任指挥顾问。技术专家可以被分配到组织中的任何地方，如可以有法律顾问、医疗顾问、需求顾问、技术顾问。

（3）ICS 的职能。ICS 的职能包括业务或作业职能、计划职能、后勤职能以及财政或行政职能。同时，总参谋部又可以由业务、计划、后勤和财务/行政科科长组成。这些人员主要负责事故指挥结构的职能方面，默认由事故指挥官或统一指挥部负责，直到指派科长为止。事故指挥官或统一指挥部可以根据需要激活这些科长，这些功能科长可视需要配备一名或多名副手。

①业务科。业务科人员计划和执行战术活动，以实现事故指挥官或统一指挥部确立的事件目标。业务科人员的主要职能包括：代表事故指挥官或统一指挥部

指挥战术活动的管理；制定和实施战略和战术，以实现事件目标。

②计划科。是综合服务中心部门，负责收集、评估和传播与事故有关的业务信息，并维护关于当前和预测情况以及分配给事故的资源状况的信息。计划科人员的其他关键职能包括：协助召开事故规划会议；记录资源状况和预期资源需求；收集、组织、显示和传播事故的状态信息，并在情况变化时进行分析；规划有序，安全和有效地遣散事故资源；收集、记录和保存所有事故文档。

③后勤科。后勤科人员为有成效和高效率的事故管理提供服务和资助，包括订购资源。

该科工作人员为事故人员提供设施、安保、运输、用品、设备维护和燃料、食品服务、通信和信息技术支持以及医疗服务。后勤科人员的主要职能包括：订购，接收，存储和处理与事故相关的资源；在事故期间提供地面运输、维护和供应车辆，保存车辆使用记录，制订事故交通计划；建立、维护和拆除事故设施；确定粮食和水的需求，包括订购粮食，提供烹饪设施，维护粮食服务区，管理粮食保障和安全（与安全员合作）；维护事故通信计划，获取、设置、发布、维护和核算通信和 IT 设备；为事故人员提供医疗服务。

④财政或行政科。当事故管理活动涉及现场或特定事件的财务和行政支助服务时，事故指挥官或统一指挥部设立财务或行政科。财务或行政科人员的职责包括记录人员时间、谈判租约和维护供应商合同、管理索赔、跟踪和分析事故成本。如果事故指挥官或统一指挥部设立了该部门，员工应密切注意与计划科和后勤科协调，对业务记录与财务文件进行核对。

12.1.2.2　资源管理

资源管理描述了在事故发生之前和期间系统地管理资源的标准机制，包括人员、设备、供应品、团队和设施，以便组织在需要时更有效地共享资源。NIMS资源管理指导使许多组织要素能够协作和协调，以系统地管理资源。大多数司法管辖区或组织并不拥有和维护应对所有潜在威胁和危险所必需的所有资源，这样做能够及时、有效和不受阻碍地获得应对事故或从事故中恢复所需的资源。该组件包括三个部分：资源管理准备、事故期间的资源管理和互助。

（1）资源管理准备包括：识别和分类资源、对人员进行资格认证、资源规划以及获取、存储和清点资源。

①联邦应急管理局（Federal Emergency Management Agency，FEMA）领导开发和维护在地方、州际、地区或国家范围内共享的资源类型标准，然后使用这些标准对本地资产进行分类。可以按照资源的功能、紧急性来进行区分，各级资源

用户应用这些标准来识别和盘点资源。

②资格认证是指人员达到最低既定标准以填补特定职位的过程。资格认证有助于确保通过互助协议部署的人员具备知识、经验和能力，以履行其指定角色的职责，有助于确保全国各地的人员做好准备，根据全国标准履行其事故责任。

③资源规划指的是各司法管辖区和组织在事故发生前共同努力，制订识别、管理、估计、分配、订购、部署和遣散资源的计划。规划过程包括根据辖区或组织面临的威胁确定资源需求；制定替代战略以获得所需资源。资源计划者应该考虑需求的紧迫性，手头是否有足够数量的物品，以及物品是否能够足够迅速地生产以满足需求。规划人员应考虑的资源管理战略包括：建立互助协定，以从邻近司法管辖区获得资源；确定如何重新分配非必要任务的现有资源；制定合同，以便在需要时迅速从供应商处获取资源。

④存储提出了有关货架期和耐久性的问题。然而，及时获取资源的另一种选择也有潜在的陷阱。例如，规划人员应确认多个辖区不依赖于相同的资产或供应商（例如，同一城市的医院依赖于一个供应商的供应），资源库存能减少重复计算人员或设备的可能性。资源清点应清楚反映不同资源池中人员、用品或设备的任何重叠，以避免夸大资源总额。

（2）事故期间的资源管理流程包括标识、订购、调动和跟踪资源的标准方法。事故指挥官依靠 ICS 和 EOC 组织中的资源管理流程和人员来确定满足资源需求。在事故管理期间资源管理有如下六个主要任务：

①确定需求。在事故期间，人员不断识别、验证和完善资源需求。这个过程涉及识别所需资源的类型和数量，应该发送资源的位置，以及谁将接收和使用资源。

②订购和获取资源。工作人员对资源需求进行初步和持续的评估，并启动或请求这些资源。事故人员可以通过执行合同，实施互助协议或请求另一级政府（例如，地方政府对州，或州对联邦政府）的援助来订购额外资源。

③调动资源。在接到请求国或代表其行事的中间人（如国家紧急管理援助协约协调员）的通知后，开始调动人员和其他资源。资源跟踪与调动过程直接相关，到达现场的资源按照接收组织的签到流程进行签到。需要注意的是，调动固定设施资源，如实验室、医院、EOC、收容所和废物管理系统，涉及激活而不是部署；监测资源调动状况的计划和系统应具有足够的灵活性，以适应这两类资源；管理人员在开始调动资源的同时为复原进程进行规划和准备。

④跟踪和报告资源。指的是事故管理员使用既定程序跟踪资源从调动到复原

的全过程。资源跟踪发生在事故之前、期间和之后。这一过程有助于工作人员做好接收和使用资源的准备，跟踪资源位置，促进人员、设备、团队和设施的安全和安保，并能够有效地协调和调动资源。

⑤遣散多余的资源。复原的目标是有序、安全和有效地将资源恢复到其原来的位置和状态。一旦某一事故不再需要资源，负责资源的人应将其遣散。资源请求者和提供者可以同意重新分配资源，而不是将其遣散。在复原之前，负责规划和后勤职能的事故处理人员合作规划资源的恢复、补充、处置和偿还库存。

⑥用于资源管理的信息管理系统。通过向辖区、事故人员及其附属组织提供实时数据来增强资源状态信息流。用于支持资源管理的信息管理系统包括可定位的态势感知和决策支持工具，这些工具具有资源跟踪功能，与实体的资源库存挂钩。

（3）互助。互助涉及司法管辖区或组织之间共享资源和服务，为满足提出请求的组织所确定的资源需要，经常进行互助。这种援助可以包括日常在当地社区之间执法、紧急医疗服务和消防服务资源的互助，以及在发生较大规模事故时在一个州内或跨州界线调动资源。NIMS 资源管理指导支持全国范围内的互助努力。

12.1.2.3　通信和信息管理

通信和信息管理构成部分的主要目标是建立和保持对局势的了解，确保无障碍环境以及语音和数据的互操作性。在事故期间，这种集成的、熟悉的方法将所有事故人员联系起来，事故处理人员依靠灵活的通信和信息系统来获取和提供准确、及时、相关的信息。在通信和信息管理中可以通过如下方式实现：

（1）制定政策和规划。协调一致的传播政策和规划能够为有效地传播和信息管理提供基础。仔细的规划确定了人员将使用什么通信系统和平台，谁可以使用它们，在不同环境中什么信息是必不可少的，所有设备和系统的技术参数以及其他相关考虑因素。所有利益的相关者，都应参与制定全面、综合和可相互操作的通信计划和战略。技术和设备标准也与利益相关者共享，以提高互操作性。

（2）签订协议。协议通常具体规定当事人同意使用或打算通过其共享信息的通信系统和平台。这些协议通常包括网络连接、数据格式标准和网络安全协议。辖区紧急行动计划中确定的所有各方均应签订协议，以确保计划和程序中描述的通信要素在事故发生时有效。

（3）数据的收集和处理。事故管理人员应以遵守标准数据收集技术和定义的方式收集数据、分析数据，并通过适当渠道分享数据。标准化的抽样和数据收集有助于进行可靠的分析，并提高评估质量。NIMS 的参与主体都依赖准确和及时的信息。数据收集和处理包括以下标准要素：初步评估或者快速评估、数据收集计划、验证、分析、传播和更新。

（4）确定通信标准和格式。通用术语的使用有助于来自不同学科、组织和机构的事故人员进行沟通并有效地协调活动。

（5）利用社交媒体了解情况、传播信息。社交媒体为各级事故管理提供了独特的考虑因素，并提供了一套工具，可促进监测和收集事故影响的信息和第一手资料；分发公共信息和警告；制作地图和事故可视化；将可用的信息、服务和资源与确定的需求相匹配。

12.1.3　美国国家备灾系统

12.1.3.1　美国国家备灾系统概述

2011 年美国发布了第 8 号总统政策令（PPD-8），该指令指出：当每个人都团结起来参与到备灾中结果会更有效，其核心是要求每个人而不仅仅是政府参与其中，以便在遭受灾害时，可以系统地进行应对以确保国家免遭伤害，并保持抗灾能力。这项政策指示呼吁联邦各部门和机构与整个社区合作，制定一项国家备灾目标以及与实现这一目标有关的一系列框架和计划。该政策由国家备灾目标、国家备灾系统、国家备灾报告、国家规划框架、联邦机构间业务计划、建立和维持备灾六个要素构成。

国家备灾目标确定了为应对对国家安全构成最大风险的特定类型事件所必需的核心能力，这些核心功能中的每一个都与功能目标相关联，通过这些目标可以认识到每个人都需要根据与他们及其社区最相关的威胁来灵活地决定如何使用自己的资源。例如，美国的中西部城市极有可能遭受龙卷风袭击，该市就可以设定一个目标，建立一定数量的庇护所。所有潜在风险都应遵循相同的原则，但是每种风险都是不同的，因此每个目标都是不同的。国家备灾目标将这些核心能力分在了 5 个任务区，分别是预防、保护、减灾、响应和恢复。表 12.2 显示了五个备灾任务领域的核心能力。

国家备灾系统是国家用来建立、维持和提供这些核心能力的工具，以实现一个安全和有复原力的国家的目标。组成国家备灾系统的各部分提供的指导、计划、流程和系统使人们能够采取整个社区的协作的方式。进行国家备灾涉及个人、家庭、社区、私营和非营利部门、基于信仰的组织以及各级政府。通过以上概述，可以了解到美国的备灾系统是由美国国土安全部带头负责制定目标和构建备灾系统，FEMA 作为主要部门参与其中，NIMS 为备灾系统的执行提供了统一的方法。图 12.2 显示了美国五个备灾任务领域的参与主体。

表 12.2　美国五个备灾任务领域的核心能力

预防	保护	减灾	响应	恢复
规划				
公共信息和警告				
业务协调				
情报和信息共享		社区恢复力	基础设施系统	
筛选、搜索和检测			1. 物流与供应链管理	
法证和归因	1. 网络安全建设 2. 物资保护措施 3. 保护计划和活动的风险管理 4. 供应链完整性和安全性	1. 威胁和危险识别 2. 风险和灾害复原能力评估 3. 降低长期脆弱性	2. 公共卫生、医疗保健和紧急医疗服务与公共服务 3. 环境健康和安全与消防管理 4. 现场作业安全、保护和执行 5. 作战通信 6. 死亡管理服务与情境评估	1. 经济上的恢复 2. 卫生和社会服务住房 3. 自然和文化资源

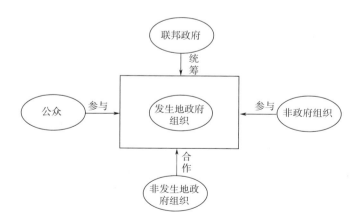

图 12.2　美国五个备灾任务领域的参与主体

在美国国家备灾系统中，五大任务领域的一大共同点就是各参与主体一致，所形成的就是一个从个人、社区和家庭—州—联邦的自下而上的组织体系，全社会参与，大家都在为社区的复原和延长社区生命线贡献自己的力量。

12.1.3.2　五大任务领域的关系

国家备灾目标就是形成一个安全有复原力的国家，整个社区具有预防、保护、减灾、响应和从构成最大风险的威胁和危险中恢复过来的能力。在国家备灾系统中，国家预防框架（National Prevention Framework，NPF）规定了战略和行动。国家保护框架（National Protection Framework，NPF）和国家减灾框架（National Mitigation Framework，NMF）为整个社区的建设制定了战略和原则，支撑着并以与其他任务区相结合的方式提供国家备灾目标中确定的核心保护能力。其中减灾是贯穿国家备灾结构的主线，国家减灾框架反映了从现实世界的事件和执行工作中获得的见解和经验教训。国家响应框架（NRF）为整个社区如何与其他任务区域以综合方式建立、维持和交付《国家备灾目标》中确定的应急核心能力设定了策略和学说，强调通过更好的协调与协作来增强政府与私营部门之间的统一性。国家灾难恢复框架（NDRF）为整个社区如何建立、维持和协调恢复能力的交付建立了一个共同的平台和论坛，概述了关于整个社区如何以综合方式与其他任务区建立、维持和协调国家备灾目标中确定的恢复核心能力的交付的战略和理论。图 12.3 反映了五大任务领域的关系。

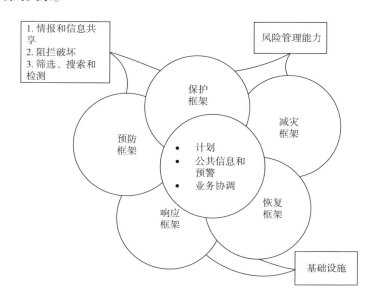

图 12.3　五大任务领域的关系

国家规划解释了每个任务区在国家准备工作中的作用，并提供了整个社区如何构建、维持和交付核心能力的总体战略和原则。规划中的概念用于指导行动规划，提供了有关作用和责任的进一步信息，确定实体在执行核心能力时将承担的关键任务，并确定资源、人员和采购要求；在整个社区，包括私营部门进行业务规划以及非营利部门和各级政府；在联邦一级，每个框架都得到一项针对具体任务区的联邦机构间行动计划的支持。《综合准备指南》提供了关于各种类型计划的进一步信息和关于规划基本原则的指导并在各任务区之间建立直接联系，横跨所有任务区。各任务区之间会具有交叉的核心能力，而任务区之间相互交叉的核心能力为一体化和联合能力发展提供了机会。具体表现如下：

（1）保护框架与预防框架密切配合。国家保护框架和国家预防框架有三项共同的核心能力：情报和信息共享、阻截和破坏威胁以及筛选、搜索和检测。这三项核心能力在需要的时候将无缝运行在这些任务区内。预防任务领域的重点是预防对手给美国境内带来威胁的国土安全活动。保护和预防有一些共同的要素，并依赖许多相同的核心能力，这些框架中所述的许多保护和预防进程旨在同时运作，并相互补充。

①情报和信息共享。情报共享是指收集、利用、处理、分析、制作、传播、评估和反馈有关对美国及其人民、财产或利益的威胁的现有信息，提供及时、准确和可采取行动的信息。信息共享是指在政府或私营部门实体之间酌情交流情报、信息、数据或知识的能力。情报和信息对于指导其他保护能力的战略发展和通报保护行动至关重要。国家保护框架内的所有行动都依赖于对情报和信息的监测、收集和分析。情报和信息共享作为一种能力，需要培养分析能力，开发和使用网络、程序和格式来分析产品。在保护方面，情报和信息共享能力涉及地方、区域/都市、州、部落、领土、岛屿地区和联邦、私营和非营利部门以及公众有效执行情报循环和其他信息收集和共享进程，以提高对美国境内潜在威胁和危险的态势认识。

通过强有力的合作伙伴关系，合法分享信息，加上协调互动，提高对局势的认识，加强了保护任务。美国政府促进信息共享文化，部署新技术，并完善其政策和程序，以支持其向最广泛的受众共享及时、相关和可采取行动的情报和其他信息的承诺。具体举措有：

第一，管控运营环境，共享数据结果。监控、分析和评估运营环境中的变化对公共安全健康造成的积极和消极影响，通过参与教育和宣传方案、参与合作伙伴之间的安全信息例行交流，与有无障碍和功能需求的个人进行有效沟通（包括使用适当的辅助设备和服务的方式），共享分析结果。

第二，制定合理的机制进行有效的沟通。制定或确定公共、私营部门、宗教和政府保护伙伴之间分享情报和信息的机制和程序，并提供利用这些机制和程序的机会，让有需求者收到信息。还可利用情报流程，酌情为其他方面制作和提供相关、及时、可获取和可采取行动的情报和信息产品，包括其他任务区的合作伙伴。坚持适当的机制，以保护敏感和机密信息，并保护公民隐私、公民权利和公民自由。

②阻截和破坏威胁。在保护方面，这一能力包括为应对威胁加剧而开展的阻截和干扰活动，或在特殊事件期间的聚焦能力。执法人员以及公共和私营部门安全人员在日常执勤过程中开展的阻截和破坏威胁活动包括在美国入境口岸和各口岸之间加强边境管理。具体举措有：

第一，阻拦。阻止恐怖分子进入美国及其领土或在其境内活动；拦截与潜在威胁或行为有关的运输工具、货物和人员；实施公共卫生措施，以减轻国外疾病威胁的传播，并防止疾病威胁跨越国界；制止资助恐怖分子或开展反获取活动，以防止武器、资金、相关技术或其他物资支助到达其目标。

第二，提高自身能力或各层级协作。提高执法部门的地位，以遏制或阻止威胁的潜在目标；与地方、区域/都市、州、部落、领土、岛屿地区和联邦人员或其他联邦机构协作。

③筛选、搜索和检测。指的是通过主动和被动监视和搜索程序，识别、发现或定位威胁或危害。这种能力包括检查货物、运输工具、邮件、行李和人员，以及探测大规模毁灭性武器、传统和新出现的威胁以及令人关切的危险。筛查、搜索和检测行动保护居民、访客和关键资产、系统和网络免受威胁。具体举措有：

第一，确立合作伙伴关系。可以发展一个观察力强的区域（个人、家庭、社区、地方、州、部落、地方政府、私营部门等）并与之合作。

第二，采取措施进行搜索检测。使用技术、非技术、侵入性和非侵入性手段检查人员、行李、邮件、货物和运输工具。考虑对高风险人员、运输工具或物品采取额外措施；对与人类健康、动物、植物、食品、水和环境领域有关的数据进行生物监测。

（2）保护框架和减灾框架共享与风险管理直接相关的能力。保护框架涉及有助于在国内保护国家的核心能力，保护能力是保护计划和活动的风险管理。在减灾方面，风险管理一直追求长期脆弱性降低，风险和灾害复原能力评估，以及威胁和危险识别。保护和减灾任务区在确定威胁和危险并努力减少灾害时会通过风险管理流程进行协调从而共同努力提高国家复原力。

（3）五大框架共享核心能力。任务区共享合作核心能力，各层级之间相互协调，会构成嵌套结构。例如，与基础设施系统和相关协调有关的能力，将保护与响应和恢复联系起来形成了一个嵌套结构。共享的三项核心能力具体表述如下：

①规划。这是一个系统的过程，让整个社区酌情参与制定可执行的战略、业务或战术层面的方法，以实现确定的目标。规划工作包括制订、实施和维持多学科计划，为保护特派团的各项活动提供联合指导。具体举措有：

第一，规划和执行活动相互支持。以现有计划为基础，启动灵活的规划进程，作为国家规划系统的一部分。确保保护规划和活动相互支持，不与其他任务区计划和活动发生冲突或产生不利影响，特别是在分析风险管理产品以及互补的行动构想方面。

第二，建立伙伴关系，促进合作伙伴之间的情报和信息共享，以支持在单一和跨多个管辖区和部门内保护关键基础设施，在任务区活动内和任务区活动之间制定联合保护目标。

第三，评估风险的优先级。识别关键基础架构并确定其优先级，以及确定风险管理优先级。与私营和非营利部门以及地方、区域/都市、州、部落、领土、岛屿地区和联邦组织和机构合作，持续开展脆弱性评估，进行风险分析，确定能力差距，并协调保护措施。

第四，对不同群体的响应提前规划。对整个社区和有动物的社区（包括家庭宠物和服务和协助动物）进行综合保护规划；制订并记录连续性计划和支持程序，以便在实施时，这些计划和程序能够在任何情况下继续履行基本职能。安全实施、保护弹性和连续性计划和方案，以及培训和演习，并采取纠正措施。

②公共信息发布和预警。通过使用明确一致、无障碍以及采取文化和语言上适当的方法，向整个社区提供及时可靠和可采取行动的信息，以有效传递有关任何威胁或危险的信息，并酌情传递正在采取的行动和提供的援助。公共信息和预警利用有效的迹象和警报系统向有关经营者、安全官员和公众通报重大威胁和危险。具体举措有：

第一，信息共享以满足社区通信需求。要确定保护利益相关方信息和信息共享的要求和流程，建立便于使用的机制，并为各级政府、私营部门、信仰组织、非政府组织和公众之间适当和持续的信息共享提供必要的全面支持。

第二，及时与公众以及各级政府、私营和非营利部门分享可采取行动的信息。可以利用所有适当的通信手段，如综合公共警报和预警系统、国家恐怖主义咨询系统以及社交媒体网站和技术。同时，面对暴力极端主义信息时也要通过社交媒体和其他形式的公共信息进行打击或者开展公众宣传活动，让民众提高警惕。

③行动协调。通过建立和维护统一、协调的业务结构和流程，适当整合所有关键利益相关方，并支持核心能力的执行。行动协调支持合作伙伴之间的联网、规划和协调。具体举措有：

第一，明确行动协调的基本情况。要清楚提供保护能力的联合行动概念，定义并传达与行动方案相关的明确角色和职责；确定管辖的优先事项、目标、战略和资源分配；在各参与组织和管辖区之间建立明确的沟通渠道和模式；要与所有相关保护伙伴合作同时整合和协调各参与组织和管辖区的行动，以确保工作的统一。

第二，通过协调机构的建立保护国家安全。在各任务区进行协调，以提供保护能力，支持国家备灾；各级政府之间进行协调，并与重要的私营和非营利部门协调，以防范潜在威胁，开展执法调查或根据管辖当局开展执法和保护活动。同时，建立机制，实现可互操作的通信，以加强围绕保护任务的协调。

12.1.4　美国国家应急体系对我国的经验借鉴

12.1.4.1　各参与主体应相互支持

美国个人和社区、私营部门、非政府组织和各级政府（地方、州、部落、领土、岛屿地区和联邦政府）都能够各自了解各自的角色和责任，以及如何在实现共同目标时相互补充。整个社区的所有元素都在开发响应事件所需的核心功能中发挥作用。这包括制订计划以确保运营的连续性，进行评估和演练，提供和指导资源和能力，以及收集经验教训。美国个人、社区和家庭—地方—州—联邦—国家的这种自下而上的组织体系，还有各级组织机构的协调将参与开展活动和行动的实体聚集在一起，使具有独特使命的部门或机构以及私人和非营利实体通过这些结构带来了额外的能力，从而更好地发挥准备和行动的作用，构造了全方位、立体化、灵活化的综合性应急体系。

我国的应急体系发展得比较晚，还有很多不足的地方，各个部门存在着分工不明、没有整合的问题，这样就容易造成混乱的局面；职责不清，下级政府一味照抄上级政府的政策却往往并没有考虑到自己所在地区的实际情况，没能做到因地制宜，这样只会耽误工作的效率和进程。因此，我们应该重视各个部门的协调和合作。

12.1.4.2 应急管理人员应兼顾整个社会的需求

美国所有辖区和组织中的应急管理人员都有基本责任来考虑整个社区的需求。这些需求必须纳入响应计划和核心功能的交付中。紧急事件管理人员还考虑到了那些拥有动物或对动物负责的人，既是可能受事件影响的社区成员，也是支持应急工作的潜在手段。其中包括那些养有家庭宠物、服务和辅助动物、工作犬和农用动物或牲畜的动物，以及负责野生动植物、外来动物、动物园动物、研究动物以及收容所、救援组织、繁殖动物的动物设施和庇护所。

在我国，如果能够做好维护社会稳定的工作，就是对疫情最大的保障。维护社会稳定既要满足居民正常物资需求，也要考虑到特殊群体的需求。第一，要全力维护正常的经济社会秩序，保障生产流通；第二，要确保农副产品等生活必需品的供应；第三，要加强物资调配和市场供应，保证运送生活必需品的车辆顺利通行；第四，要保障居民用能需求，如水、电、煤、气等；第五，要重视对特殊群体的关爱，做到人文关怀。

12.1.4.3 领导者应适当下放权力

在美国，当联邦部门或机构负责指导或管理由国土安全大臣协调应对措施的主要方面时，该组织将成为应急事件处理中国家领导层的一部分，并派代表实地前往地区和总部统一指挥和指挥协调组织。

此次疫情中，基层的工作者起到了非常关键的作用。正是因为有了这些基层管理者落实到一村一户的宣传，才能够做到防控的及时效果。但是，在实际操作中仍存在着部分居民不配合的问题，因此，适当下放一定的权力才能够有助于基层管理者更有底气地开展工作。

12.1.4.4 国家应重视科技投资

美国长期的科技投资提高了国家复原力，延长了社区生命线。维持一支健康的科技人员队伍，不仅保障了各个领域的核心能力，还将科技人员作为了指挥队伍的后备军。

任何时候科技的力量都是不容忽视的，科学技术是第一生产力。新兴技术正在蓬勃发展，5G、大数据、云平台、无人机等技术都可以在应急工作中大放异彩。因此，我们要重视对科技的投资，加大力度培养人才。

12.1.4.5 组织结构应精简

美国新的三级应急组织结构能够明确各级应急机构的职能界限，各机构之间相互制约、相互协作。比如，美国的应急支持功能（Emergency Support Function，

ESF），其物流工作整合了整个社区物流事件规划和支持，以及时、高效地交付供应品、设备、服务和设施。

我国有明确的组织分级，国家在疫情防控中发挥了集中领导作用，但仍存在部门之间职能定位不清等问题，且地方政府的自主性不够，有时在应急处置过程中非常被动，不利于应急工作的及时和高效开展。

12.1.4.6　体制机制应进一步完善

美国有一套完善的体制，各项法律健全，各项指导文件细致、丰富且具体。美国的 NIMS 既是一个适用于全国应急管理方法的模板文件，又是一个能为预防、保护、减灾、响应和恢复等各个阶段提供指导的文件，对国家应急管理各个框架进行标准化和规范化，这样有助于各参与主体便利地查询到想了解的情况。

但是，限于美国的联邦体制及两党矛盾造成的领导力制衡，美国本应发挥作用的国家应急管理体系没有充分发挥作用。而我国由于党的统一领导，以人为本的理念贯穿抗击疫情的全过程，所以应急管理和机制充分发挥了作用。

在此次应对疫情的过程中，我国在公共卫生应急管理体系、重大疫情防控体制机制等方面也暴露出短板，要总结经验、吸取教训，深入研究如何强化公共卫生法治保障、改革完善疾病预防控制体系、重大疫情防控救治体系；健全完善医疗制度、统一应急物资保障体系等重大问题；各部门职责要落实到位，各机构间协调合作，及时补足缺陷，以提高应对突发重大公共卫生事件的能力和水平。

12.1.4.7　全社会应积极参与

美国的五大框架全都有针对个人、家庭和社区、各地方政府以及非政府组织等不同受众范围的指导文件，有一套比较完善的公众宣传教育工作机制。而我国针对公民的危机教育仍停留在"形式化"阶段，公众的反应性较差、认知度较低，在本次新冠肺炎疫情防控中也出现一些问题。我们应该动员群众参与，有参与感就能体会到真正的危机感，才能很好地配合政府的工作。

12.2　美国国家应急预案

12.2.1　美国国家应急预案的起源与发展

美国国家应急预案（NRP）起源于冷战时期，美国意识到苏联的远程核打击严重威胁到美国的安全，随着大型灾害事件不断发生，美国政府间开始不断编制运行方案。

1962年，美国联邦政府出台第一个文件：127号国家安全行动备忘录；随后1968年出台了第一个预案：国家石油与危险物质污染事件预案，又称为"国家突发事件预案""美国陆军平民骚动预案"；1992年，第一个联邦总体预案"联邦应对预案"出台，在此预案中第一次规定了发生自然灾害和人为灾难后联邦政府的角色和责任；2004年，美国联邦政府发布了第一个国家总体预案：国家应急预案（NRP），将原先联邦应急预案的内容进行了整合扩展和合并；2008年，美国联邦政府发布了第一个国家应对框架：国家响应框架（NRF），将国家应急预案进行了完善；2011年，第8号总统政策令（PPD-8）发布，明确提出要重构全国应急准备规程体系。

美国国家应急预案体系的核心由国家事故管理系统（NIMS）和国家响应框架（NRF）共同构成。其中，NIMS重点规范了标准化的应急指挥体系，NRF规范了国家应急管理的总体框架，该体系的最终形成经历了五个阶段：

第一阶段，1979年，联邦应急管理局（FEMA）成立，形成综合应急管理模式，此后，美国联邦政府在1992年公布了联邦应急响应预案。

第二阶段，1988年，美国国会通过了具有重要意义的《罗伯特·T.斯塔福灾难救援和紧急援助法》，规定了紧急事态的应急程序。为指导该法案的具体实施，联邦政府于1992年发布《联邦应急反应计划》（*Federal Response Plan*，FRP）作为应急反应的操作性文件。

第三阶段，在2001年"9·11"恐怖袭击事件发生以后，2002年发布国土安全法，成立了国土安全部（Department of Homeland Security，DHS），2004年美国国土安全部根据《国土安全第5号总统令》推出NIMS，并制订《国家应急反应计划》（*National Emergency Response Plan*，NRP）。NIMS"指挥管理"组件对应急指挥做了规定，包括突发事件指挥系统（ICS）、多机构协调系统（MACS）和公共信息系统（PIS）三个组织系统。

第四阶段，2005年发生卡特里娜飓风灾难，其后在调查中暴露了美国应急管理系统仍存在重大问题与缺陷；2007年发布了《国家应急准备指南》（*National Preparedness Guidelines*，NPG），2008年国土安全部公布了国家响应框架（NRF），该文件是在NRP基础上进行改进后发布的，且作为美国国家应急反应和预案体系建设的政策指导性文件，由核心文件、应急支持功能（ESF）附件、支持附件、突发事件附件和合作伙伴指南组成，并以NIMS作为实现应急管理的工具和方法。2009年公布《应急准备导则：地方政府应急修订指南》（CPG101），开始在全国范围内组织大规模修订应急预案。

第五阶段，2011 年美国发布的第 8 号总统政策令（PPD-8）在全国范围内推行 NIMS 规定的原则和标准，将应急准备规程体系重构为预防、减灾、保护、响应和恢复 5 个方面，NRF 即被并入到该体系中作为响应方面的指导框架。

12.2.2　三级响应机制

根据联邦应急计划，美国对突发公共事件的应急体系分为联邦、州及地方三级（如表 12.3 所示）。在联邦层面，美国联邦政府于 1979 年成立联邦应急管理局（FEMA），该机构是应急管理的核心协调决策机构。在州及地方层面，州政府和地方政府分别设有州和地方的应急管理机构，主要负责处理辖区范围内的突发公共事件，负责制定州及地方一级应急管理和减灾规划，监督和指导地方应急机构开展工作，组织动员当地警察、消防及国民警卫队开展应急行动。各州及大型城市的应急管理机构中都设有应急运行调度中心，为应急工作涉及的各个部门和单位常设有固定的办公场所，配备相应的办公、通信设施。

表 12.3　三级响应机制

级别	响应工作内容
联邦 （FEMA）	应急准备、预防、监测、响应、救援和灾后恢复工作，负责制定灾害应急管理法规政策，集中管理下，形成了集军、警、消防、医疗、民间救难组织于一体的指挥和调度体系
州级	负责处理州级应急事件、制定州级的应急管理和减灾规划、监督和指导地方应急机构开展工作、协调州内资源进行灾害应急、组织动员国民卫队开展应急行动及重大灾害向联邦政府提出援助申请等
地方级	协同开展演练工作，负责社区应急宣传与培训，发生突发事件时，可以开展先期处置，配合专业部门开展工作

一旦发生突发事件或进入紧急状态，采取属地管理和统一管理相结合、分级响应和全体响应相结合的方式，相关部门代表迅速集中到应急运行调度中心，进入各自工作状态。调度中心根据需要实行集中统一指挥协调，联合办公，确保应急工作反应迅速、高效运转。

12.2.3　美国国家应急预案分类

美国联邦政府意识到应急预案的核心能力就是实现目标任务，因此，根据目标任务的需求不同将预案分为了高、中、低三个层级，目的就在于规范、灵活、方便地用于各种组织活动中。

12.2.3.1 战略层面

美国战略层预案类似于我国的综合应急预案，总体上划分为战略指导陈述和战略预案两种。战略指导主要在国家事件场景基础上概述了战略上的重点、主要的国家战略目标以及基本假设。而战略预案进一步阐述了目标任务的含义，明确了各职能机构的职权和职责，制定了任务的基本目标、优先级及相应的绩效标准，采用统一管理、属地为主、分级响应、标准运行的战略。

12.2.3.2 战术层面

在战术层面上，从中央到地方，建立不同级别的、具有综合性和协同性的管理职能机构，在不同的情形下，明确组织中个人的任务、行动和目标。该层预案类似于我国的现场处置方案，侧重于在事故发生现场调用应急单元。

12.2.3.3 操作层面

操作层面上的应急预案分为概念预案和操作预案两种。其中，概念预案是针对具体的事故类别和应急保障制定的计划方案，类似于我国的专项应急预案。操作预案明确了应急准备中人员和资源的配置，以完成战略预案为目标，以核心功能为基础完成战略层面的目标任务，将战略战术转化为实际操作。

上述三个层级的预案明确了应急管理中的目标任务，以及实现该目标的路径和方案，并且说明了具体的操作方法。三个层级的预案适用于美国各级政府层面。

12.2.4　应急预案编制实施

美国国家应急预案的编制是在分析国家政策法律法规的基础上进行的，充分结合了技术与管理的手段，该编制过程大致有以下四个步骤：

第一，应急管理的理念认识。第8号总统政策令（PPD-8）强调"国家应急准备"不是应急管理的一个阶段，而是应急管理全过程的工作，需要采取预案编制、组织、装备、培训及演练一系列行动，将定位从事故后的应对转为事故前的准备阶段，同时建立和维持必要的能力以应对引发国家安全风险的威胁，开展预防、保护、减灾、响应和恢复活动。

第二，应急预案的功能定位。在风险分析和功能需求的基础上，美国将应急预案编制作为风险管理的工具，明确政府侧重的内外部协调以及应急预案的核心功能是实现目标，将应急管理的相关法律规范以及保障等各方面要求都予以明确。

第三，应急预案的标准体系。美国对于应急预案的有效性和适应性有明确的认识，在 CPG101 中提出持续改进机制是应急预案系统的一个重要组成部分，制定标准化的应急管理系统，要根据应急预案修订的具体条件以及修订的周期时限来进行不断的更新和改进。

第四，应急预案的实施方面。美国联邦政府明确应急预案的编制、培训、演练以及修订依赖于应急准备的核心能力，要对应急预案不断进行循环改进。同时，加强对应急预案的监督评估，建设完善的应急管理系统。

12.2.5　美国应急物流体系

国家响应框架中规定了 15 项应急支持功能（ESF），每项功能一般由 1 个协调机构、1 个牵头机构和若干个支持机构完成。其中，物流应急支持功能规定了应急物流体系的性质。由一级代理机构，即国土安全部（DHS）与总务管理局（General Services Administration，GSA）协调各联邦机构、企业和非政府组织的资源，整合紧急事件地区的所有物流需求和计划，及时有效地提供相关的设施、设备和服务，以支持响应工作和帮助受灾群众。

美国应急物流体系如图 12.4 所示，物流应急支持功能由国土安全部（DHS）和总务管理局（GSA）牵头，由若干机构部门和非政府组织提供支持。

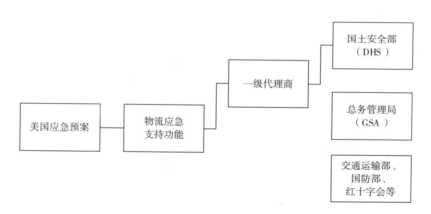

图 12.4　美国应急物流体系

12.2.5.1　国土安全部

国土安全部（DHS），成立于 2002 年，是由海岸警卫队、运输管理部、联邦应急管理局等 20 多个联邦机构合并而成。其主要职能是保卫美国国土安全及相关事务，使美国更协调、更有效地应对和处理各种紧急事件。国土安全部建立的 NIMS 是美国国家应急预案的重要组成部分。

（1）联邦应急管理局。联邦应急管理局（FEMA）是美国应急物流体系中重要的协调机构，在2003年之后成为美国国土安全部的一部分。该机构与其他政府机构协调活动，来应对自然灾害和人为灾难给国家安全带来的挑战。其使命是在灾难中保护国家安全，减少生命和财产的损失，带领美国做好灾难的准备、预防、响应以及灾后恢复工作。

在应急物流方面，FEMA的应急与响应办公室有下属物流管理局，采用现代化的物流与采购系统，能够有效地计划、识别、跟踪和分配救灾物资给受灾者、应急工作人员和其他有需要的人。FEMA有一系列公共和私人战略合作伙伴、捐助者和预先安排的承包商，企业化运作的FEMA改进了物流的整合和对客户的支持。

FEMA的后勤任务是在正确的时间在正确的地点提供正确的后勤支持，以稳定社区的生命线；同时帮助供应链、企业和基础设施及时恢复和运营，以确保社区生命线的快速稳定。为了做好紧急情况下的后勤工作，FEMA的物流管理局由工商及基础设施整合办公室、配送管理部、事件管理支援部、后勤业务部以及物流系统部五个部门组成，这些部门能够支持整个企业范围的物流活动，保障关键物资和设备的交付以应对灾难和灾后恢复。

①工商及基础设施整合办公室。工商及基础设施整合办公室为FEMA的合作企业和机构提供服务，以推进机构实现整个社区的目标，包括稳定社区生命线。B3I管理着国家紧急事务处理中心，这是FEMA的虚拟票据交换所，用于在私营和公共部门的参与者之间进行双向信息沟通，协助做好备灾、响应以及恢复工作。

②配送管理部。配送管理部管理全面的供应链、配送中心和运输业务，及时配送商品和设备，提供高效的物流服务，来做好应急响应工作。州政府可以要求联邦政府对商品（如食物、水、药品）、设备（如发电机、通信设备）和服务（如运输服务）提供援助。

③事件管理支援部。事件管理支援部建立并保留了一支多元化、训练有素的后勤员工队伍，增加了员工的参与机会，以提高组织绩效并保持较高的专业技术和管理水平。事件管理支援部负责根据任务需要对FEMA的资源进行配置。

④后勤业务部。后勤业务部由三个分支机构组成，这些分支机构在稳定时期和灾难时期支持响应和恢复工作。该部门的主要职能是：管理临时住房单位计划，该计划包括临时住房和旅行拖车的采购、存储、准备和部署中，来提供直接住房支持，以助力灾难恢复工作；事件支持库，负责协助救援队伍的准备、培训

和部署工作；物流管理中心，负责组织和协调所有全天候的物流和运营活动，以应对不可预期的灾难。

⑤物流系统部。物流系统部负责管理、维护和发展 FEMA 的供应链技术，集成自动化物流解决方案，并对 FEMA 的物流系统进行现代化改造，确保及时有效地交付关键资产，以支持国内救灾工作。

（2）联邦应急管理局与物流供应链。FEMA 的物流部门通过位于美国和美国本土之外的八个战略性配送中心和两个加工制造的仓库来管理库存。FEMA 物流在全国范围内建立了众多分发节点，从而将物资快速交付给受灾者。FEMA 物流与其他联邦机构、非营利组织、学术界以及私营部门合作，来增强物流响应和服务的能力。

根据美国国家响应框架应急支持功能（ESF）的运输和物流附件相关规定，联邦应急管理局在国家应急工作中既作为物流服务的单个集成商进行物资的采购、运输和分配作业，也与其他联邦机构和政府部门进行合作。具体如下：

①作为物流服务的单个集成商，管理并分配 DHS／FEMA 合同规定的相关事故的运输资源，为分配到联邦资产和设备的受灾地区提供设备保障和责任监督；开发和维护物流系统的核心能力，实现资源和数据的可视化；建立并运营事故处理设施，提供运输设备和服务，应对大规模疏散事件，以保障医护人员的行动需要和行为障碍人员的撤离需求。

②与总务管理局（GSA）合作，为联邦机构、公共和私营部门以及非政府组织的物流服务提供全国统一的流程标准；一起协调公共和私人资源与服务；与 GSA 协调社区设施的后勤响应，包括位置、语音和数据通信以及其他后勤支持。

③与其他政府部门、企业和非政府组织合作，包括与整个社区的灾难后勤响应的合作伙伴协作，同步资源支持工作；管理承包商或充当承包商供应合同的代表；通过供应商网络，开发合作伙伴的潜能，使其能力得到充分发挥；促进公共和私营部门的物流供应链战略的制定和执行；与其他政府机构、部门以及非政府组织建立机构间协议；协议备忘录和备用物流合同。

（3）国土安全部的其他机构。除了联邦应急管理局外，国土安全部还有其他机构在应急响应物流中发挥一定的协助和保障作用。其中包括：

①海岸警卫队，其主要负责保护和恢复港口、水路航线和基础设施，保障物流运输的完整性和安全性。

②运输安全管理局（Transportation Security Administration，TSA），主要负责情报搜集、信息共享以及运输网络的协调工作，包括保护交通运输基础设施免受

恐怖主义和自然灾害的破坏；对航班和机场进行管制和协调，以保障突发紧急情况下航空运输的安全。

③国土安全部下属基础设施保护办公室（Office of Infrastructure Protection），其主要负责交通运输基础设施的恢复，以及其他与运输相关的基础设施的恢复。

12.2.5.2 总务管理局

总务管理局（GSA），是联邦政府的采购与协调部门。

（1）总务管理局概述。总务管理局作为联邦政府的一个独立部门，负责为联邦机构提供办公室、办公用品和交通服务等。该局还负责制定联邦政府的节省开支政策。在突发状况时，总务管理局主要负责国家物流与供应链的应急响应。

总务管理局是物流管理和资源支持的主要机构。总务管理局遵循的应急预案包括：一是负责采购的工作人员必须支持国家响应框架（NRF）下的规定；二是该框架制定了联邦各机构的应急支持功能（ESF）文件，该文件规定了每个领导机构的角色和职责，在响应紧急情况之前，采购人员必须了解ESF，以避免不必要的工作重复。

（2）总务管理局的作用。总务管理局促进了联邦物流利益相关者之间的伙伴关系，以保持强大而可持续的能力，这种能力灵活且适应性强，可以满足各种灾害的不可预测的需求。这种独特的机构间合作伙伴关系使总务管理局可以作为整个社区物流供应链的单一集成商，以应对国内事件和特殊事件。

总务管理局可以整合社区的物流计划和需求，以及时有效地交付物资、设备、服务和设施。同时，总务管理局还利用联邦物流合作伙伴、公共和私人利益相关者以及非政府组织的能力和资源，制订全面的物流计划，并促进技术援助、培训、教育、演习、响应和维持，以支持响应者和灾难幸存者。

（3）总务管理局与物流供应链。

①应急物流。应急物流的核心功能是在发生自然灾害、重大公共卫生问题以及重大事故时，能够为所需的应急物资提供支撑功能，实现时间效益最大化和灾害损失最小化。总务管理局通过与相关部门合作来扩大物流功能，达到更高的效率。

除了与联邦应急管理局合作协调与整合应急物流资源外，总务管理局还负责提供紧急救援物资、设施空间、办公用品、电信支持、运输服务和集中采购渠道承包服务。同时，为其他应急支持功能（ESF）中未明确确定要求的物流功能提供支持，如应急物资车辆的临时调配等。

②供应链管理。总务管理局提供对供应链功能的集中管理，以支持本地、

州、部落、地区、岛屿地区和联邦政府发生的实际或潜在事件。它的范围包括协调资源采购，收购供应物资、设备和服务，资源跟踪，设施空间获取，运输协调，以及信息技术系统服务和其他管理服务的管理和支持。其范围内的具体活动包括：管理协作且复杂的供应链，为需要集成的整个社区响应能力的事件提供设备、用品和服务；通过在资源的计划、采购、获取、利用和处置方面的蓄意和危机协作，对整个供应链上的环节以及企业进行整合，进行优化配置，提高效率；促进所有供应链相关部门之间的沟通与协作，以最大限度地减少受灾地区的恢复工作，并尽快恢复地方和州的自给自足。

③信息平台建设。当灾难发生时，平时的物流运作模式已不再适用，需要一套针对灾难时期的应急物流模式。在灾难这种特殊时期，总务管理局建立一个信息平台，为供需双方的信息沟通和物资交易提供了便利，同时在信息平台上登记运输公司的信息，明确可以提供运输的具体信息。具体内容有以下五点：

第一，管理供应商提供救援物资。与总务管理局有合作的供应商，可在总务管理局官网中所提供的网站上申请获取所需的商品和服务。若与总务管理局没有合作的供应商自愿为灾区提供产品或服务，并且可以作为经济物资供应源的，可在总务管理局官网上的奖励管理系统中注册，并有一定的奖励。

第二，紧急情况下的车队车辆提供服务。总务管理局协助个人和机构在紧急情况下使用机动车辆，并且要求任何在紧急情况下被损坏的总务管理局车队车辆都应该报告给总务管理局的事故管理中心（Accident Management Center，AMC）。此外，还为联邦、州和地方政府以及急救人员提供安全的住宿、住房和辅助服务。

第三，可在总务管理局网上购买用品和申请服务。在暴发流感时，总务管理局帮助联邦机构在国家危机或紧急情况下找到他们需要的政策、产品和服务，如科学设备、危险品管理、执法及保安服务和医疗设备等。在总务管理局网上可以直接购买医疗用品，如急救包、复苏用品、伤口护理产品、升降机、担架等。此外，还为个人的安全和保护提供安全服、鞋子以及呼吸、视力、听力和头部保护等，同时还提供清洁用品如消毒剂、水处理、垃圾袋、废物容器等。

第四，制订灾难恢复后的采购计划。在灾难恢复前期，总务管理局支持联邦、州和地方政府通过提前采购物资和服务来为紧急情况做好准备，并且制订灾难恢复采购计划。联邦机构、州和地方机构可以从 GSA 的在线购物和订购系统中获取用品和设备。

第五，信息共享。总务管理局为联邦雇员、供应商和公众提供档案站点，及时将应急有关信息存档，提供应急设施实时状况及信息资料，便于公众查找有关设施、旅行、损坏车辆、总务管理局热线、每日临时调整费率和政策的信息。

12.2.5.3 其他主要支持机构

（1）交通运输部。交通运输部（Department of Transportation，DOT）成立于1966年，管理所有联邦公路、铁路、航空及航海等交通运输活动，协调全美物流运输的需要和计划，保障全美交通运输系统的高效运行。其下包括国家公路交通安全管理局、联邦航空局、联邦公路管理局、联邦铁路管理局以及海事管理局等部门。在国家应急预案中，其主要负责对各类运输方式的协调与管理，基础设施的建设和维护，以及与其他机构合作，为地方、州、联邦政府提供技术援助等。具体如下：

①监视并报告事故导致的运输系统和基础设施损坏；当运输系统或基础设施损坏或超负荷运行时，协调临时替代运输解决方案，维持运输系统和基础设施的稳定；在权限和资源范围内，协调运输基础设施相关负责人的预防、准备和缓解活动。

②执行并管理在交通部直接授权下进行的航空、水路、公路、铁路和管道运输等活动。例如，通过下属联邦航空局（Federal Aviation Administration，FAA）监督美国国家空域系统的运行，在特殊情况下，可以授权使用指定的国防领空、国土安全、执法和响应任务，也可以实施空中交通和空域管理措施，如临时飞行限制，以配合应急响应任务。

③与主要支持机构、地方和州交通运输部门以及行业合作伙伴合作。例如，根据国家基础设施协调中心和运输安全运营中心的投入，评估和报告事故对运输基础设施的损害，并分析事故对全国和地区运输业务的影响；为地方、州、部落、岛屿和联邦政府实体提供技术援助，策划进出事故区域和在事故区域之内运行的最佳运输网络，并提供相关运输工具。

（2）国防部。国防部（Department of Defense，DOD）是美国武装部队的最高领导机关，领导与指挥全军的办事机构。在处理突发应急事件时，美国国防部可以提供基本物资需求（包括燃料、建筑材料、水、帐篷、医疗物资等）；同时还提供电信管理以保障通信。

根据国防部的要求并经国防部批准，可为应急活动提供美国运输司令部或其他组织的军事运输能力，以运输应急响应人员以及相关的设备和物资，并提供相关人员、设施和设备以补充因事故而受损或暂时中断的航空运输功能。

此外，国防部下属的美国陆军工程兵团，作为美国最大的公共工程管理机构，其在应急响应中也承担相应工程的建造与维护的责任：根据需要提供建筑材料和工程服务；根据要求提供强劲的运输工具和后勤支持团队；协助物资的配送工作并提供配送相关专业知识的培训；协助联邦应急管理局的发电机的运输、安装、运行和维护，以保障关键设施的运行，并根据需要提供发电机租赁和购买业务；协助恢复交通基础设施和水利设施。

（3）红十字会。红十字会是一个非政府组织，属于非营利性的慈善机构。红十字会不是美国政府的机构和分支，但是根据 1905 年制定的国会宪章有关规定，即"在和平时期帮助避免和减轻因瘟疫、饥荒、火灾、洪水和其他灾难造成的痛苦，并为此提供可能国家和国际援助"，红十字会会接受联邦政府委派的相关任务，并履行相应的职责。

红十字会的主要职能包括：血液采集、灾难救援、战争救助、社区宣传教育和国际援助。作为美国国家应急响应体系的一部分，红十字会通过在重大灾难期间的协调支持整个社区的物流和供应链的运作。红十字会通过同步计划活动和在重大灾难期间的协调工作，为社区发展物流保障体系提供支持。在灾难发生时向社区提供食物、水和庇护所，并提供紧急经济援助和关键药品和物资的分配。

（4）疾控中心。疾控中心（Centers for Disease Control and Prevention，CDC）是美国公共卫生保护机构，隶属于美国卫生与公共服务部。CDC 的工作任务包括：发现和应对新出现的健康威胁；解决造成美国人死亡和残疾的重大健康问题；运用科学手段和先进技术预防疾病；促进社区的健康和安全；培训公共卫生工作人员；把握国家整体的健康状况。CDC 还与包括哈佛大学、约翰斯·霍普金斯大学和兰德智库在内的国际一流高校和顶级智库保持研究合作，以提高紧急事件的准备和响应能力、应急管理水平以及帮助社区和个人提高灾难应变能力。

在突发公共卫生事件期间，CDC 会向事发地部署科学专家，协调向事故现场供应物资和设备，监视响应活动以及向州和地方公共卫生部门提供资源。

当 CDC 接到协助紧急公共卫生的电话时，紧急行动中心（EOC）随时准备响应。EOC 汇集了训练有素的专家和最新技术，以协调资源、信息以及危机和紧急风险沟通，增强联邦发现和应对公共卫生威胁的能力。

EOC 由防备和响应中心（CPR）的紧急行动部（Department of Emergency Operations，DEO）管理。即使没有特定的公共卫生威胁，EOC 也有专门的值班人员监控信息，可以通过其值班台接收有关潜在的公共卫生威胁的信息，该值班台会受理公众、临床医生以及州和地方当局的电话。也可以通过公共卫生合作伙伴简报、现场运营情报或国际公共卫生突发事件全球声明来进行通知。

当紧急行动部（DEO）收到有关潜在的广泛威胁（如病毒的发生率增加）的信息时，DEO 内部和整个 CDC 的专家团队会聚在一起，决定是否激活事件管理系统（Incident Management System，IMS）。IMS 是一种临时的正式组织结构，被激活以支持响应，并进行调整以满足该响应的快速变化的需求，然后在响应结束时将其解散。该系统概述了活动期间响应者的具体角色和职责，为政府、私营部门和非政府组织无缝协作提供了一个通用框架。在 IMS 中，每个人都被分配了特定角色，并遵循一套命令结构。

DEO 团队的评估报告会递交给 CPR 主任，然后由 CPR 主任向 CDC 主任提出行动建议，以上就是美国疾控中心的信息收集和上报的流程。

12.3　美国国家预防框架

12.3.1　美国国家预防框架简述

美国国家预防框架（NPF）是美国备灾系统的一部分，是灾害预防阶段的行动指南，规定了从个人到政府高级领导人在发现重大灾害和恐怖威胁时应采取的预防战略和行动。

搭建 NPF 的主要目的是：为个人和社区、私营企业、非营利组织和各级政府（地方、城市、州、部落、地区和联邦）提供指导，以实现对恐怖主义行为和重大灾害的预防、避免或制止。

NPF 的主要内容包括：美国国家预防框架的预防原则；防止重大灾害和恐怖袭击时所需的核心能力；使各级组织能够更高效地协同工作的协调结构；划分各级组织的责任，以便在时间紧迫的情况下提供预防能力；从社区成员到政府高级领导人在内的整个社区，在预防重大灾害和恐怖袭击时应采取的行动。

12.3.2　美国国家预防框架的宗旨

NPF 以"各级政府、私营部门和非营利部门以及个人都在预防恐怖主义方面发挥作用"为预防框架，旨在为进一步的业务协调和规划奠定基础，使整个社区以及保护、减灾、响应和恢复阶段的预防工作同步进行。

12.3.3　美国国家预防框架的原则

NPF 的最终目标是为防止美国境内重大灾害和迫在眉睫的恐怖袭击做好最佳

准备。为实现这一最终目标，该框架提出了以下三项原则，用以指导预防核心能力的发展和执行。

12.3.3.1 建立伙伴关系

通过参与的伙伴关系，整个社会可以在防止重大灾害和恐怖袭击方面发挥作用。预防重大灾害和恐怖主义是各地方、州、联邦、非营利组织、私营部门和个人的共同责任。每个合作伙伴都应在建立能力、制订计划和开展演习方面发挥突出作用，为防止重大灾害和恐怖袭击做好准备。

12.3.3.2 具有可伸缩性、灵活性和适应性

核心能力应具有可伸缩性、灵活性和适应性，并根据需要执行，以应对不断发展的各种威胁。根据灾害的类型、范围或地点，各级政府官员可以选择执行本框架所涵盖的部分或全部核心能力，也可以进行调整以调动适当的核心能力，预防重大灾害和恐怖袭击的发生。

12.3.3.3 随时准备行动

防止重大灾害和恐怖袭击需要在时间有限的环境中作出统一的努力。因此，一旦识别出威胁，整个社区必须在威胁发生之前预先建立和维护适当的核心能力，并以协调一致的方式主动提供核心能力。

12.3.4 美国国家预防框架的核心能力

学者吴晓涛和申琛在研究美国预防体系时认为，美国在应对突发事件的管理方面划分出了预防、保护、减除、响应、恢复共五大任务领域并构建相应的任务框架。基于此，本书将涵盖全部五大任务领域的三项核心能力概括为顶层设计，将涵盖于预防和保护框架的核心能力概括为中层设计，仅在预防框架内的核心能力被归为行动设计。

从图 12.5 中可以看出，NPF 的核心能力遵循着规划、公共信息和警告、业务协调的顶层设计，情报和信息共享、拦截和干扰、筛查、搜索和检测的中层设计以及法证和归因的行动设计。

由于顶层设计的核心能力在五大框架中均被包含，故本部分主要分析具有预防框架特色的中层设计和行动设计中的核心能力。

12.3.4.1 情报和信息共享能力

情报一方面来自识别和开发关于美国本国及其人民的财产或利益的实体信息，另一方面来自网络威胁的可用信息。除此之外，由各级政府及其他利益相关者提出的任何与美国国家或国土安全有关的信息也包含在情报的范围之内。预防

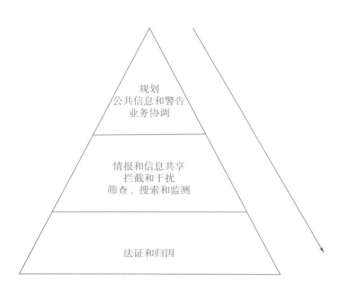

规划
公共信息和警告
业务协调

情报和信息共享
拦截和干扰
筛查、搜索和监测

法证和归因

图 12.5　美国国家预防框架的核心能力

框架认为，需要对这些信息进行处理从而保证提供及时、准确和可操作的信息。该项能力是其他能力实现的前提和关键，也是沟通各个组织和进行组织协调的重要桥梁。

12.3.4.2　拦截和干扰能力

该项能力的实现需要通过对威胁和危险进行阻截、延迟、转移、捕获等干预方式来保障美国本国及其人民的利益。该能力有助于挫败正在出现的或发展中的恐怖阴谋等公共事件，这些干预措施可使恐怖组织及其成员、相关特工等的破坏行动趋于中和平缓状态，这些措施通常需要对证据进行保存并由政府介入。

12.3.4.3　筛查、搜索和检测能力

该项能力指通过主动或被动的监视（听）和搜索程序来对恐怖主义威胁等突发事件进行识别、查明或定位。在实现该能力的过程中包含系统的检查和评估，用来查明与危险或威胁有关的人员和网络，生物监测、传感器技术、物理调查和情报都可能被使用。成功实现该能力可阻止在计划或执行阶段的各种可能酿成危害的活动，若该能力得到充分发展，则意味着整个国家（包括社区在内）具备了迅速有效地识别和定位恐怖分子及其手段、方法和武器的条件。

12.3.4.4　法证和归因能力

该能力主要包含了法证和归因两个方面，也可称之为收集、分析和溯源能力。法证是指法律规定范畴的有效证据，包括了收集和检查与恐怖主义行为等有关的危害公众的证物，主要是通过各种物理、化学、生物手段搜寻用肉眼无法发现的线索；归因涉及以科学为基础的技术法医检验结果、所有来源的情报信息以及其他执法或调查信息的融合。在发生恐怖行为或突发事件时，这种能力的执行可以保证迅速地利用证据收集情报信息，有助于之后对突发威胁或威胁准备的归因分析过程，从而努力防止最初或后续行为，以便迅速制定对策。该能力的实现可能会伴随着时间有限、危险或危机环境的状况。

美国预防核心能力仍依托于结构化方法，有一套集计划、组织、装备、培训、演习模式于一体的流程体系，在流程上可兼容于国家事故管理系统，是美国流程导向决策机制的又一体现。

12.3.5 美国国家预防框架的实现途径

为做好重大灾害和恐怖袭击的预防工作，需要各级政府、社区、家庭、企业和社会非营利组织多方努力和协调。美国预防体系分为信息上报、地方应对和国家调控三个层级。首先，在联邦政府层级，通过国家作战中心进行总体协调；其次，在州一级，通过国防协调官员进行现场层级的协调；最后，当地的社区和个人将灾害和威胁信息上报，并根据地区政府的指挥开展灾害预防工作。

12.3.5.1 联邦政府

总统领导的联邦政府在紧急事件中的预防工作由多个联邦部门协调合作。这些部门包括国防部、国土安全部、司法部、国家情报局局长办公室、国务院和其他联邦部门和机构。针对预防工作的一系列问题，联邦政府需要提供援助，包括资金、研究、协调、监督和实施等。联邦各部门和机构相互协调来预防重大灾害和恐怖袭击，主要工作包括：获取相关情报、展开调查、风险评估、拦截和阻止。

在重大灾害预防阶段，美国联邦政府的物流和后勤工作主要由国土安全部（DHS）和美国总务管理局（GSA）负责管理。

（1）DHS。国土安全部在预防阶段的供应链管理主要内容是：确定物流需求，识别物流资源，平衡物流资源与物流需求，建立和沟通物流政策、程序和计划。其中，物流需求是由区域一级的业务部门与受灾地区协同工作确定的。资源请求向上流动，并在总部进行跟踪。经确定后的人员、设备和供应品等物资主要由联邦现有的资源进行计划和提供。

①FEMA。联邦应急管理局（FEMA）是国土安全部的组成部分，在应对重大灾害时提供应急物流管理服务。FEMA 为了保证美国在灾害发生时能够快速反

应，在平时就做好了灾害准备任务，包括：制定国家应急预案及其预案演练；人员培训；信息共享；社区和家庭安全预案建立。在预防阶段的物流管理方面，FEMA 设有专门的物流管理单位，主要负责救灾物资的管理储备、预测各级各类救灾物资需求、规划救灾物资配送路线，以及救灾物流中心设置等工作。

②FEMA 的物流管理职责。FEMA 和国土安全部按照职能划分其物流管理职责，在预防阶段的物流管理职责主要包括两点，第一是物料管理，包括确定需求、采购、订购、补充、储存以及供应品和设备的发放；第二是设施管理，包括仓储的选址和配送设施的选择与购置。为预防重大灾害造成的物资短缺，FEMA 通过设立的八个配送中心、两个储存点和多个分发节点，在灾害发生后的第一时间向灾难幸存者运送资源。后勤部门负责建立和运营设施、管理相关服务、为联合外地办事处和其他与外地有关的行动（包括基地、营地）的事件应对人员提供庇护和支助。

（2）GSA。美国总务管理局（GSA）是美国联邦政府的采购部门，在联邦政府对重大紧急事件做出反应之前，要为有需要的联邦机构以及州、部落和地方政府提供资源支持。

GSA 作为牵头机构在突发公共事件的应对中承担着提供应急物资保障的职能，负责提供紧急物资、运输服务、电信支持和相关人员应急活动的支持，民众可在面临公共突发事件威胁时从 GSA 网上购置相关用品和申请相关服务。

12.3.5.2　地方政府

（1）地方政府的职责。地方政府负责处理地方应急事件、制定防灾规划，并通过社区应急宣传与培训，增强人们的安全意识，为预防紧急事件做好准备。为预防重大灾害和恐怖袭击的发生，地方执法机构负责对事件进行调查，收集刑事情报。他们还与社区、私营企业和机构建立伙伴关系，协调应急资源，以防止重大灾害和恐怖袭击的发生。

为了将突发事件影响程度降到最低，地方政府必须具备一些灾害预防能力，如应急准备、灾害识别、危险评估、资源协调等能力，并且还要承担现场指挥职责。

（2）地方应急物流管理。ESF#7，即 7 号物流应急支持功能（Emergency Support Function #7），是美国《国家应急预案》中的 15 项应急支持功能（ESF）之一。为了树立整个地方区域的物流理念，ESF#7 组织开发协作工具，供地方、州、部落、领土和岛屿地区使用，用于评估当前的灾害物流准备情况和确定区域，以便有针对性地改进，并制定路线图以减少薄弱环节和增强优势。

12.3.5.3　社区和家庭

（1）社区。社区是美国应急管理体系在纵向援助体系中的最后一个层次。同时，社区作为团体具有共同目标、价值观或宗旨，可以独立于地理边界或管辖范围而运作。社区和社区组织可能知道和了解它们所面临的威胁，并有能力向当局通报可能与恐怖主义有关的情报或可疑情况，并在筛查、搜索和检测中起到关键作用。

（2）家庭。家庭和住户在预防恐怖主义方面发挥着重要作用，他们可识别潜在的恐怖主义相关活动并向执法部门报告。个人的警惕和意识有助于社区保持安全和加强预防工作，同时也在发挥筛查、搜索和检测能力中起到关键作用。

12.3.6　美国国家预防框架与应急物流

12.3.6.1　ESF #7 后勤管理和资源支持

DHS 和 FEMA 的物流可提供全面的国家灾难物流规划、管理和维持能力，利用联邦物流合作伙伴、主要公共和私人利益相关者以及非政府组织的资源来满足灾难受害者和响应者的需求；在需要联邦协调响应的事件之前，支持联邦机构以及需要资源支持的州、部落和地方政府的综合服务管理。

12.3.6.2　ESF #7 物流附件和采购事务

管理一个协作复杂的物流供应链，为需要整体社区响应能力的事件提供设备、供应和服务，需通过在资源的规划、采购、获取、利用和处置中的深思熟虑和危机协作，提供整个社区物流合作伙伴的整合。

在物流和供应链管理方面，可以在以下七个方面提供支持：提供协调对幸存者的资源支持；提供资源管理，包括确定供应品和设备的需求、采购、订购和补充、储存和发放；提供设施管理，包括定位、选择和购置事故设施，如联合外地办事处（Joint Field Offices，JFO）以及储存和分配设施；建立并运营物流支持设施，包括管理与住宿和餐饮事故支持人员相关的服务；提供个人财产管理，包括政策和维护材料责任的程序指南，以及为支持联邦应急行动而获得的财产的识别和再利用；管理电子数据交换以提供端到端的可视性响应资源；计划向恢复行动提供过渡支助，同时响应操作。

12.3.7　协调结构和一体化

美国预防协调结构以抵御威胁为总体任务目标，围绕法律和情报工作展开，确保联邦机构和相应的地方、州、部落和地区当局以及非营利和私营部门组织之间的持续沟通和协调。NPF 认为协调结构包含多个部门或机构以及公共或私营部门组织，有助于实现对问题的解决、对资源获取的改善和促进组织协调及信息共享。

从图 12.6 中可以看出，协调结构在多个层面上发挥作用，其中包括国家和区域协调结构、州协调结构、联邦协调结构及其他实体组织（如社区）。该结构将参与开展活动和行动的实体整合为一体化的体系，使该体系成为在预防方面具有独特使命的组织，涌现出额外的能力，从而更好地发挥准备和行动的作用。

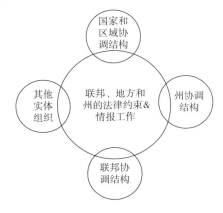

图 12.6　预防协调结构

12.3.7.1　协调结构主要组织

预防框架中协调结构各个层次的主要组织见表 12.4，其中，联邦、地方和州的法律约束和情报工作贯穿各个组织。

表 12.4　协调结构主要组织

国家和区域协调结构	州协调结构	联邦协调结构
联合行动中心	州和主要城市地区融合中心	美国反恐中心
联合反恐小组	州及地方情报和分析实体	美国行动和协调中心
联邦、地方和州的 法律约束和情报工作		美国联合反恐小组
		恐怖分子甄别中心
		全国可疑活动报告倡议

表 12.4 中的九个主要组织均承担着完成特定的预防核心能力的责任，现表述如下：

（1）联合行动中心。联合行动中心（Joint Operations Center，JOC）由联邦部门和机构会同地方、州、部落、领土和岛屿地区执法机构、私营企业和其他实体组成，负责联邦调查局领导和协调的执法调查、情报活动和反恐以应对恐怖威胁或事件。

（2）联合反恐小组。联合反恐小组（Joint Terrorism Task Forces，JTTFs）由FBI领导，旨在开展与恐怖主义有关的调查，其总部设在全国103个城市。

（3）州和主要城市地区融合中心。州和主要城市地区融合中心（State and Major Urban Area Fusion Centers，SMUAFC）是州和地方环境中的联络点。该组织由州和地方实体拥有和运营，联邦合作伙伴以部署人员、培训、技术援助、演习支持、安全审查、与联邦系统的连接、技术和拨款等形式提供支持。

（4）州及地方情报和分析实体。州和地方情报和分析实体（State and Local Intelligence and Analytic Entities，SLIAE）具有加强和协调地方、州、部落、地区和联邦执法机构的功能，组成上还包括州和地方情报单位、实时犯罪分析中心以及州政府未指定为融合中心的其他执法或国土安全调查和分析中心。

（5）美国反恐中心。美国反恐中心（National Counterterrorism Center，NCTC）是分析和整合与恐怖主义和反恐有关的所有情报的开放协调机构，为综合反恐活动进行战略和行动规划。

（6）美国行动和协调中心。美国行动和协调中心（National Operations and Coordination Centers，NOCC）可由地方、州、部落、地区或联邦实体的代表组成，该组织可促进对时间敏感的事件管理协调、态势感知以及关键情报和信息的共享。

（7）美国联合反恐小组。美国联合反恐小组（National Joint Terrorism Task Force，NJTTF）是美国在国内外打击恐怖主义的综合力量，负责信息交换、数据分析及计划反恐战略，同时与美国反恐中心协调合作。

（8）恐怖分子甄别中心。恐怖分子甄别中心（Terrorist Screening Center，TSC）负责维护和操作联邦政府关于已知或有理由怀疑参与或曾经参与恐怖主义或恐怖主义活动的个人的综合身份信息数据库。

（9）全国可疑活动报告倡议。全国可疑活动报告倡议（NSI）由DHS和FBI共同领导，与地方、州、部落、地区和联邦执法和国土安全合作伙伴合作，提供识别、收集、记录、处理、分析以及分享搜索和救援信息的功能。

12.3.7.2 协调结构与预防能力

NPF给出了上述九大组织所涵盖的各项预防核心能力。其中，情报和信息共享这一预防核心能力在九大组织中均有体现；筛查、搜索和检测能力在除美国行动和协调中心（NOCC）、美国联合反恐小组（NJTTF）、全国可疑活动报告倡议（NSI）这三个组织之外的其他组织中均有表现；联合行动中心（JOC）、联合反恐小组（JTTFs）和美国反恐中心（NCTC）均涉及了法证和归因能力；联合行动中心（JOC）、联合反恐小组（JTTFs）、美国行动和协调中心（NOCC）、美国联合反恐小组（NJTTF）兼具业务协调能力；联合行动中心（JOC）、联合反恐小组（JTTFs）和州及地方情报和分析实体（SLIAE）兼具拦截和干扰能力；州和主要城市地区融合中心（SMUAFC）、美国行动和协调中心（NOCC）和全国可疑活动报告倡议（NSI）可提供公共信息和警告；美国反恐中心（NCTC）是唯一的一个具有规划能力的组织。

预防能力取决于个人和社区、私营和非营利部门以及各级政府的意识和准备程度。同时，NPF 提出应确保科技能力的长期投资能够提高预测和监控新出现威胁的能力，以支持在未来几年内的预防任务区的核心能力。即为确保科学、教育和投资与预防需求相关，美国国家预防框架认为重视对有预防任务的人员、美国科技界和机构之间的协调是有必要的。

12.3.8 美国国家预防框架对我国的经验借鉴

美国通过国家预防框架全面地明确了预防的原则、宗旨、核心能力、全国上下各级的职责，确保联邦政府、地方政府、社区和家庭之间的协调配合，共同预防和制止重大灾害的发生。美国国家预防框架对我国预防重大突发事故具有经验借鉴意义。

12.3.8.1 建立和维护我国的国家预防框架

美国国家预防框架提供了一个重大灾害预防的行动指南，使联邦政府、地方政府、私营企业、非营利组织、社区和个人都能明确自己的职责，充分发挥各级的力量，最大限度地预防、避免或制止恐怖主义行为和重大灾害的发生。

预防框架建立之后，还要定期审核和维护。国土安全部、司法部、联邦调查局和国家情报局负责协调和监督美国国家预防框架的审查和维护工作，包括：修订更新执行能力所必需的任何文件；将根据国家威胁或危险环境的变化纳入更新程序；从日常操作、演习以及实际事件和警报中吸取经验教训等。

预防是应急管理工作中非常重要且基础的一环。此次疫情造成这么大的损害，充分说明了我国的预防工作没有做好，我们的物资储备不足、居民防范意识不强、各级政府责任不明确等问题。我们可以借鉴美国制定预防框架的思路，建立一个具有我国特色的预防文件，同时还要注意维护。

12.3.8.2 建立和完善我国的情报机制

重大突发事件的情报信息包括自然灾害、卫生医疗、恐怖袭击等方面的情报。借鉴美国预防协调体系的划分，成立专门的协调机构和情报机构，加强各级政府的协调合作，共享情报和信息。获取及时、准确和全面的相关情报，才能提前采取行动，及时避免和防止灾害的发生。将情报和信息共享置于主导地位，重视筛查搜索，对于预防这些重大灾害具有重要作用，也是其他工作的前提和关键。

12.3.8.3 建立和健全我国的物流保障部门

针对重大灾害导致的应急物资不足问题，美国设立了专门的物流保障部门，如美国的 DHS、GSA 和 DHS 下属的 FEMA。美国设有 8 个配送中心、2 个仓库和众多分发节点，以预备灾害的发生。我国也应该逐步建立全国应急物流网络，选取枢纽城市作为国家应急物资配送中心，并结合地区仓库和配送点，实现全国范围的覆盖。

12.3.8.4 地方政府根据地方特点制订预防计划

地方政府在预防重大突发事件时，发挥着重要的协调作用。美国的地方政府不仅与邻近地区、州、私营企业和非营利组织协调预防资源和能力，还与社区、私营企业和非营利组织建立伙伴关系，以查明和防止重大灾害和恐怖主义行为，并负责监督当地预防活动的实施。我国的地方政府也可根据当地实际情况，制订重大灾害预防计划，以提高我国应对突发事件的预防能力。

12.3.8.5 个人、社区和家庭增强预防意识

美国国家预防框架将社区和家庭也纳入其中，社区和家庭在预防重大突发事件和恐怖主义方面发挥着重要作用。正如 2003 年的"非典"和 2020 年的新冠肺炎一样，重视社区和家庭的作用，家庭和个人的警觉和意识有助于各地区乃至国家预防工作的开展，有助于更多人员的安全保障。

12.4 美国国家保护框架

12.4.1 美国国家保护框架概述

美国国家保护框架（NPF）属于美国国家层面的一个单一的文件，是国家备灾工作的一部分。它提供了一种统一的方法，以协调跨越不同管辖范围和责任领域的保护活动，为保护活动的跨区域协调提供国家模式。

美国国家保护框架的主要目的是：为各不同对象的管辖范围、部门和任务活动提供统一的方法，为国家备灾工作提供参考，保护美国免受最大的风险，保障国家和人民的利益不受损害。

美国国家保护框架的主要内容包括：保护框架的指导原则和内容、核心能力、基于核心能力的两种保护行动（常规状态下的保护行动和威胁加剧状态下的保护行动）、各参与主体之间的协调与合作。

12.4.2　保护框架的指导原则和指导内容

国家保护框架描述了整个社区——从社区成员到政府领导人，为防范恐怖主义行为、自然灾害和其他威胁或危险应做的事情。保护任务本身是分散的，因此在不同权力下运作的机构、组织和社区在不同管辖范围内开展了一个保护特派团的活动。

12.4.2.1　指导原则

以下原则指导保护核心能力的开发和支持交付：

（1）要符合顶层设计的相关规定。框架中描述的流程和政策要根据现有法律法规执行，特别是涉及隐私、公民权利和人权的法规和政策；而且当提供保护能力和人员执行事故操作时，它们应符合 NIMS 和用于规划与执行的适当事件指挥结构。

（2）保护往往是在不同的部门和地理区域提供的，因此需要采取分散的、相互知情的行动，这就特别强调了在保障各个保护社区的自主权的同时要注意信息共享。

（3）框架描述了一项共同计划，并没有规定组织的国家结构，概述的是一种国家联合建设能力的手段，以及支持保护任务的分权组织联合提供这些能力的结构。

12.4.2.2　指导内容

保护的核心能力使一系列活动得以开展，在保护框架中，对供应链物流计划组件进行分析时，包括但不限于以下活动：

（1）对供应来源的保护。确保美国的空、陆、海港和边境安全，防止人员和货物的非法流动，同时促进合法的旅行和商业活动。

（2）对关键基础设施的保护。保护关键基础设施的物理和网络元素，这包括采取行动遏制威胁、减少漏洞或最大限度地减少相关的后果。关键基础设施安全和复原力涉及的部门包括交通运输系统、供水和废水系统、通信系统、能源系统、金融系统等。

（3）健康保障。确保国家及其人民在面对健康威胁或具有潜在负面健康后果的事件时做好准备、受到保护并具有应变能力。同时也要保护移民安全。

（4）运输安全的保护。确保美国运输系统和空域免受威胁和危害，在保障公民权利、尊重隐私和保护公民自由的同时，使合法旅行者和货物能够在不担心受到伤害或重大破坏的情况下运输。另外，对运输运营商进入供应链的资质审查也是十分必要的。

12.4.3　保护框架的核心能力

保护任务包括采取行动阻止威胁、减少漏洞或最大限度地减少与事件相关的后果，有效地保护整个社区以及与国际伙伴密切相关的组织并且统一做法。国家保护框架的重点是保护在稳态条件和逐步升级的环境中都适用的核心能力。在事件发生之前或期间，以及在应对威胁升级时，做出决策并加强保护行动。稳态条件要求常规的、正常的日常操作。升级的条件要求在威胁增加、警戒加强或在事件反应期间，支持计划中的特别活动，在这些活动中需要增加或加强保护活动。保护框架涉及有助于在国内保护国家的核心能力。按任务划分的保护框架核心能力见表 12.5。

表 12.5　保护框架的核心能力

序号	核心能力的三层设计理念	核心能力的内容
1	顶层设计	规划
		行动协调
		公共信息和预警
2	中层设计	拦截和干扰
		情报和信息共享
		筛查、搜索和检测
3	行动设计	网络安全建设
		物资保障措施
		保护计划和活动的风险管理
		供应链的完整性和安全性

从表 12.5 中可以看出，全国保护框架的核心能力在流程上遵循着行动规划、公共信息和预警、行动协调的顶层设计；共享情报和信息、拦截和干扰威胁、筛查、搜索和检测的中层设计；网络安全建设、物资保障措施、保护计划和活动的

风险管理、供应链的完整性和安全性的行动设计。下文主要分析行动设计部分。

12.4.3.1 网络安全建设

（1）进行访问控制和身份验证。为保障应用和支持必要的物理、技术和网络措施来控制关键位置和系统的准入，需要实施和维护协议，以验证身份并授权、授予或拒绝对可能被利用造成危害的物理和网络资产、网络、应用程序和系统的物理和网络访问；还要控制和限制执行合法活动授权的个人对关键地点和系统的访问。

（2）网络安全的保护。通过合作性网络安全举措，一方面可以实施对策、技术和政策，以保护可能被利用造成危害的物理和网络资产、网络、应用程序和系统；另一方面可以根据风险评估和事故应对能力得出的脆弱性结果，尽可能地确保公共和私人网络以及关键基础设施（如通信、金融、电网、水和运输系统）的安全。

（3）合作伙伴关系的建立。与政府和私营部门网络事件或应急响应团队建立正式伙伴关系，与合作伙伴协作制定计划和流程，以促进协调的事件响应活动。以高效的方式接受、分类和协作应对事件，确定负责网络安全的社区与依赖网络安全的物理系统之间的伙伴关系，确定信息通信技术和信息系统供应商与其客户之间的关系，以确保持续的产品网络安全、业务规划，并在必要时过渡到响应和恢复。

（4）网络信息共享。国内和国际政府及私营部门共享可采取行动的网络威胁信息，以促进共享态势感知；通过合作的网络安全倡议和努力，实施风险知情标准，以确保关键信息、记录和通信系统及服务的安全性、可靠性、完整性和可用性。利用信息和情报资产来识别、跟踪、调查、破坏和起诉威胁国家公共和私人信息系统安全的恶意行为者。创建具有弹性的网络系统，使基本功能得以不间断地持续。

12.4.3.2 物资保障措施

该项核心能力是指在对风险知情的情况下，保护与关键业务活动和关键基础设施部门相关的人员、边境、结构、材料、产品和系统的政策。这种能力包括通过控制人员流动和保护国土、边境和关键基础设施，对威胁、漏洞或后果采取行动以降低风险。在实施过程中有如下具体措施：

（1）首先要确定需要保护的资产、系统、网络和功能并确定其优先级；

（2）通过对关键运营活动和基础设施进行风险评估，确定必要的物理保护、对策（包括医疗对策和非药物对策）和政策；

（3）保护重要的生命线功能（包括能源、通信、运输以及水和废水管理）；

（4）制订和实施安全计划（包括业务连续性计划），以解决已确定的安全风险；

（5）制定和实施基于风险的物理安全措施、对策、政策和程序；

（6）对工人进行安全培训，重点是防护意识和反应；

（7）制定和实施生物安保和生物安全方案和做法；

（8）酌情利用联邦采购计划，以确保采购的最大成本效益、安全性和互操作性。

12.4.3.3　保护计划和活动的风险管理

该核心能力主要是识别、评估和确定风险的优先级，为保护活动、对策和投资提供信息。风险管理是一个系统的分析过程，用于考虑危及资产、个人并确定降低风险和减轻后果的行动。威胁评估是一种决策支持工具，可帮助规划安全计划。威胁评估根据各种因素确定并提供对威胁以及事件的潜在致命性和其他后果的评估。有如下具体措施：

（1）及时准确地收集所需数据，以有效地识别风险；

（2）开发和使用适当工具，查明和评估威胁、风险和后果；

（3）在社区内建立分析和评估风险和复原力的能力；

（4）识别、实施和监控风险管理计划；

（5）更新风险评估，以便根据物理环境（包括气候变化影响）、老化的基础设施、新的发展、新的缓解项目和举措、事后验证、新技术或改进的方法，以及更好或更新的数据等领域的变化重新评估风险；

（6）依靠原始数据或模型得出的经验、教训验证、校准和加强风险评估；

（7）利用风险评估设计演习，并确定缓解项目和举措的可行性；

（8）制定统一的方法，投资于安全和有复原力的基础设施，以使社区能够承受灾害的影响，从而有效应对、快速恢复，适应不断变化的条件，并管理未来的灾害风险。

12.4.3.4　供应链的完整性和安全性

该核心能力依赖于关键节点、节点之间的运输方法以及供应商和消费者之间的材料运输。全球供应链的扩张性使其容易受到蓄意或自然原因的破坏。全球供应链系统的多式联运和国际性质要求做出广泛的努力。保护依赖于分层的、基于风险的和平衡的方法，将必要的安全措施和弹性规划集成到供应链中。有如下具体措施：

（1）将安全流程整合到供应链运营中，以确定关注点并在流程中尽早解决；

（2）分析与供应链运作有关的关键依赖关系和相互依赖关系；

（3）使用风险管理原则来识别、减轻和保护关键基础设施和系统漏洞；

（4）实施实体保护、对策和政策，以确保关键节点、节点之间的运输方法和运输中的材料的安全并使其具有弹性；

（5）利用复查和检测能力，查明不是所称货物、被污染、未申报或被禁止的货物并防止货物在通过该系统时遭到破坏或被误运；

（6）使用多层防御来抵御各种传统和非对称威胁；

（7）适当使用技术、法律和政策、受过适当训练和装备的人员以及有效的伙伴关系。

12.4.4 基于核心能力的保护行动

12.4.4.1 常规状态下的保护行动

在常规状态下，确定针对威胁和危险进行保护所需的措施的过程有 6 个步骤。保护的责任由保护界共同承担，包括个人及其家庭、各级政府、私营和非营利部门。而且鼓励负责保护工作的所有实体，包括各级政府、关键基础设施所有者和经营者以及企业利用稳态协调进程，确定完成保护任务所需的核心能力。图 12.7描述了常规状态下的保护过程。

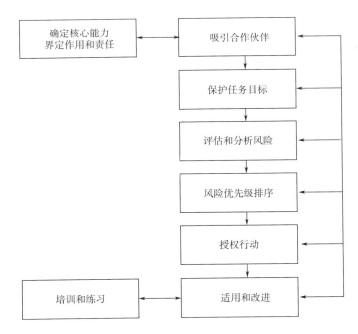

图 12.7 常规状态下的保护过程

（1）吸引合作伙伴。保护周期的这一步骤通过确定更多的保护伙伴来确定社区或管辖区的地方协调结构的规模和范围。保护伙伴将根据保护任务确定所需的核心能力，并界定每个保护伙伴的作用和责任。

（2）确定保护任务的目标和目的。这一过程的第二步是确定社区或司法机构试图保护的究竟是什么。所期望的目标和目的可能因管辖范围或责任领域而异，取决于风险状况和运营环境。协作产生的目标和目的有助于建立所需的长期安全态势和恢复标准的共同愿景，并应反映所有合作伙伴的广泛保护目标。保护合作伙伴还可以在风险管理期间利用这些目标，以最佳方式确定哪些具体的保护核心功能和防护战略最显著地加强了该地区的安全。保护过程中的步骤应包括确定将复原力纳入规划和执行工作的机会。

（3）评估和分析风险。在此步骤中，保护合作伙伴将评估和分析风险，以获得共同的风险状况。没有规定风险评估的具体方法。无论使用何种方法，都必须评估潜在的威胁、危害、脆弱性和后果，以便对它们进行比较和排序。在这一步骤中，保护合作伙伴收集关于国际和国内恐怖主义的潜在威胁和危险的数据，包括人为灾难和自然灾害、气候变化和基础设施故障等。数据收集可确定潜在的问题、挑战或可能与特定活动或保护任务的规模和范围相关的漏洞。这一过程涉及对当前和历史信息的研究。

（4）评估并确定优先级。在此步骤中，保护合作伙伴使用风险分析结果来评估其保护活动是否存在潜在风险。合作伙伴还考虑到特派团的目标和目的，确定其保护能力需求和工作的优先次序。

（5）权力下放和授权行动。在这一步骤中，保护伙伴采取行动，实现确定的保护目标和目的。他们在不同的授权下，与特派团其他伙伴协调，开展保护活动，以处理该过程早些时候确定的优先事项。

（6）促进不断适应和改进。这一步骤包括确保持续改进的行动，如培训和练习、确定经验教训和审查评价结果。对不断变化的风险的适应能力是随着效率的提高而产生的。这一过程可能会导致社区或辖区重新审视该过程中的任何先前步骤。

12.4.4.2 威胁加剧状态下的保护行动

当威胁加剧时，机构间的协调可能会被压缩。在这种情况下，社区迅速采取行动，协调多项司法保护活动（例如，信息共享、制定机构间行动方针、通信规划或协调、评估分析和建模、资源的预警和部署以及所需的其他活动）与联邦各部门和机构以及受影响的管辖区进行协商和协调。图 12.8 描述了此保护升级决策流程。

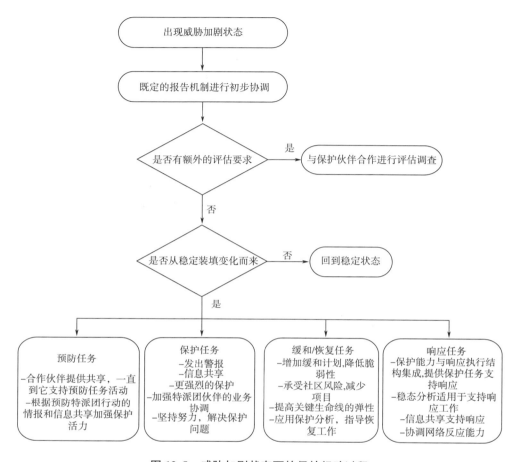

图 12.8　威胁加剧状态下的保护行动过程

12.4.5　各参与主体间的协调与合作

协调结构是维持和提供核心能力的机制。国家保护框架依赖于整个社区现有的各种协调结构，并确定统一的办法使各管辖区、特派团活动和责任领域保持一致。在稳定状态下，协调结构能够支持稳定状态保护任务的活动并加强国家的能力，以增强其保护态势。威胁加剧时期，这些结构用于进行规划、实施培训和演习方案、促进信息共享，目的是确定研究和开发的优先事项和技术要求，解决共同的弱点，协调资源，并提供保护能力。本部分概述了广泛的国家协调结构类别，并就这些结构如何共同开展保护任务提供了统一的方法。

12.4.5.1 区域间的协调与合作

（1）通过伙伴关系进行协调。这种协调是一种通过各级政府现有的伙伴关系以及与私营和非营利部门的伙伴关系，协调保护特派团的能力。现有保护伙伴关系或联盟的例子很多，从以社区为基础的计划到地区公私理事会、联合工作队、医疗联盟，以及基础设施保护协调理事会，已经有许多社区和区域团体促进支持保护和备灾的行动。这些伙伴关系可能跨越关键的基础设施部门和地理边界。它们允许交流专门知识和信息，并通过互助和援助协定提供潜在的资源来源。

例如，国家基础设施保护计划（NIPP）就主张各级政府和重要基础设施所有者、运营者共同承担重要基础设施的安全和复原力。这一伙伴关系的重点是关键基础设施的安全和复原力。特定部门机构（SSA）为特定部门的关键基础设施安全和复原力活动提供专门知识和日常参与。每个部门都与部门利益攸关方（包括设施所有者和运营者、地方、区域或都市、州、部落领土、岛屿地区和联邦机构、执法界、行业协会）建立了伙伴关系，并与州国土安全顾问建立了部门、政府和跨部门理事会和信息共享机制（例如，信息分享和分析组织旨在提供一个保护规划、风险管理以及实施保护的方案，用来加强物理和网络安全）。

SSA 负责与公共和私营合作伙伴合作，制定安全和复原力方案和战略。由于各地区面临的具体挑战和相互依存关系以及公共、私营和非营利组织的广泛性和多样性，在 IT 部门区域工作往往很复杂。为审议区域问题而结成的区域伙伴关系主要侧重于单一基础设施部门的区域伙伴关系（如农业安全多国伙伴关系），这种各部门之间自愿公共、私营合作和信息共享对于实现保护任务中的核心能力的关键目标和维持方案至关重要。

（2）业务协调。业务协调是指在大多数司法管辖区，通过整个社区的分散提供核心保护能力。州和主要城市融合中心作为地方、部落和社区的协调中心，并且在政府之间接收、分析、收集和共享与威胁有关的信息的国家环境的私营和非营利部门。同样，地方、部落和州的行动中心协调和裁决支持保护合作伙伴的资源。比如，国土安全部通过国家基础设施协调中心和国家应急中心协调关键基础设施安全和复原力活动。这些结构指导国家努力在以下方面进行协调：公共和私营部门伙伴、城市融合中心和特遣部队之间的协调以及与作战和融合中心的信息共享。这些中心还为制定缓解规划工作提供了深刻见解和经验教训。

（3）通过既定的制度和原则进行协调。国家保护框架提倡使用指导原则

（如 NIMS 中所包含的那些）以协调私营和非营利部门和各级政府保护特派团内的核心能力。比如，NIMS 提供了指导方针，使具有不同法律、区域和职能责任的组织能够进行协调、计划并有效互动。每个参与组织都有自己的权力、责任和问责制。NIMS 的组件、概念和原则支持在多个任务领域发挥积极作用的组织过渡。

12.4.5.2 联邦间的协调与合作

在联邦一级，存在一系列协调结构，以促进伙伴关系来进行规划、信息共享和实现保护任务资源和行动的同步，侧重于对已经建立或将要建立的结构进行的政策层面的协调。例如，国家安全委员会（审议需要总统决定的国家安全政策问题的主要政策机构，是总统协调各行政部门和机构的主要手段）建议并协助总统整合影响美国的国家安全政策的所有方面，包括国内、国外、军事、情报和经济（与国家经济委员会合作）连同其下属委员会，以促进国家安全政策的实施。

联邦部门和机构除了国土安全部部长的法定职责和其他职责外，国土安全部部长负责协调所有行政部门的国内所有灾害防备工作，并与各区域政府、私营和非营利部门以及公众协商。在保护方面发挥作用的所有行政部门和机构的负责人负责国家的准备工作及其法定的作用和责任。联邦政府通过广泛的协调结构，促进保护特派团内部的协调。在国家保护框架下，各联邦部门或机构根据其权限和威胁或危险的性质承担主要的协调作用，国土安全部部长将酌情召开一次或多次联邦部门和机构代表会议，讨论和审议保护任务内核心能力的协调问题，重点是：根据国家保护框架和其他国家备灾系统执行工作进行备灾规划和协调；与保护活动有关的信息共享；整个社区的协作；共同关注的问题和建议采取的行动；通过与这些任务区内的类似团体进行协调，将预防、缓解、应对和恢复工作结合起来。

12.4.5.3 机构间的协调与合作

为应对风险增加或需要围绕保护任务问题开展更多活动，国土安全部部长可通知各部门和机构需要支持本框架中概述的逐步升级的决策过程，或者各部门和机构的领导也可将此种需要通知国土安全部部长。联邦部门和机构领导人可通过现有的国土安全部或机构间协调论坛举行会议，以支持机构间保护计划，用于管理和解决紧迫的保护问题。这种逐步升级的协调没有固定的职能或一套责任，而是根据紧急保护问题的性质和要求召开的。在稳态操作期间，十项保护协调活动中的常设机构间协调小组举行会议，以协调规划和信息共享工作，在联邦政府中任职。

12.4.5.4　跨部门间的协调与合作

该项协调结构是在一系列相互重叠的权力、能力和职能范围内协调保护活动和任务，向政府实体提供权力的法律，指导开展保护任务活动的专业安排，同时提供了保护活动的模式，旨在保护国家免受复杂的威胁和危害。同样，威胁和危险影响到多个学科，并跨越部门和管辖范围，通过在现有协调结构之间建立联系，统一了保护特派团内的安排。协调结构通过联合国家能力、培养联合计划、分析产品和跨越任务区的信息共享渠道而整合。

12.4.6　保护框架的指导作用

国家保护框架的应用有利于政府和各部门建立合作伙伴关系、加强社区安全的相关规划、培训和演习、做到信息共享。该框架所载的保护程序和指导原则提供了一种结构化和统一的方法，能够灵活且适应现实情况。因此，将规划、培训和演习的重点放在保护核心能力上，可以加强防备。本部分概述了如何在联邦一级的保护任务中应用行动规划。

12.4.6.1　业务规划

在整个社区制定业务规划，明确管辖的优先事项、目标、战略以及为防范潜在威胁从事执法和保护活动。从联邦的角度来看，综合规划有助于说明联邦各部门和机构以及其他国家一级的全社区伙伴提供适当的资源的途径。目的在于在适当的时候支持地方、区域/都市、州、部落、领土、岛屿地区和联邦业务。

12.4.6.2　部门一级的行动计划

为维持国家备灾系统，每个执行部门和机构要在必要时制订和维持周密的部门级业务计划，以提供保护核心能力，履行组织责任。各部门和机构可使用现有的计划、协议或标准操作程序或指南来制订此类计划。部门一级的行动计划确定了具体的关键任务和责任，包括如何满足资源需求和《财务执行计划》中涉及的其他具体规定。部门一级的行动计划还利用了保护的综合因素（处理风险、规划和实施协调、沟通程序以及共享资源）和保护的核心能力。

12.4.6.3　联邦机构间行动计划

联邦机构间行动计划（Federal Inter-agency action plan，FIAP）描述的是联邦各部门和机构如何合作以提供保护的核心能力。政府、私营和非营利部门使用FIAP为正在进行的保护规划、培训在其管辖范围或组织内进行演习。同时，各层级间进行协作来支持FIAP的发展。有关联邦能力的信息将使政府、私营和非营利部门能够更准确地关注地方、区域/都市、州、部落、领土和岛屿地区的资源和能力要求。这些区域在支持国家保护框架的规划工作中应解决以下问题：

（1）对特殊群体的关注。要与所有相关利益攸关方合作，包括为有无障碍和功能需求的个人（包括残疾人、英语水平有限的人、患有急性疾病以及来自不同种族和族裔社区的人）设立的倡导组织。

（2）信息共享和协调结构的建立。制作了详细的操作手册来指导如何以协作方式协调和执行保护操作，注意要与其他计划同时执行保护计划。

（3）资源的整合。快速整合资源和人员以加强稳定状态行动的具体规定。

（4）明确重点和需求。行动计划首先要明确以下几个点：描述清楚关键任务、不同区域对应的角色和职责、了解资源和人员需求、计划的制订要考虑到区域分散的多种威胁和危险。

12.4.7 保护框架对我国的经验借鉴

12.4.7.1 因地制宜，分区管理

在美国国家保护框架中，强调公众参与，各个主体都会加入进来，个人、社区和家庭—州—联邦，这样一来保护活动就会变得分散不成体系。于是美国就在不同权力下运作的机构、组织和社区在不同管辖范围内开展了一个保护特派团的活动。国家保护框架旨在促进协调保护特派团的活动，以应对日益变化的环境。同时，保护团活动的权力下放和适应性适应于风险的性质，国家保护能力的提供依赖于一个覆盖全国的协调结构网络。这样的分区管理既能迎合保护框架的需要，又能结合当地的实际情况进行灵活调整。我们国家是一个国土面积庞大、人口众多的国家，而且各省市间又有很大的差异性，因此在借鉴美国应急体系的时候就可以参考这样分区管理的思路。

12.4.7.2 应急体系需要核心能力支撑

美国国家保护框架的运作一切都是建立在核心能力的基础之上，有了这个根基才能适应外界环境的不断变化。这是因为虽然核心能力的基本思想是固定的，但也不是一成不变的，它会随着政策、组织结构、环境等的变化而不断调整，具有灵活性。我国的应急体系起步晚，发展不成熟，很多时候还很盲目，并没有分清楚应急的重点，这时候就需要核心能力来支撑，分清主次，以不变应万变。

12.4.7.3 常态和应急状态都需要兼顾管理

在美国国家保护框架中，基于核心能力的保护行动可以拓展成两个状态：一个是常规状态下的保护行动，另一个是威胁加剧状态下的保护行动，但是在事故

突发的时候容易把焦点只放在当前的紧急状态下，往往会忽略掉常态下的管理。实际上，常态状态下的管理同样重要，只有常态下打好管理基础，在面对威胁加剧的时候才能更有经验。我国的应急体系中对于常态化的管理重视不够，这个时候应急物资储备不足、风险管理意识不够等问题就暴露出来了。因此，我们不但要做到及时响应，更应该兼顾常规状态下的应急管理。

12.4.7.4　要强化供应链对物流的协调与合作

在美国国家保护框架中有一项核心能力是保障供应链的完整性和安全性，这个核心能力依赖于关键节点、节点之间的运输方式以及供应商和消费者之间的物资运输。物流在突发性的事件中扮演着非常重要的角色，积极调动物流，结合商流、资金流和信息流实现共享，充分利用各种资源进行有效资源配置，这样一来可以强化供应链，增加供应链的弹性和韧性，从而实现供应链各环节之间的无缝衔接。

12.5　美国国家减灾框架

12.5.1　美国国家减灾框架概述

美国国家减灾框架（NMF）的主要目的就是建立一种全民参与的、有风险意识的、有抵抗灾害并从中恢复的能力的文化。减灾就是通过系统地预测可能危及社会未来的发展趋势，在事件发生前采取适当的措施来管理或降低长期风险，并尽可能减少应急响应时的要求。在灾后恢复阶段的减灾工作有助于加强和建设一个社区的复原力，以抵御未来的灾害。为了实行有效的减灾措施，首先要全面了解基于威胁和危害的风险，然后通过避免、减少和转移这些风险来减少社区脆弱性并建立个人和社区的复原力。所以，这个框架是由风险驱动的，这些风险包括各种自然灾害、重大传染病、大型事故、恐怖袭击、网络攻击以及气候变化的影响。减灾框架侧重于人们每天可以开展的活动，而不仅仅是灾害期间的活动。

该框架的重点是政府通过向个人和社区提供信息、资源、知识和技能来加强社区的抗灾能力从而减轻灾害的影响，通过全社会的努力来建立一个健康、适应性强、有能力迅速恢复的社会。该框架描述了整个社会中的各个角色的减灾作用，并阐述了国家如何通过开发、利用和协调核心能力来减少生命和财产损失的过程。该框架以丰富的基于实证的知识和社区经验为基础，力求通过在整个社区内使用提高减灾能力的政策、服务和资源来增强风险意识，促进社区复原力的建设。这种对风险和复原力的关注，使国家减灾框架的内容渗透到国家防备任务从预防到恢复的所有领域。

12.5.2 减灾框架的指导原则

美国国家减灾框架要建立的备灾文化体现在四项指导原则上，这些原则为减灾任务和减灾核心能力的执行奠定了基础。

12.5.2.1 保持持续的复原力

该原则强调在灾害发生前，做好人员、财产、关键基础设施资源和经济的准备，以便能够承受或吸收事故的影响，并在事故发生后以维持生活方式不变的方式反弹和恢复，这样社区和国家就能够保持稳定而且更有韧性。个人、社区、非政府组织、各级政府和私营部门还要在经济、卫生、社会和环境层面做长远考虑，以确保复原力的持续增强。

12.5.2.2 重视地方领导的执行

该原则强调要给予正式的和非正式的地方领导一定的支持和自主权，这样他们能够在地方执行长期有效的减灾措施，积极去发现风险，降低社区的脆弱性并增强其复原力。

12.5.2.3 以包容的态度建立积极的伙伴关系

该原则倡导全社区的各种团体集体行动，共同去降低社区的风险和脆弱性。社区内最有效的伙伴关系就是利用多学科联盟和所有可用资源来确定、发展、促进和加强新的和现有的协调结构，以便统一行动，提高所有参与者的能力，从而提高社区复原力。包容的态度要求参与建立这种伙伴关系的人或组织应包括老年人、残疾人和其他有无障碍和功能需求的人以及种族、文化和族裔多样化的社区、英语水平有限的人以及儿童权益倡导者。

12.5.2.4 建立有共同的风险意识的文化

共同的风险意识的文化是指每个人都有责任做适当准备以应对未来将发生的灾难。该原则强调通过全面和审慎的风险管理，使整个社会能认识、预测和准备应对未来的威胁和危害，这包括内部和外部的威胁和危害，从而变得更具复原力。

12.5.3 减灾框架的核心能力

美国国家减灾框架描述了实现美国备灾目标的能力中的 7 项核心能力，个人和家庭、社区、私营部门和非政府组织以及各级政府通过评估其特有的风险和现有资源，来确定是否以及如何进一步发展和部署这些能力。本部分总结了每一个减灾核心能力所包含的内容及其在加强供应链弹性过程中的一些具体应用。图 12.9 展示了减灾框架的 7 个核心能力。

12.5.3.1　规划

在减灾任务范围内，规划是一个系统化的过程，将风险评估得到的数据和信息转化为整个社区需要优先采取的行动和优先实现的目标，减灾规划利用社区工作推动跨部门、跨学科的合作，共享风险分析和脆弱性评估，以消除冗余、节约资源，并确定共同的解决方案。有效的规划是由整个社会的需求驱动的，并且会随着时间的推移不断发展，可以在出现新的风险和漏洞时加以修改完善。

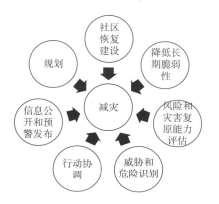

图 12.9　减灾框架的核心能力

美国通过构建社区生命线为联邦、州、地方、部落和地区政府以及私营部门和非政府实体提供了一个统一的关于救灾要素的表格。美国在加强供应链弹性过程中就是通过比较容易获得的数据来确定围绕社区生命线的供应链的关键信息，这包括关键供应商、供应节点和需求节点、货物目的地、支持供应链运作的基础架构以及针对主要供应商的威胁和危害的风险信息。然后由政府应急管理代表与供应链的各利益相关方以及专业的供应链管理人才进行跨部门、跨学科的合作交流，确定所要解决的问题和采取的行动的优先级，并据此制订一个关于供应链的减灾计划。

12.5.3.2　信息公开和预警发布

该能力通过使用明确、一致、无障碍以及文化和语言上的适当方法，为整个社区提供风险和危险信息，指导整个社区采取及时、可靠的行动，为那些在灾难发生前制定基于风险的恢复决策和灾后授权采取行动的人员提供了关键信息。这种及时、准确和公开的信息共享和对所有利益相关方的关注和尊重，为有效的行动奠定了基础。

12.5.3.3　行动协调

该能力就是建立并维持一个统一协调的运作结构和流程，适当整合所有关键参与方并支持核心能力的执行。通过行动协调将减灾工作纳入日常活动、灾后响应和灾后恢复工作。行动协调能力是所有其他减灾能力的基础，也是建设整个社区复原力所必需的。具体地说，它利用其他减灾能力和其他任务领域来促进资源共享、相互协作和整个社区的减灾工作，这种协调工作的执行可以是一份文件或是一个协调机构。实际上美国为了确保各减灾能力的执行，在各个层面都建立了一些协调机构，详见"12.5.4 减灾活动的参与者和协调结构"。

12.5.3.4 威胁和危险识别

通过国家和地方的双向协作，持续收集关于威胁和危险的及时和准确的数据，确定地理区域内发生的威胁和危险，如确定地震频率和震级，并将其纳入分析和规划进程，以便清楚地了解社区或实体部门的需要。

12.5.3.5 风险和灾害复原能力评估

风险和灾害复原能力评估是通过算法或其他方法对威胁、危害、脆弱性、后果、需求和资源进行评估，以确定风险及其优先级，从而使社区成员、决策者和响应者能够做出明智的决策并采取适当的行动。风险和灾害复原能力评估的结果可用于增强风险意识，为规划工作提供信息。

基于第四和第五个核心能力，美国将供应链风险识别和评估的重点放在以下几个方面：

（1）供应来源：供应节点可能位于海外、全国或危险区域。要考虑哪些潜在事件可能会影响供应商的生产（例如，极端天气或自然灾害、政治动荡、重大传染病）。

（2）分配点：检查受审查网络内供应链的分发点。多个分发点可能有助于将供应重新分配到其他分发中心，以减轻灾难期间当地的分发压力。

（3）库存：灾害发生后，当地相关部门可能需要扩大供应链暂时无法提供的社区生命线。在后勤计划期间，政府应急管理代表应在紧急情况下检查库存供应标准、补给间隔、存储设施及其电力要求，并在紧急情况下及时补充库存。及时的补给可以缓解供应链的短期中断带来的影响。

（4）路线：在分析供应链时的一项工作是分析正常的运输方式和正常的运输路线，供应链物流计划要确定主要供应路线和替代路线。在灾难发生后，当地部门可能会放弃对路线的承重和噪声限制等特殊考虑。规划团队应考虑废弃物管理计划（谁将先清除哪条道路，以及废弃物会送到何处）。

（5）燃料：要考虑供应链物流中的车辆类型和燃料，因为不同的供应车辆可能需要不同类型的燃料。燃料的获取、储存和重新供应程序对于恢复供应链至关重要。

（6）运输运营商：供应链贯穿空中、陆地和海洋。飞行员、驾驶员和机长的授权和可用性可能需要针对各种供应链的特殊考虑。例如，在医疗供应链中，严格的规则涉及谁可以运输某些产品以及这些产品的跟踪和责任制。温度和环境控制的要求也可能会限制可以提供服务的运输公司。运输运营商通常严重依赖信息技术和通信来指导其移动和交付，要考虑是否存在解决这些常规功能损失的计划。大规模灾难会大大减少可用的运输人员、驾驶员和调度员，通过与工会、志愿者组织、私营或公共部门签订的谅解备忘录可以缓解紧急情况下缺乏授权驾驶员的情况。另外，对运输运营商进入供应链的资质审查也是十分必要的。

12.5.3.6　社区恢复力建设

通过风险管理和利用其他核心能力提高社区的所有领域——经济、卫生、社会科学、住房、基础设施、自然和文化资源的抗灾能力，为个人和社区提供认识、理解风险并通过沟通和规划抵抗风险的能力，以适应、抵御风险和迅速从今后的事件中恢复过来。

12.5.3.7　降低长期脆弱性

通过降低不利后果的可能性、严重性和持续时间，降低社区对自然、技术和人为造成的威胁和危害的脆弱性。建设这一能力可增强经济、住房、卫生以及社会、自然和文化资源的复原力和活力。降低长期脆弱性需要致力于长期规划和投资进程，以确保社区的复原力和活力。

美国为了降低供应链的长期脆弱性，在审查供应链、建立伙伴关系和制订恢复计划之后，就开始维护工作。由于供应链发展非常迅速，保持供应链的弹性需要与各参与方持续协作分析数据和完善计划。在这个过程中政府应急管理代表首先要保持和维护与各参与方的关系，确保各参与方都参与进来；其次要验证和完善数据，要对供应链的发展和更新的数据保持敏感，与主要参与方进行定期对话以识别变化，通过合并已确定的更改方案来完善计划或制订新计划以增强供应链的弹性，降低其长期脆弱性。

12.5.4　减灾活动的参与者和协调结构

美国国家减灾框架目标的实现离不开整个社会的努力和全国各级部门的协调。该框架不仅描述了整个社会各个角色在减灾活动中的职能，也描述了在社会各个层面建立的协调结构以确保各参与方一起协作执行减灾的核心能力。本部分主要介绍减灾框架的参与者和它们之间的协调结构。

12.5.4.1　减灾活动的参与者及其减灾职能

减灾能力的执行取决于整个社会的个人、家庭和住户、社区、非政府组织、私营实体部门、地方政府、州、部落、领土和岛屿的地区政府、联邦政府，在这些层面上的广泛合作可以确保最大限度地利用现有的知识和资源。它们的主要职能概括如下：

（1）个人、家庭和住户。个人或家庭做好充分准备是建设有复原力的社区的基础。个人、家庭和住户都应该采取行动做好应对突发事件的准备，这样不仅会减少破坏性灾害的影响，也会减少对补充资源的需求，从而使整个社区的成员都从减灾行动中受益。

（2）社区。社区是共享目标、价值观或宗旨的统一群体，而不是以地理边界或管辖权来定义的，每个社区都有分享信息和促进集体行动的功能。推动减灾行动的社区包括社区服务团体和机构、邻里间的伙伴关系和包括残疾人以及其他有无障碍和功能需求的人在内的社区、针对具体灾害的联盟和实践社区。虽然规模各不相同，但社区可能是采取具体管理行动和减少其具体风险的最有效行为者。在许多社区，地方公民团理事会协助将政府和公民领袖及组织聚集在一起，这些地方公民团理事会广泛参与评估和审查社区风险，并整合社区资源。

（3）非政府组织。非政府组织和非营利组织包括志愿组织、信仰组织和国家专业协会以及教育机构，其在促进整个社区的复原力方面发挥重要作用。这些组织可以提高政府的工作效率，为社区内的各种特殊群体提供服务。非政府组织还可以向社区提供培训、教育以及一些行动建议，它们也可以在减灾政策讨论中代表社区和许多团体。

（4）私营实体部门。私营实体部门（如当地企业、大公司、医疗保健公司和其他服务公司）是社区的组成部分，它们的作用在减灾工作中不可或缺。作为美国大部分基础设施的所有者和经营者，私营实体部门对于通过规划和降低长期脆弱性的工作来提高复原力至关重要。私营实体部门通过帮助维持经济活力与确保货物和服务的交付来加强社区的复原能力。特别是在供应链的弹性增强的过程中，私营实体部门与政府应急管理代表保持协作，为灾后的社区生命线恢复做出重要贡献。

（5）地方政府。地方政府为了保护他们所代表的人的健康、安全和福利，也对减灾活动承担责任。在多个级别的公共服务中，他们要考虑到经济、住房、卫生、社会服务、基础设施以及自然和文化资源等要素来开发、评估和提升减灾核心能力。地方政府经常联合起来，采取跨流域或应急规划区等区域性的减灾措施。同时，地方政府也会参与到社区生命线的构建中去。在社区复原优先事项和私营部门发展之间建立联系往往直接由地方一级解决，地方政府可以通过有效地采用和执行建筑法规的方式来降低长期脆弱性。

（6）州、部落、领土和岛屿的地区政府。州、部落、领土和岛屿的地区政府作为联邦机构和地方政府之间纵向协调的渠道发挥着不可分割的作用。它们通过指定的官员，如州或部落减灾官员或国家洪水保险计划协调员，来运用减灾核心能力。州、部落、领土和岛屿的地区政府可以通过其立法机构，实施有助于政府所有相关职能部门进行减灾工作的立法，如管理地方土地使用和开发决策的法律或制定建筑法规，来促进复原力建设。

（7）联邦政府。总统领导联邦政府的减灾工作，为国家应对所有危险做好准备，包括自然灾害、恐怖主义行为以及其他人为的灾难。联邦政府为整个社区提供联邦资源、数据、信息和领导支持，在减灾方面发挥积极响应的作用。所有联邦部门和机构通过相互合作，并尽可能与地方、州、部落和领土政府、社区成员和私营部门合作来推动减灾工作。国土安全部部长负有协调准备活动的责任，包括减灾活动、应对恐怖袭击、自然灾害和其他紧急情况并从中恢复，以确保联邦统一行动。

12.5.4.2 减灾框架的协调结构

协调结构由来自多个部门或机构、公共或私营部门的代表组成，或者是这些的组合。协调结构能为减灾能力提供指导、支持以及一体化，帮助整个社区做好准备，并在地方、区域和美国各级部门建设复原力。它们确保参与灾前准备和灾后应对的各方相互之间不断进行沟通和协调。减灾框架的协调结构可以分为4个层面，如图12.10所示。

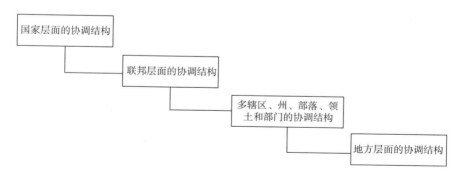

图 12.10　减灾框架的协调结构

（1）国家层面的协调结构。美国国家安全委员会（NSC）是审议需要总统决定的国家安全政策问题的主要政策机构，该机构建议并协助总统整合国家安全政策的所有方面。国家安全委员会是总统协调各行政部门和机构发展与执行国家安全政策的主要手段。美国通过建立安全保障体系来承认联邦部门和机构中存在的法定或监管机构，利用专门机构的知识来加强国家关键基础设施的保护和恢复能力。安全保障体系作为联邦政府与基础设施所有者和运营商的接口，负责确定和协调针对所有危险的特定部门的安全和恢复工作。在全美国范围内，由减灾框架领导小组来协调整个联邦政府的减灾工作，并评估美国各地开发和部署的减灾能力的有效性。美国减灾框架领导小组的成员包括相关的地方、州、部落和联邦政府代表，其中的非联邦成员可以确保联邦工作在社区的适当整合。

（2）联邦层面的协调结构。联邦机构通过使用联邦资源，在支持和激励地方的减灾行动方面发挥着关键作用。由总统领导联邦政府的减灾工作，为国家应对所有危险做好准备。国土安全部部长是管理国内事件的主要联邦官员。国务卿负责协调美国境内的准备活动，以应对恐怖袭击、重大灾害和其他紧急情况并从中恢复。国土安全部部长制定了国家减灾框架，作为一系列综合国家规划框架的一部分，虽然地方、州和部落政府通常对执行减灾活动负有主要责任，但部长对协调"准备活动"负有广泛责任，其中包括协调联邦统一的保护、预防和应急。联邦通过统一措施来支持地方、州、部落和地区的减灾活动。

（3）多辖区、州、部落、领土和部门的协调结构。多辖区、州、部落、领土和部门的协调结构根据它们所服务的人和地理的特征，建立了一套机构来推进减灾措施。现有的有关减灾的机构包括各州减灾规划委员会、节水委员会、区域/都市规划组织、地区医疗联盟等。美国每个关键基础设施部门都有一个协调理事会结构负责抗灾能力和减灾能力的部署。区域联合协调理事会、部门和政府协调理事会可以鼓励多辖区和跨部门的领导和决策。

（4）地方层面的协调结构。当地社区具有反映其历史、居民和地理的特定文化、价值观、规范和法律的特点。减灾框架旨在利用社区内能够建立复原力和社区活力的地方组织和实体，这些组织包括民营开发企业、信仰组织、志愿组织、公立和私立学校等。通过建立社区一级的抗灾团队，可以提升社区各系统的活力。美国通过多辖区、领土、国家部门和国家协调结构做出具体措施来建立和维持地方协调结构，进而帮助建立社区的经济活力和可持续性。

12.5.5 美国国家减灾框架的经验借鉴

党的十八大以来，习近平多次在不同场合就防灾减灾工作发表重要讲话或做出重要指示，他强调我国要建立高效科学的自然灾害防治体系，提高全社会自然灾害防治能力，为保护人民群众生命财产安全和国家安全提供有力保障。所以，美国国家减灾框架描述的这种通过全社会的努力对风险进行识别和评估，然后共同制订减灾计划，从而提高整个社会防灾减灾能力的体系是值得去学习的。

12.5.5.1　向社会公开减灾的相关信息

要通过宣传减灾行动的好处，说服公众建立一个有抵抗灾害并从中迅速恢复的社会，通过各种途径提高全社会对风险的认识。政府要鼓励私营实体部门和公共部门合作，通过风险分析和制订计划确定优先的减灾行动事项，并将这些信息公开给各利益相关方和采取行动降低风险的人员，完善并考虑公开发布潜在的敏感的风险信息。通过社交媒体、网站、智能手机应用程序，以及更传统的机制，如社交网络或多样化的媒体渠道，向公众通报为防灾减灾而采取的行动。要善于利用灾后的时机借媒体信息来影响公众舆论，以便采取措施实现未来的减灾。

12.5.5.2　综合多方因素制定和推广减灾规划

地方政府应当与影响规划的其他学科之间进行合作并建立共识，规划要以当地现有的专业认知和系统为基础，协调那些可能具有地理、功能或资金联系的相关计划的规划和开发，要了解组成该地区的人口统计信息和系统并确定它们之间的依存关系，要在减灾规划中纳入残疾和其他无障碍功能需求的专题专家，以考虑和处理各种因素。通过评估当地全部动物种群的范围以及它们分布的潜在问题，确保该地区规划具备全面解决人类和动物问题的能力，并计划在灾害发生之前、期间或之后采取措施加强该地区的抗灾能力。可以通过多种媒体来促进规划倡议的施行，在媒体平台上分享以防灾减灾为基础的规划在为地方创造经济活力方面发挥出有效作用的成功事例，特别是在一些地方没有规划能力的情况下，可以通过建立比如区域伙伴关系（联盟）这样的辅导机构来推广一些最佳做法。

12.5.5.3　做好风险数据的收集和处理工作

相关部门首先要确定各方的数据需求，及时、准确地开发和收集所需数据，以便有效地识别威胁和危险。通过部署和维护连续的、长期的危害数据收集系统，确保需要数据的人及时收到准确数据。以透明和可行的方式分享关于自然、技术和人为威胁的适当数据，在保护各部门内部利益的基础上共享威胁和危害识别资源，建立公私部门之间的合作。

对数据的处理方面，要及时分享新的和现有的风险评估数据，适当保护敏感数据，建立标准的数据格式，以便能够分享风险数据和评估结果。要在数据中纳入人口、基础设施状况评估信息，还有气候、地质和环境因素以及关键基础设施、生命线和关键资源等相关因素，以计算所确定的威胁和危险带来的风险。要纳入从经验教训和统计信息中获得的数据，以便有针对性地考虑特殊人群。通过教育和培训，让地方拥有评估、分析和应用风险和复原力知识的能力，这样可以确保数据用户和评估的相关方获得最佳可用数据，并了解方法中的假设和估计。

12.5.5.4 采取措施降低长期脆弱性

政府可以出台政策促使保险公司扩大自然灾害保险的适用范围来降低人们的财产损失，要让有准备的个人或家庭成为能抵抗灾害并从中迅速恢复的社会的基础。可以在社会上进行宣传活动，鼓励通过志愿服务推进备灾意识的加强。要考虑到基于物理变化以及气候变化的条件将减灾措施纳入建筑和发展项目，利用灾后恢复和建设过程中的机会，采取一些防灾减灾措施，进一步降低脆弱性。私营实体部门可以确定适当的用于降低风险的标准并将其纳入业务和资本改进项目，推进那些不会增加当地风险的项目和活动，通过与政府和当地组织协调，减少重复劳动，鼓励互补行为。地方政府要严格落实防灾减灾的地区计划，在地区执行由分析和规划产生的针对已确定风险的管理行动和项目，将避免和降低风险作为改进项目的优先事项。政府可以采用各种激励措施、法规、监管要求以及自愿倡议，在整个地区内实施成功的做法；还可以制定降低长期脆弱性的标准和做法，利用恢复过程中的机会，进一步降低脆弱性，这包括评估和更新当前的法规、政策和重新开发新的方法。

12.6 美国国家响应框架

12.6.1 美国国家响应框架概述

美国国家响应框架（NRF）阐述了对各式灾害和应急事件的救灾响应。既包括救灾中挽救生命和拯救财产及环境的行动，以及稳定社区和满足人们的基本需求，也包括应急措施的执行和支持短期恢复的行动。NRF旨在帮助司法管辖区、公民、非政府组织和企业制订整个社区计划、整合连续性计划，构建应对企业、供应链之间连带故障的能力，以及基础设施部门与私营部门和非政府组织合作，稳定社区生命线并在严重事故中恢复服务。

12.6.2　响应框架的宗旨和指导原则

12.6.2.1　响应框架的宗旨

（1）描述协调结构，以及在整个社区中整合能力的关键角色和责任，以支持政府、私营部门和非政府组织对已发生和潜在事件的响应。

（2）描述公共和私营部门以及非政府组织之间的共同努力如何在事件发生时快速地合作响应来稳定社区生命线。

（3）描述准备交付响应核心功能所需的步骤，包括救灾中企业、基础架构所有者和运营商带来的功能。

（4）促进整合和协调活动以采取相应的应对行动。

（5）通过学说提供指导，并为持续改进《联邦机构间跨部门行动计划》（FIOP），其事件附件以及实施该 FIOP 的部门和机构计划奠定基础。

12.6.2.2　指导原则

（1）建立合作伙伴关系。建立与应对伙伴之间的合作伙伴关系，定期进行清晰的沟通，有利于了解应急事件的发展与态势感知，提供准确可行的解决方案。

（2）分层响应。国家响应流程的结构旨在需要其他资源或需求时提供分层的支持，形成了联邦、州、县、市、社区5个层次的管理与响应机构，统一管理、分级响应。响应框架比较全面地覆盖了美国本土和各个领域。美国各州政府具有独立的立法权与相应的行政权，一般都设有专门机构负责本州应急管理事务，通过建立共同的事件目标，策划事件行动计划来共同管理和指导事件活动。例如，加利福尼亚州通过实施标准应急管理系统，州一级负责应急管理事务的机构为州应急服务办公室，其主任及副主任由州长任命；县一级机构主要是作为该县所有地方政府应急信息的节点单位和互助提供单位；地方一级主要是指由市政府负责管理和协调该辖区内的所有应急响应和灾后恢复活动；现场一级主要是指由一些应急响应组织对本辖区事发现场应急资源和响应活动的指挥控制。

（3）具有灵活、柔性、强适应性的操作能力。随着事件的规模、范围和复杂性的变化，响应工作必须适应不断变化的需求。资源的数量、类型和来源必须能够快速扩展，以满足与给定事件及其级联效应相关的不断变化的需求。随着需求的增长和变化，响应过程必须保持敏捷、适应性和弹性。NRF 中描述的结构和过程必须能够利用整个社区的资源来支持灾难幸存者并稳定社区。随着事件的稳定，应对工作必须灵活以促进恢复活动的整合。

突发公共卫生事件下的新技术应用与应急管理

（4）积极准备。积极主动的工作旨在确保联邦资源能够及时到达现场，从而帮助减少对地方、州、部落、领土和岛屿政府正常职能的干扰，并与各国政府、私营部门和非政府组织密切合作，发挥综合作用。

12.6.3 核心能力

NRF 的核心功能是挽救生命、稳定社区生命线、保护财产和环境以及人类的基本需求，并保护辖区内社会、经济、文化和政治结构。核心功能用于组织、分析和构建响应所需的功能和服务。在准备周期中开发的核心功能将应用于整个响应过程，以稳定社区生命线并实现恢复。按任务划分的响应框架核心能力见图 12.11。

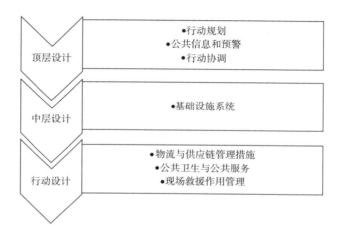

图 12.11　响应框架的核心能力

从图 12.11 中可以看出，全国响应框架的核心能力在流程上遵循着行动规划、公共信息和预警、行动协调的顶层设计；基础设施系统的中层设计；物流与供应链管理措施、公共卫生与公共服务、现场救援作业管理等的行动设计。下文主要分析行动设计的核心能力。

12.6.3.1 物流与供应链管理措施

（1）关键运输。为响应优先目标提供交通（包括基础设施通道和无障碍交通服务），包括疏散人员和动物，并将重要响应人员、设备和服务运送到受影响区域。平时主要负责规划救灾物资配送路线，以及救灾物流中心设置等工作。当灾害发生时，物流管理单位便会迅速转入联邦紧急反应状态，并根据灾害需求接受和发放各类救灾物资。

（2）物流与供应链管理。提供必要的商品、设备和服务，以支持受影响的社区和幸存者，包括应急电源和燃料支持，以及协调获得社区必需品的途径。同步物流能力，使受影响的供应链得以恢复。这里要提到一个系统——物流供应链管理系统（LSCMS）。

LSCMS通过管理机构的物资和商品的整个供应链，支持联邦应急管理局快速有效地响应所有危险的任务。包括对物资商品的援助请求响应、对FEMA和合作伙伴的订单处理、FEMA地点的库存管理、运输、各州的装运以及接收，还提供供应链管理、态势感知和信息可视化功能，通过与商业运营商的直接互联互通，实现更快速的灾难响应。

12.6.3.2　公共卫生与公共服务

（1）公共卫生、医疗保健和紧急医疗服务。通过紧急医疗服务和相关操作提供救生医疗，向所有受影响人群提供有针对性的公共卫生、医疗和行为健康支持和产品，避免额外的疾病和伤害。采取适当措施，确保公众和工人的健康和安全以及环境免受所有危害，以支持救援行动和受影响社区。

其中，公共卫生工作涉及以下环节：第一，早期预警。通过症状监测、电子疾病监测等系统收集和分析，对突发性公共卫生事件发出早期预警。第二，受害者的现场紧急处理。按病情轻重将受害者分类，并对现场做紧急处理，如消毒和生物性事件中传染病的控制，避免造成二次感染与传播，同时制订个人和地区检疫及受害者隔离疏散计划。第三，医疗和心理服务。医院平时应做好准备，有足够的应急所需的医务人员、物资设备、床位和场地。第四，组织协调整合全社区力量。医院与当地的消防、急救、执法、公共卫生、其他地方政府部门及其他区域的医疗部门定期地沟通交流，在应对突发事件时能够更好地协调与配合，有利于突发性事件的报告、启动流行病学监测、疾病信息、寻求抗生素和其他物资支援。第五，突发事件处理的监测评价。地方公共卫生部门对人群健康进行长期和短期影响调查，做长期的环境监测和清理处理。第六，应急药品、设备的供应分配和保管。医疗队伍应有一定数量解毒剂、抗生素和免疫血清的储备，可以保证及时送到事发现场，并保证满足开始24小时的应急需要。

（2）大众护理服务。向受影响人口提供基本的生活及医疗服务，包括水、食物、避难所、临时住房、撤离人员支持、统一分发应急物资。

（3）公共和私人服务与资源。包括应急电源、燃料、消防工作或其他首要响应服务。

12.6.3.3　现场救援作业管理

（1）大规模搜救行动。向有需要的幸存者提供传统和非典型的搜救，包括人员、服务、动物和资产，以期在最短的时间内拯救最大数量的濒危生命。

（2）现场安全、保护和执法。通过执法和相关的安全和保护行动，确保受影响地区内的人民和社区以及参与救生和维持生命行动的应急人员有一个安全和有保障的环境。

（3）作战通信。确保及时通信的能力，以支持安全、态势感知和行动，通过所有可用的手段，在受影响地区的受影响社区和所有反应部队之间进行通信。

（4）死亡管理服务。包括死者遗体复原和受害者身份识别、提供停尸处理、临时储存或永久性存放解决方案，与大众护理服务机构分享信息，提供遗体认领与咨询。

（5）情景评估。向所有决策者提供有关危害的性质和程度、任何级联效应和响应状态的决策相关信息。

12.6.4　基于核心能力的各级组织的响应行动

一个有效的、统一的国家对策需要分层的相互支持的能力。个人和社区、私营部门、非政府组织和各级政府（地方、州、部落、准州政府和联邦政府）应分别了解各自的角色和责任，以及如何在实现共同目标时相互补充。整个社区的所有元素都在开发响应事件所需的核心功能中发挥作用。这包括制订计划以确保运营的连续性，进行评估和演练，提供和指导资源和能力，以及收集经验教训。这些活动要求所有合作伙伴了解他们如何适应 NRF 中描述的结构并得到 NRF 中描述的结构的支持。所有辖区和组织中的应急管理人员都有基本责任来考虑整个社区的需求，这些需求必须纳入响应计划和核心功能的交付中。所有个人在事件响应期间提供核心能力的潜在贡献应纳入计划工作中。基于核心能力的各级组织的响应行动框架如图 12.12 所示。

响应机制简单地说就是联邦协调，地方响应，本地落实。国土安全部为决策中枢、联邦应急事务管理局指挥、各部门充分响应的国家应急系统，纵向指导协调、横向互通交流，调度指挥灵活，信息资源和社会资源能充分共享，组织机构完备。

发生紧急事件时，应急行动响应中心的工作是协调有关方面为应急行动提供支持、资源协调和调配。分为五个主要运行部分：发布命令、操作运行、计划制订、后勤保障、财务和行政。根据功能需要，每个部分可分为处、室、组或单元。

从图 12.13 中明显看出美国应急响应过程可分为 6 个步骤，13 个阶段。这套

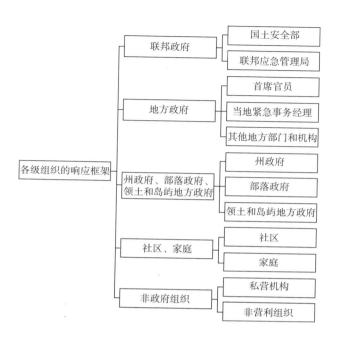

图 12.12 基于核心能力的各级组织的响应行动框架

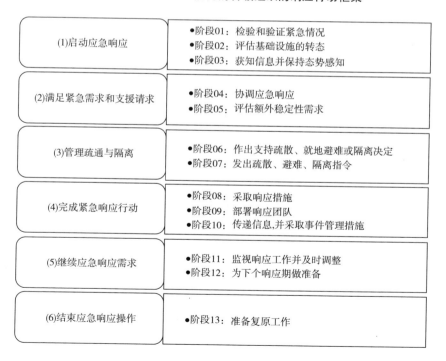

图 12.13 响应流程与步骤

流程使响应工作可以做到信息传输快速准确及时，事前预警、事中反应快速，事后救助及时。从启动应急响应开始一直到应急响应结束恢复的过程中，遵循标准化的运行程序，包括物资、调度、信息共享、通信联络等，减少了失误，提高了效率。且各步骤中又详细分为具体的工作阶段。各阶段紧密配合，动态协调，共同执行响应框架的核心能力。

13　欧盟应急协调机制

当今世界各国、各区域之间的联系越发紧密，突发事件所关系到的不仅仅是自己所在国家或所在区域的事情，而是牵涉到方方面面。欧盟作为一个有着 27 个成员国的政治经济共同体，面对突发事件，往往单个国家和区域没有能力去应对威胁，因此建立一个多国家、多区域之间的应急协调体制机制是非常有必要的。而欧盟应急管理就要求做到各成员国的相互协调合作，一起应对各种突发事件，而不是各自为政。

13.1　欧盟应急协调政策协同

欧盟是衔接多个国家的桥梁，维系着成员国之间的关系。然而各成员国由于经济水平、历史文化、自然环境等因素存在着差异性，欧盟的行为既要强调各个国家之间的政策协同，又要兼顾到差异性。为了能让欧盟的行为更好地实践到各个国家中，欧盟采取了指令、条例和决定等不同的形式，并且坚持适用性原则，各成员国可根据自己国家的特点进行适应或者转化，具有一定的灵活性。除此之外，欧盟还特别重视法律文本中专业术语的定义，做到了定义明确、清晰，如此一来能够更好地保障法律的准确适用和落实。

13.2　欧盟应急管理响应机制

2001 年美国"9·11"恐怖袭击事件的发生让欧盟意识到各成员国之间的协调存在很大的问题，随后又遭受到多次重大突发事件的冲击，这些最终都让各成员国达成了要协调合作的共识，因此在 2006 年欧盟成立了突发事件与危机协调协定（CCA）。该协定旨在让各成员国在政治层面进行统一协调，从而应对突发事件采取应急行动。该协定在执行过程中发现还存在功能运行不完善的问题，最终经过修订于 2013 年建立了综合性政治危机响应机制（Integrated Political Crisis Response，IPCR），进一步加强了欧盟的统一，提高了应对突发事件的能力。在注重欧盟一体化建设的同时，还成立了欧洲民事保护和人道主义救助委员会，这样一来，各成员国不仅可以共同应对突发事件带来的威胁，还可以对欧盟成员国之外的国家实施人道主义救援，大大提升了欧盟的国际形象与影响力。IPCR 的主要内容就是对内协调各成员国一起应对突发事件，对外实行人道主义援助。

IPCR 对内的响应机制是以欧盟成员国常驻代表委员会为核心，在其管辖范围内组织开展相关活动，任何一个欧盟成员国都有权利向轮值主席申请启动 IPCR 机制。如果至少 2 个欧盟成员国认为当前突发事件会造成危害，那么在听从了欧盟理事会总秘书处、欧盟委员会、欧盟对外行动署以及相关欧盟机构或其他成员国专家提出的建议之后，就可采取应急响应措施。IPCR 对外的人道主义援助组织结构见图 13.1。

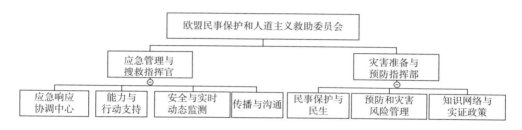

图 13.1 IPCR 人道主义援助组织结构

2013 年，欧盟新的法规提出走向更加综合的灾害管理，重点放在灾害预防、准备和响应，开始加强欧洲民事保护机制建设。具体内容包括：强化应急响应协调中心；建立监测、通信与预警信息系统；加强欧洲应急响应能力，建设民事保护资源库，特别是对物资储备、专家和医疗队、志愿者库加大财政支持力度；通过演练、专家培训和交换等多种方法，全面加强欧洲的灾害风险管理。

13.3 欧盟应急协调管理机制

2001 年美国发生的"9·11"恐怖袭击事件以及之后各国发生的恐怖袭击事件和其他重大突发事件让欧盟逐渐认识到，应对突发事件需要欧盟各成员国团结协作和资源共享。在 20 多年应对危机与突发事件的实践中，欧盟建立了完善的应急协调管理机制，其应急协调体系框架、组织机构、运作模式都已经相当完备。

13.3.1　应急协调反应系统

13.3.1.1　应急协调反应系统介绍

应急协调反应系统是欧盟应急协调的核心，主要由应急协调反应中心（Emergency Response and Coordination Center，ERCC）负责。ERCC 隶属于欧盟委员会人道主义援助与民事保护协调机制办公室，是对欧盟对外支援工作进行协调的一个机构，实行全天候运作。应急协调反应系统的功能就是通过协调欧盟各成员国共同合作来达成国际合作，从而提高欧盟各成员国共同应对重大突发事件的能力。由此可见，该系统主要起到衔接各个国家协调合作的作用。

13.3.1.2　应急协调反应系统的运作流程

ERCC 获取欧盟内外部的灾害灾情实时信息的途径有两个，一是通过公共应急与信息系统（Common Emergency Communication and Information System，CECIS），二是通过新闻媒体，如此就可在第一时间与欧盟各成员国以及分支机构实现信息的实时互通和共享，从而及时地做出应对。

欧盟的应急协调反应系统的运作流程大致分为请求、反应、匹配分析、派遣、援助、反馈六大环节。当受灾成员国向 ERCC 提出援助请求时，ERCC 会根据受灾国的申请内容以及欧盟成员国的物资储备情况进行人员与物资的分析匹配，然后向最匹配的成员国发出援助信息。援助成员国确定接受援助任务之后，需要做好一系列的应急准备，如援助队伍、应急物资等，然后向受灾国实施援助。同时，ERCC 会协助援助国一起执行援助行动。救灾结束后，ERCC 收到来自受灾国提交的资源使用情况反馈，ERCC 对此次救援行动进行分析与评估并向欧盟成员国提交总结分析报告，以便优化应急协调机制，使得应急工作收效最大化和损失最小化。可见此系统是一个在实践中不断自我发展、自我完善的"智慧"系统。图 13.2 显示了欧盟应急协调反应系统的运作流程。

13.3.2　公共危机与信息沟通系统

13.3.2.1　信息化系统

欧盟大部分国家都有自己的传染病信息系统，此系统主要任务是在传染病暴发后，可以迅速做到对接基层，使信息从底层传到国家层面，进行实时监测与沟通，迅速下达指令，在最短时间内控制疫情的发展。例如，比利时针对传染病目前所采用的应急系统为比利时事件和危机管理系统（见图 13.3），该系统由一套模块化的数字工具组成，于 2017 年正式投入使用，功能是为比利时提供联邦事

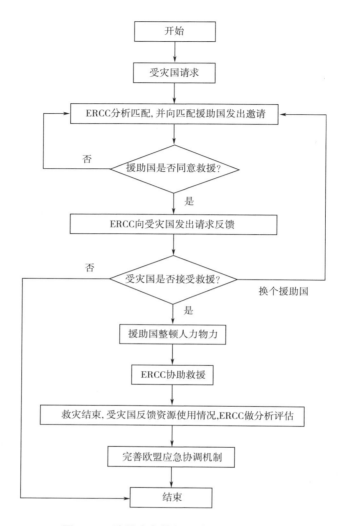

图 13.2 欧盟应急协调反应系统运作流程

件和危机管理。该系统覆盖各级政府（市、省、联邦）4 000 多个用户并涉及所有学科，支持多种语言，还包括笔记本电脑、手机等在内的智能设备。系统内包含全国应急管理联络数据库、建筑与基础设施数据库、应急计划数据库等相关数据库。该系统可以为紧急管理提供指挥和控制所需的通信和协作工具，主要包括病例信息（列表、病例首页等）、仪表板（根据位置定制）、协作工具（地图、日志、附件、请求管理器、电子表单）和通信工具（聊天、自动报价机、案件状态、警报）。

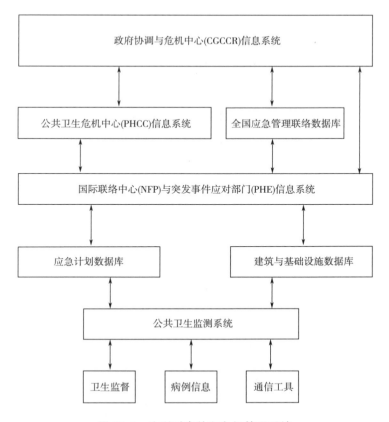

图 13.3　比利时事件和危机管理系统

13.3.2.2　应急沟通

欧洲各政府为保持警报和消息灵通，以及保证每个人在紧急情况下都能采取行动，将危机沟通设定为危机管理机构的优先事项。为了成功完成对于公民（其安全的主要参与者）的重要任务，危机中心要确保在国家层面的协调和五个领域的协调与统一，并支持地方当局的行动。具体包括五个方面的内容：警报系统、人口信息、紧急情况下的建议、政府电信网络支持加强危机沟通及危机联络中心。

13.3.2.3　欧盟信息系统的先进之处

西方国家非常重视突发应急事件中的信息交流，在收集信息、处理、决策方面有许多先进的做法。政府会开展教育、培训和演练，专门培养社会公众的危机防范意识和应急反应能力，最终使之常态化、制度化甚至法定化。欧盟的信息系统都比较完善，上下阶层可以实现迅速沟通，并且部门分布并不混乱，各个部门有专职工作，不会出现一部多管或者一个部门有两个不同的上级部门等情况，这些也导致了信息系统可以发挥最大的作用。

13.4 欧盟应急协调民防机制

在发生重大紧急事件时，为了能够顺利动员各成员国的救援资源与紧急力量，欧盟应急协调民防机制应运而生。欧盟应急协调民防机制可以在发生紧急事件的第一时间将成员国的各类专业救援人员、网络和系统、信息与资源以及政府服务部门有效调度起来，并在欧盟机构的指挥领导下高效运转。一旦灾难来临，各成员国无需担忧自己的救灾问题，只需通过网络便可获得来自欧盟应急协调民防机制的一站式救援服务。

13.4.1 应急救援队伍体系

欧盟应急协调民防体制的救援队伍体系主要由民防模块（Civil Protection Modules）、培训项目（Training Program）、监测和信息中心（Monitoring and Information Centre，MIC）、公共应急与信息系统（CECIS）四部分组成。

民防模块主要负责对所需专业救援人员的预先整合与安排，为成员国提供紧急救援帮助。各类专业救援人员由各成员国主动自愿提供，经过长期的专业化演练可以在紧急情况发生时独立或者与其他成员国协作提供救援帮助。民防模块按照国际公认的标准进日常训练，可在极短时间内开展救援工作，一般来说在救援申请发出的 12 小时内便可进行人员派遣。在技术方面，欧盟委员会也对民防模块的主要技术进行了相关的定义，包括核生化取样及检测、紧急避难所、城市搜救、医疗疏散、高空灭火以及空气净化等 13 个民防模块，并对各模块的组成、作用、能力、任务等方面进行了详细说明。

培训项目是为了确保救援措施更加高效地开展。培训项目主要包括两种形式，一种是在本国内进行定期的专业救援知识培训；另一种是由欧盟统一组织，通常在一年内会举行多次培训项目，将各成员国的民防协调员聚集起来，集中进行先进的救援方法与科学技术等成果分享，通过彼此的互相学习与借鉴可使灾难发生时的减灾措施更加高效。

监测和信息中心（MIC）是应急救援队伍体系的核心，由欧盟的环境总局实行 24 小时管理，MIC 是欧盟内各成员国的民防部门交流中心，整个救援过程中所有的信息均由 MIC 监管。在救援过程中 MIC 主要有三个重要职能，一是通信枢纽，救灾过程中的救援请求信息与供给信息均通过 MIC 发出，MIC 承担了所有成员国的通信交流工作，为成员国提供了一个可随时随地进行资源共享的信息平台；二是信息提供，MIC 还负责发布灾害预警与减灾的实时相关信息，并根据最新进展为民防机制提供支持；三是协调支持，通过紧急情况下的供需及时协调救援供给，使救援工作更加高效并且具有针对性。

公共应急与信息系统（CECIS）主要负责建立欧盟救援资源信息库，在此基础上处理来自成员国发出的救援求助并予以记录。CECIS 实质是一个基于网络的警报信息系统，是连接 MIC 与各成员国的媒介网络，提供了一个发出与接收救援求助的信息集成平台，增强了各成员国民防部门之间的沟通。

13.4.2　培训项目和应急演练

培训项目是欧盟十分重要的一项减灾预备工作，其目的主要在于促进欧盟成员国之间相互交流民防工作，同时加强各成员国在欧盟应急机制中的协同和配合。一方面，持续组织民防培训能够提高欧盟各成员国之间的协调性和一致性，同时保证各国正在使用的救援方法和技术的先进性。另一方面，统一标准、统一程序地开展救援工作能够使各国紧密配合，减少沟通障碍。

培训工作由欧盟人道主义援助与民事保护协调机制办公室（ECHO）负责组织。自 2003 年起，欧盟每年都会举行多次民防培训，各成员国都会派专家前去学习交流，培训通常还包括仿真演练。自"9·11"恐怖袭击事件发生后，欧盟开始重视各成员国之间的协同与合作，以期在重大突发事件发生时，能够联合各成员国的力量处理危险。因此，除了制定各类相关的法案以外，还通过组织统一的民防培训加强各成员国之间的信息沟通，促进各成员国之间相互交流，保持各成员国的技术先进、制度完备。另外，欧盟的"专家交换制度"让各国民防专家互换或参加各成员国的民防培训，也是为了达到促进各成员国相互交流和学习的目的。

应急演练也是预备工作中的重要部分，各成员国协同完成紧急救援是欧盟应对重大突发事件的必要手段，但由于各成员国之间无法完全做到亲密无间，因此联合演练显得尤为重要。欧盟在联合应急演练中投入了大量资金，每年投入其中的预算超 200 万欧元，每次演练 ECHO 都会与各个参与国以及演练落地国进行详细沟通，同时充分支持各国的需求与意见，在每次演练结束后，都会进行详细的评估与反馈。迄今为止欧盟组织的联合应急演练已经超过 30 次，涉及自然灾害、恐怖袭击、重大工业事故等各类应急突发事件情景。

13.5 欧盟应急协调机制的经验借鉴

13.5.1 完善对外人道援助与应急响应机制

欧盟的应急协调机制不仅仅对内保障了成员国之间的统一和协作，而且对外还积极对欧盟外的其他有需求的国家进行了人道主义援助，从而大大提升了欧盟的国际形象与影响力。我国在做好了境内疫情防控工作之后，在严防境外输入的同时也积极地向其他有需求的国家进行了人道援助。不过我们还应该注意制定完善的跨国应急响应机制并且严格遵循，根据境外突发事件的级别灵活调整响应等级，与其他国家加强合作。

13.5.2 完善应急处理中上下级主体的沟通机制

欧盟应急协调系统之所以是一套完备的系统，不仅在于它具有自我发展与完善的能力，更体现在该系统的人性化方面。应急协调反应系统在上下级信息传递的过程中，会询问援助国与受灾国的意见，当双方都接受时，才能在救援工作中相互配合，实现救援过程资源消耗最小化、救援力度最大化。我国的应急处理机制在任务执行过程中，也应当尊重上下级主体的意愿，灵活用工，实现高效率、低损耗。

13.5.3 建立完善的信息系统

参照欧盟国家建立国家联络中心等部门，负责最上级信息管理工作，加强各管理部门主体间的协作，及时发布信息，确保各项政策的落实，及时控制疫情发展。在各个阶层铺设大数据云平台或者移动平台，实现重大传染病的监测、防治与人员追踪，使隔离措施在大范围得到有效的落实。信息系统要层层对接与落实，保证基层有完善的信息系统可以与上级对接，不能只喊口号。在完善信息系统的过程中，政府需要大力引进高端人才，真正做到信息化政府。

13.5.4 建立全国统一的应急协调系统

疫情发生时许多省市均出台了相关应急预案，但各省市独立的应急预案并不能将我国救援资源充分利用起来，我国国土面积与欧洲相近，人口却几乎是欧洲的一倍，因此有必要充分协调全国资源进行减灾救灾。这就要求我们要明确职责、健全体制，形成统一的、功能完善的、反应迅速的、高效协同的应急管理体制，在党中央与国务院的领导下各司其职开展减灾工作。结合我国国情与地理情况通过区域划分进行分类管理，在国家的统一指挥下，防灾减灾工作势必会更加高效地进行。

13.5.5　促进各省市应急准备工作交流协作

应对重大的突发事件，应急队伍规模越大、组织内的合作越紧密，紧急救援的效果就会越好。但在我国的应急系统中，各个省市的应急管理体制相互间的交流合作和信息沟通较少，其间的联系仅存在于同一上级的领导，而各自横向之间的联系缺失，以至于在应对突发事件时，各个省市各自出台自己的政策和方案，而缺少了宏观的管理和配合。通过促进各省市在应急准备工作中的交流协作，能够促进全国应急工作的整体性、规范性和统一性，使各省市之间互相协作、信息互通，从而达到"1+1>2"的效果。

参考文献

［1］邓萱. 欧盟民防机制经验及其借鉴［J］. 中国安全生产科学技术，2012（01）：123-127.

［2］韩未名. 欧盟民防机制及对我国应急管理体系建设的借鉴［J］. 中国公共安全，2005（08）：47-50.

［3］曹海峰. 欧盟重大突发事件应急协调机制及其借鉴［J］. 中州学刊，2016（12）：60-67.

［4］郑春荣，范一杨. 重塑欧美安全关系？——对欧盟"永久结构性合作"机制的解析［J］. 欧洲研究，2018，36（06）：1-24+5.

［5］蒋北辰，张媛. 我国空气污染联防联控法律机制存在的问题及其对策：基于欧盟地区空气污染联防联控经验的借鉴［J］. 广西社会科学，2017（02）：109-111.

14 日本国家应急预案体系

14.1 日本国家应急预案体系概况

日本处于亚欧板块和太平洋交界处，受地球活动影响，其国内自然灾害多发。在日本，将突发性公共卫生事件称为"健康危机"。日本在国家应急预案体系方面的建设和具体实施层面积累了大量的经验，对我国应急防控体系建设具有借鉴意义。

14.1.1 日本国家应急预案体系概述

14.1.1.1 法律制度体系

在预防、应对、处理自然灾害方面，日本坚持"立法先行"，在历史和经验积累的过程中，建立了相对完善的应急管理法律及制度体系。1946 年，日本颁布了《灾害救助法》。1961 年进而制定颁布了《灾害对策基本法》（以下简称《基本法》），该法从防灾的理念、组织体系、灾害预防、应急对策、灾后修复和财政金融措施等事项全面地做了明确规定，是日本防灾抗灾的根本大法，有"抗灾宪法"之称。根据《基本法》，目前日本共制定应急管理法律法规 200 余部。各都、道、府、县都制定了《防灾对策基本条例》等地方性法规，《大规模灾害时消防及自卫队相互协助的协议》的颁布更建立了应对自然灾害的跨区域协作机制，将消防、警察、医疗机构和自卫队联系起来。同时，日本要求各级政府制定具体的各项防灾计划和预案，细化政府、部门、组织、团体和公民的防灾职责、任务，明确相互之间的运行机制，并进行定期的训练，不断修订完善，有效增强了应急计划的针对性和操作性。日本实施的法律制度体系，为日本依法防灾、应急、灾后处理提供了可靠依据，同时提高了日本的应急管理效率。

14.1.1.2 管理组织体系

日本的基本组织框架为，以内阁总理大臣（首相）为最高指挥官，以安全保障会议、中央防灾会议等为常设机构，并针对各种紧急突发事态组建临时应急管理机构。在该组织框架内，内阁官员负责整体协调和联络，以国土厅、防卫厅和消防厅为代表的各政府部门负责具体实施，同时保障集中统一管理。日本还专门设立国立防灾研究所，每年投入上百亿日元以持续加强应急管理科技供给，保障应急管理科技水平相对实用、便利。日本定期举行抗灾宣传活动，更设有特定的"防灾日"等宣传日，将防灾和应对深深烙入各公民的心中。同时，针对学生，日本还专门编写应急、防灾教材以进一步提高公民应急知识储备和求生技能。

14.1.2 日本应急管理机制建设

14.1.2.1 应急指挥管理

日本已经建立了较为成熟的国家危机管理体系，对灾害救援的职责和组织结构划分明确。其中，国家危机管理体系包括现场紧急救济体系和灾害医疗救治体系两个部分。在应急体系三级结构中，分为国家级、都道府县级、市町村级。三级政府首长对于重大应急灾害做出统筹决策。一旦灾害发生，各级政府立即建立临时机构"灾害对策本部"，并通过这一部门对全局进行统筹规划，指挥应急工作有序进行。应急管理由下至上，首先是市町村一级，当严重到一定程度，由都道府县一级掌管，同时转报中央，面临重大灾害时，会直接由内阁总理大臣对应急事件进行指挥。

14.1.2.2 应急资源管理

日本颁布的《灾害对策基本法》，对中央政府、都道府县、市町村、社会团体、全体公民等不同群体都进行了明确的责任划分。从灾害的预防到紧急应对策略，再到灾后恢复的重建、资源配给，相关措施均有具体规定。2006 年，重新划分全国性公共抗灾机构和地方性公共抗灾机构，将与防灾有关的煤气、媒体、电力、银行、运输等 61 个机构纳入其中，统筹调配国家资源。

14.1.2.3 应急信息建设

日本在信息预测与共享方面，通过灾害评估系统对灾害做出预估，通过应对对策支持系统对信息的及时发布、共享和传播加强信息建设。日本居民可以通过地面数字电视和手机终端直接接收危机报警。同时，日本能够及时基于数据进行分析，特别注重信息的公开和利用，居民可在相关网站上查阅最新灾情信息以及防控工作。

14.1.3 日本应急能力建设模式

日本建立了一套由中央统筹控制、制度建设、社会参与、应急文化和科技创新协同支持的应急能力管理模式。首相直接拥有应急指挥权，通过安全保障会议、中央防灾会议、内阁的应急管理专门机构和应急事态应急管理机构组成基本的应急组织架构。"灾害对策本部"作为各级应对突发公共卫生事件而成立的临时指挥部，发挥着统筹规划、统领指挥的重要作用。当发生严重的大规模突发公共卫生事件时，经过内阁会议决议同意，成立"紧急灾害对策本部"。消防厅和厚生劳动省作为应急体系的协调运转中心，对相关的医院、研究所、卫生局、保健所等部门做好协同调配。

14.2 日本针对疫情采取的措施总结

截至 2020 年 6 月 10 日，日本感染新型冠状病毒总人数为 17 980 人，死亡933 人。通过与国外其他国家对比可知，日本疫情防控取得了一定成果，现对日本针对疫情采取的措施进行总结，便于从中借鉴一定的经验。

14.2.1 搭建信息管理系统

政府以公共关系官员为中心，依托厚生劳动省官方网站，设立"关于新型冠状病毒感染"专区，并搭建信息管理与支持系统，及时准确地公布疫情信息和政府最新举措，包括感染新型冠状病毒的临床状况、患者的具体信息、新冠肺炎预防举措、孕妇和老年人等特殊群体应该知道的消息；以及"新生活方式"等文件和倡议的公示等。通过实时公布疫情信息、通报疫情最新状况，既帮助国民了解基本情况，减轻国民的恐惧感；也增强了居民的防范意识，熟知防范流程，降低感染率。

14.2.2 建立战略监视系统

为了便于各级政府快速掌握疫情发展状况，准确及时掌握情况，日本建立了战略监视系统。国家卫生研究院等相关组织进一步加强与当地相关组织合作，进一步完善检查系统，迅速建立区域门诊、检查中心，并将新的检查技术引入医疗场所，实施 PCR 检查和抗原检测。与此同时，扩大检查范围，加强预防感染的措施。

14.2.3 多方举措防止扩散

为了防止疫情进一步扩散，政府采取了以下措施：第一，鼓励人们除了购买食品、药品和日用品，尽量避免出门，确保人与人之间的距离以避免集群现象产生。第二，出台有关法律对举办娱乐活动以及相关设施的使用进行限制，在全国范围内停止或者延期推迟娱乐活动，并对可能导致感染扩散的设施进行限制。第三，针对工作出勤，对确保国民生活和国民经济稳定至关重要的作业，企业要采取足够措施防止感染扩散，避免密闭、密集和密切接触；政府人员在家工作和轮岗，减少与人接触，交错工作时间和上下班通勤；其他作业推进员工在家工作远程上班。第四，教育、文化、体育和科学技术部以"新生活方式"为基础，根据当地的感染情况，充分考虑感染预防，紧急编制综合措施确保学童的学习。

14.2.4　保证医疗物资供给

有效防控疫情，除了防止扩散外，还需要保证国家的医疗能力，降低病亡率。疫情发生后，日本口罩供不应求，为了维护市场稳定，有效调节供给，日本政府加强对因高价销售口罩而获得"不正当利益"的经营者进行管理，同时将恶意囤积口罩并进行高价贩卖的人员采取入内检查和强制征用等措施。同时，日本政府还要求夏普和丰田汽车等不同行业的企业生产口罩，其中索尼公司 2020 年 5 月 9 日宣布将采取制造和捐赠医用面罩、治疗呼吸机等生产措施切实支持日本本土医护人员抗击新冠肺炎疫情的一线工作。

14.3　日本应急体系的经验借鉴

14.3.1　提高快速应急响应能力

日本与我国在文化源上同属亚洲地区，对于集体性的认知度比较高，因此在应急响应情况的控制上做得比较好。日本在东京都防灾网站主页对于新冠肺炎消息推送得十分迅速，在 2 月 13 日至 2 月 17 日期间，官方网站不断为日本国民推送针对新冠肺炎疫情科普知识及应对措施，提高了民众的防控意识与应对能力，进而减轻政府防控疫情的压力。

14.3.2　完善法律法规体系

日本法律明确规定在传染病大流行和灾害风险发生时厚生劳动省及其各派驻机构、都道府县、市町村的作用和职责。日本制定了一系列法律法规，以保障突发事件应急管理的顺利实施。1947 年制定了《灾害救助法》，并在此基础上出台了《灾害对策基本法》，该法案是日本在防灾应急方面的主要法律，首次将应急管理体系化；《大流行性流感和新传染病的防范和应对特别措施法》规定了国家和地方政府、公共机构和商业经营者应对流行性疾病的责任以及对策；《检疫法》《传染病预防和传染病患者医疗法》为日本应急管理机构提供传染病防范及应对对策。基于此，结合公共卫生事件突发及风险演化，我国应不断完善应急体系法律法规建设，切实保障突发事件下各应急部门应有的责任与权力。

14.3.3　健全联防联控机制

公共卫生事件发生时，不应只是医疗机构、检疫机构之间的协同，更是整个社会的总体战，需调动社会整体力量联防联控。日本在应对突发公共卫生事件时，各地保健所不仅与属地政府紧密协作，还与当地医疗机构、消防部门、医师协会、卫生研究所、检疫机构等其他相关组织展开合作，建立不同部门、不同机构之间联防联控网络并实现各组织间的信息共享，进而提升疫情防控整体效率。基于此，我国应建立健全应对突发公共卫生事件联防联控机制，协调跨部门之间的紧密合作，构筑机构之间联防联控网络平台，切实做好疫情发生时的信息传递与数据共享，为相关措施的制定提供有力保障。

14.3.4　重视基层应急能力建设

日本突发事件应急主体主要是市町村一级，市町村是日本国民生活的主要场所。日本政府在基层防灾应急方面投入了大量的设施设备，如建设有防灾无线网络、避难场所等，并赋予市町村一级政府广泛的权力。我国应借鉴日本相关经验，重视基层应急能力建设，投入应急专项资金，兴建防灾设施设备，定期开展应急演练，进而提升基层民众面对突发事件时的响应及应对能力。

14.3.5　引入普适性宣传方式

日本对于民众危机意识进行深入了解和宣传。在日本，有一种封面为明黄色的书，主要对民众应对各种灾难的处理方式进行简单分析，并给出具体应对方式，书籍选用明黄色是因为民众在遇见问题时，可以第一时间找到书籍并在书中查到解决问题的措施。我国对于各类灾害的宣传一般处于社区、企业的宣传栏中，民众在遭遇危险或因为慌乱，第一时间不能够直接找到文件的相应位置，不利于将信息迅速传递到每个人，尤其是对于中老年群体。基于此，我国各级各类防控机构应注重对公共卫生等应急事件的宣传力度，定期走入街道、社区，如设立公共应急事件宣传专栏、科普相关知识、开展知识竞赛和应急模拟演练等，从而切实增强民众的公共卫生防控防范意识，提高灾害发生时的应对能力。

参考文献

［1］谈在祥，吴松婷，韩晓平．美国、日本突发公共卫生事件应急处置体系的借鉴及启示：兼论我国新型冠状病毒肺炎疫情应对［J］．卫生经济研究，2020，37（03）：12-16．

［2］黄杨森，王义保．发达国家应急管理体系和能力建设：模式、特征与有益经验［J］．宁夏社会科学，2020，（02）：90-96．

［3］周忠良．国外突发公共卫生事件应对体系比较［J］．人民论坛，2020，（10）：48-52．

［4］俞祖成．日本地方政府公共卫生危机应急管理机制及启示［J］．日本学刊，2020，（02）：12-21．

后　　记

2020 年春节前夕，突如其来的新冠肺炎疫情阻碍了全国人民回家的步伐，疫情来袭，全民抗疫的大幕得以拉开。受时代感召，2020 年 2 月 11 日，何明珂教授和赵琨副教授向北京物资学院物流学院、信息学院 2019 级物流工程专业硕士研究生第一次讲授"物流系统论"这一课程，当时我国抗击新冠肺炎疫情正处于最紧张的时期，近 200 名师生隔离在家中，第一次在腾讯会议室见面，一个学期的在线教学由此开启。师生们都渴望利用专业知识解决抗击疫情中遇到的物流与供应链管理方面的突出问题。"物流系统论"是北京物资学院物流工程专业硕士研究生的专业限选课，由北京物资学院副院长何明珂教授和物流学院物流工程教研室原主任赵琨副教授分两个班级执教授课。为了适应疫情下"物流系统论"在线授课的现实需求，培养学生的科研能力和解决现实问题的能力，两位老师调整了网络教学方案，重新规划了教学方式、课堂组织和教学安排，将平时成绩比重从 30% 提高到 50%，组织学生以小组方式进行本课题研究。课程结束时每个小组须提交一篇科研论文，要求以此次抗疫过程中出现的物流与供应链管理方面的问题为出发点，跟踪问题，分析原因，归纳我国采取的解决措施，并对这些措施进行评价，提出更好地解决问题的建议。

从 1 月 23 日武汉封城到 6 月 6 日全国各地降为低风险地区，经过近半年的努力，我国取得了抗击疫情的决定性胜利。过去的这段时间，师生们见证了全国军民齐心协力抗击疫情的壮举，也以一边在线完成课程学习任务，一边密切关注疫情发展并进行科学研究这种独特方式，参与到这场伟大的战斗中。经过三个半月的研究，我们取得了丰硕成果，围绕抗击疫情中物流与供应链管理方面的 100 个专题完成了 100 篇科研论文。为了记录研究团队在这三个半月时间内的研究轨迹，帮助读者理解我们针对这一特定事件开展的专题研究，也为读者今后组织此类大型研究提供经验，下面对我们的研究组织及研究过程做简要回顾。

本次研究工作分为四个阶段：项目策划、事件跟踪、论文写作和论文修改。

第一，项目策划。为了锻炼学生的科研组织能力，并充分发挥近 200 人的研究团队的研究潜能，何明珂教授设计了一个"老师指导学生+学生带领学生"的自组织科研模式，决定在"自愿报名、择优录取"的基础上选定 10 名优秀学生组成策划组，进行项目策划和研究管理。赵琨副教授对自愿报名的学生进行面试，选定了 10 名策划组学生，协助老师带领全体学生进行课题研究。两位老师带领学生确定 100 个热点问题作为项目研究课题，10 名策划组学生通过权衡自己对课题的理解，各自认领其中 10 个课题。同时，196 名学生自由组成 33 个小组，每组 5~7 人，每组选出自己的小组长，负责本组研究活动的组织协调。每名策划组学生分别带领 3~4 个小组，从而将 196 名学生分为 10 个团队，分别由 10 名策划组学生直接负责，各小组组长与策划组学生协同工作，保证每个小组的研究符合老师的总体策划要求。

选择确定 100 个热点问题是本课题研究的关键。两位老师首先让 10 名策划组学生利用 8 天时间做三件事：一是研究美国国家应急管理体系，研究物流与供应链管理在其中的作用；二是收集归纳新闻热点问题，找到其中和物流与供应链管理相关的问题，并找出具体事例，对事件的发展进行跟踪；三是以"物流系统论"中的"多维三层概念模型"为指导，按照"横向到边"和"纵向到底"的原则，广泛收集选题，初选 200 个题目，再从中精选 100 个题目进行研究。初选题目的 8 天时间里，两位老师线上会议指导策划组学生共 8 次，共计用时超 20 小时。结合老师的建议和资料收集，最终策划组学生初步提出了 100 个课题，这 100 个课题被分为 12 个板块，涉及政策、企业、社区、个人、医院、公共设施、慈善捐赠、废弃物处理、信息平台与新技术应用等多个方面。各个板块包含若干问题，均围绕相应的主题展开，虽然课题板块涉及各个方面，但各个课题主要对其中物流与供应链相关的问题展开研究。两位老师在此期间对策划组学生进行了大量指导。表 1 是老师所做的选题设计指导会议安排的内容。

表 1　选题设计指导会议安排

时　间	会议目的	会　议　内　容
2 月 11 日	全体动员大会	当确定要对疫情影响的物流、供应链进行研究后，首先，在将近 200 人参加的腾讯会议在线课堂内进行动员；其次，鼓励学生自发报名参与 10 名策划组学生选拔；最后，就写作的内容和学术规范提出要求

续表

时 间	会议目的	会 议 内 容
2月16日	召开第一次策划组成员会议	两位老师带领策划组学生指导其他学生进行选题设计，将策划组学生分成"横向到边"和"纵向到底"两个小组，划分每个小组负责提出选题的数量任务，并以C919客机为例展开讨论，直到学生能科学分析抗击疫情中的物流与供应链管理的特点
2月17日	讨论研究报告的"横向到边"和"纵向到底"的界定范围	负责"横向到边"和"纵向到底"的学生各自汇报提出的选题，由老师进行点评并给出建议
2月18日	就负责"横向到边"同学提出的两种划分方式进行讨论	对按体系划分、按主体划分选题的方式进行点评。学生通过思维导图汇报美国、日本等发达国家应急管理体系构成。指导学生如何查阅文献
2月19日	美国和日本应急管理体系交流	对资料收集及分析思考当前抗疫问题的方法进行指导，进一步交流对美国和日本应急管理体系的看法
2月20日	确定"横向到边"和"纵向到底"的边界	将研究划分为200个模块，纵向研究不同功能，横向研究整个供应链环节，以事件为线索，形成研究问题的二维矩阵。查阅相关资料，分析国外应急事件的组织架构，与我国进行对比分析
2月21日	初步提出200个研究课题	通过对我国行政体系结构的研究，对标美国，分析在此次疫情中不同部门承担的不同工作。以此为突破点，进一步细化、优化研究问题，初步确定200个研究课题，制订任务计划书
2月22日	对200个研究课题做进一步推敲	对选定的200个研究课题做进一步推敲，确定每一个题目的主要研究内容及其合理性
2月23日	精选出100个课题进行研究	将策划组学生列出的200个问题进行整合，凝练为100个研究课题，确定研究内容和分工，每一位策划组成员负责10个研究课题的组织落实和全程跟踪

至此，课题组确定了100个研究课题，由10名策划组学生组织近200名学生进行研究。为了有效发挥团队的研究力量，项目组定期召开会议。在三个半月时间内，两位老师亲自主持召开了26次在线研讨会，进行集中指导。累计会议时长为122.5小时，累计参会人次为2 396人次。通过此次课题研究，学生获得了比"物流系统论"课程更多的知识和更全面的科研能力锻炼。这是一次令人难忘的科研经历。课题研究会议时间节点与会议主题见表2。

表2 会议时间节点与会议主题

序号	会议时间	会议时长 （小时）	会议主题	会议主体	参会人次 （人次）	会议方式
1	2020.2.11 8：00—12：00	4	动员大会	老师与全体学生	198	腾讯会议
2	2020.2.16 21：00—22：30	1.5	引出研究主题 分析策划方向	老师与策划组	12	腾讯会议
3	2020.2.17 21：00—22：30	1.5	讨论研究的深度与宽度	老师与策划组	12	腾讯会议
4	2020.2.18 21：00—22：30	1.5	讨论如何切分研究问题	老师与策划组	12	腾讯会议
5	2020.2.19 21：00—23：30	2.5	讨论国外优秀经验 讨论论文行文思路	老师与策划组	12	腾讯会议
6	2020.2.20 21：00—23：30	2.5	确定研究模块 根据模块切分问题	老师与策划组	12	腾讯会议
7	2020.2.21 21：00—22：30	1.5	安排200个划分任务 制定详细的写作要求	老师与策划组	12	腾讯会议
8	2020.2.22 21：00—24：00	3	讨论及筛选200个问题	老师与策划组	12	腾讯会议
9	2020.2.23 21：00—23：30	2.5	敲定99个问题 开学任务安排	老师与策划组	12	腾讯会议
10	2020.2.25 21：00—22：00	1	讨论论文撰写初步计划	老师与策划组	12	腾讯会议
11	2020.2.28 21：00—22：00	1	近期工作汇报与指导	老师与策划组	12	腾讯会议
12	2020.3.7 21：00—23：00	2	近期工作汇报与指导	老师与策划组	12	腾讯会议

续表

序号	会议时间	会议时长（小时）	会议主题	会议主体	参会人次（人次）	会议方式
13	2020. 3. 22 21：00—22：30	1.5	近期工作汇报与指导	老师与策划组	12	腾讯会议
14	2020. 3. 28 21：00—22：30	1.5	汇报初稿撰写情况	老师与策划组	12	腾讯会议
15	2020. 4. 4 21：00—1：00	4	初稿汇报与指导	老师与策划组	12	腾讯会议
16	2020. 4. 11 21：00—23：00	2	用论文范本进行针对性指导	老师与策划组	12	腾讯会议
17	2020. 4. 19 21：00—23：00	2	用论文范本进行针对性指导	老师与策划组	12	腾讯会议
18	2020. 4. 20 21：00—23：00	2	用论文范本进行针对性指导	老师与策划组	12	腾讯会议
19	2020. 4. 25 21：00—24：00	3	文章修改及规范	老师与策划组	12	腾讯会议
20	2020. 5. 5 20：00—23：30	3.5	一批初稿指导	老师与部分学生	150	腾讯会议
21	2020. 5. 6 20：00—24：00	4	一批初稿指导	老师与部分学生	150	腾讯会议
22	2020. 5. 7 20：00—23：30	3.5	一批初稿指导	老师与部分学生	150	腾讯会议
23	2020. 5. 8 20：00—24：00	4	二批初稿指导	老师与部分学生	100	腾讯会议
24	2020. 5. 9 20：00—24：00	4	二批初稿指导	老师与部分学生	100	腾讯会议

续表

序号	会议时间	会议时长（小时）	会议主题	会议主体	参会人次（人次）	会议方式
25	2020. 5. 24 20：00—23：00	3	二稿指导修改	老师与部分学生	100	腾讯会议
26	2020. 5. 31 21：00—23：30	2.5	三稿指导及定稿	老师与部分学生	100	腾讯会议

在深入分析问题和进行选题论证后，项目组成员便开始了紧锣密鼓的论文撰写工作。自 2 月 25 日起，何老师和赵老师与策划组学生每周进行学术研讨，规定撰写时间与内容上的要求，对策划组学生指导其各自领导的小组成员撰写论文进行部署。在指导形式上采取与 10 名策划组学生对接的方式，以点带面地对学生的研究内容进行指导，跟踪学生的研究状态，在这段时间内帮助学生充分消化理解题目，让他们对所研究的问题有明确、清晰的认识，找准切入点。在内容上明确基本写作要求，贯彻从问题出发的研究思想，做真正能解决社会问题的研究。通过指导各组长进行课上专题研究汇报，加强学生研究问题的深度，开拓学生的研究思路，提高学生的科研能力。在与学生进行学术讨论时，老师对题目进行仔细的推敲与研究，对内容进行全方位的指导，对各组反馈的研究情况及时进行探讨，分别针对问题剖析不深入、内容归纳不准确、资料搜集不全面等问题给出指导性意见。经过老师与学生将近一个月的深入交流，所有学生最终都完成了论文初稿。在老师的指导下，学生分析和归纳问题的能力和独立研究水平均得到有效提高，社会责任感也得到加强。

第二，事件跟踪。确定好选题后，所有学生都按老师要求天天跟踪涉及本选题的当天发生的重大事件，查阅大量的国内外文献资料，通过多种途径了解现状和问题，同时了解发达国家对同样问题的处理方式，结合我国国情，了解我国与国外存在的差异，借鉴国外经验，对我国抗击疫情提出科学建议。扎实的文献研究工作为接下来的论文写作打下了坚实基础。

第三，论文写作。首先，确定文章前期的开题、资料的搜集与总结以及文章撰写与修改的各个时间节点，要求策划组学生掌握好负责组员的研究进度，发挥策划人和小组长的作用，组员根据时间要求提交论文，并由策划组学生先行修改。其次，统一在每周六晚召开研讨会议，由策划组学生向老师进行过去一周的

突发公共卫生事件下的新技术应用与应急管理

工作汇报。

第四，论文修改。论文修改分为两个步骤。首先，学生之间互相修改。由策划组学生牵头，采取与小组组长对接的方式，以点带面地对学生的研究内容进行指导，跟踪学生的研究状态，帮助学生充分理解题目，使他们对所研究问题有明确、清晰的认识，找准切入点。策划组学生和其带领的各小组成员每周进行一次论文修改与讨论，贯彻老师的要求，收集学生查找的资料，找出学生的思路偏差，通过开小组会的方式，集思广益、取长补短，共同分享与疫情有关的最新进展与新闻要点。当撰写文章的过程中存在一些共性及组长难以解决的问题时，由策划组学生汇报给指导老师，由老师亲自指导并提出修改意见。其次，由两位教师召开在线会议，集中进行一对一的指导修改。2020 年 4 月 4 日，学生的初稿已全部上交，自此，每周的会议内容也由汇报进度转为单篇评审。每周会议的主要内容是，由 10 名策划组学生挑选出自己组内最好的或者问题最多的文章由老师进行点评，并给出修改建议以及提出共性问题，每次会议时间大约为三个半小时，每篇文章点评时间在 20 分钟以上。在 4 月的第一次会议上，也就是初稿上交后的第一次点评中，学生都积极发言，各自说明了在这一个月内如何去给其他同学做工作，交流并引导其他同学完成自己的科研成果，提出自己在审查初稿时所遇见的问题（例如，案例缺乏实质性的分析，文章题目还需要进行推敲，文章格式不规范等）。会后，老师给出指导建议，并告诉学生要明确写作目标，以科学的方法对组员进行指导与沟通。每次点评完，学生都修改得非常认真，下一次拿出来的稿子会明显比上一次进步许多。在随后的三次会议上，策划组学生都会拿出组内需要点评的文章，由老师进行一一点评。老师总计详细点评了 30 多篇论文。无论是不是自己负责的部分，策划组学生都会认真聆听两位老师的宝贵意见和建议。在审稿的过程中，学生学习到了很多东西，我们能明显感觉到学生的进步。

在 2020 年 5 月 5 日到 5 月 9 日，两位老师每天晚上拿出约四个小时的时间进行一对一的论文点评指导。论文点评指导分为三个批次：第一批次是比较好的论文，第二批次是修改之后再决定是否采用的论文，第三批次是需要大改的论文。两位老师对第一批次和第二批次论文的所有作者都进行了一对一在线指导，提出了修改意见。对于筛选出的论文从结构、论点、规范、资料等方面进行深入指导，强调要以问题为导向，提出的建议要切实可行。两位老师对学生的论文提出的指导意见针对性强，对学生的科研能力提升帮助很大。

经过老师和学生为期三个半月的辛苦工作，优中选优，从 100 篇论文中确定了最后 43 篇可用的论文，老师们对这 43 篇论文进行了多次一对一修改指导。43 篇论文分为两部分。第一部分形成专著《突发公共卫生事件下的物流与供应链管理》，选择 29 个热点问题并分两个专题进行研究：应急物资供应链管理、应急物流管理。第二部分形成专著《突发公共卫生事件下的新技术应用与应急管理》，选择 14 个热点问题并分两个专题进行研究：新技术在突发公共卫生事件中的应用、国内外应急管理体系。

经过这次难得的科研历练，196 名学生真正体会到了科研工作的不易，提升了发现问题、分析问题和解决问题的能力，增强了文献研究的技能，这是他们成长中获得的一笔宝贵财富。在研究过程中，学生克服了重重困难，互相帮助，互相激励，互相学习，体现了团队的力量；学生勤奋刻苦，精益求精，按时完成了科研任务；很多学生思维敏捷，研究方法和手段创新，能很好地应用"物流系统论"中提供的物流与供应链管理专业知识解决实际问题，展现了良好的科研潜质。

由于本专著汇集的是北京物资学院一年级研究生的作品，研究水平有限，分析难免疏漏，建议难免稚嫩，敬请读者理解。写作过程中学生参考了大量文献，但限于篇幅，只列出了少量文献。尽管老师们对每位学生的学术道德和学术规范都提出了最高要求，且对每篇文章进行了严格的学术道德和学术规范审查，但难免存在问题，一旦出现版权纠纷或侵权问题，作为老师，我们愿意承担全部责任，并请相关权利人与我们联系。

本研究得到北京物资学院党委书记王文举教授、物流工程专硕点负责人张旭凤教授、物流学院院长姜旭教授、信息学院院长周丽教授和各位研究生同学的导师的大力支持和悉心指导，在此全体作者向王文举书记、张旭凤教授、姜旭教授、周丽教授和各位研究生导师表示衷心感谢！本专著出版得到北京物资学院物流学院与信息学院共建的物流工程专硕点师生的大力支持，得到北京物资学院与北京交通大学合作共建的北京市高精尖学科"管理科学与工程"学科建设经费、北京物资学院物流学院国家一流专业"物流管理"专业建设经费资助，在此向相关单位和人员一并表示感谢！

本研究由北京物资学院何明珂教授、赵琨副教授联合策划、组织，并指导北京物资学院物流工程专硕点 196 名一年级研究生共同完成。本专著遴选 14 个热点问题进行研究，研究成果分成两个专题。参与完成专题一的作者有：辛东鹏、陈卓林、吴琳、王文秀、陈佳慧、刘思瑶、张九萍、郝冰洁、罗芸、马鹏磊、史浩然、朱媛媛、白宇飞、张雪茹、侯耀平、张艳萍。参与完成专题二的作者有：

张瑶、成沛璇、唐航天、张浩、姜佳明、张晓岚、贾天琦、赵谭、袁改利、王煜松、赵宁宁、陈茜茜、闫志富、任志强、齐美茹、山孟丹、郗悦、王欣、马维、唐滋芳、马鹏磊、张子宣、文玲、杨瑾、董邦正、朱晓溶、辛东鹏。

感谢同学们三个半月以来的努力与付出，作为老师，我们很高兴与大家共享这段美好的科研经历。特别感谢策划组的 10 名学生，他们是老师的助手，同学的帮手，他们是：张晓岚、唐滋芳、董邦正、姜佳明、马鹏磊、文玲、辛东鹏、杨瑾、张子宣、朱晓溶。特别感谢全体 196 名学生（名单附后），大家都是幸运的，能够一同参加"突发公共卫生事件下的新技术应用与应急管理"项目研究！我们都是 2020 年参与国家抗击新冠肺炎疫情的战士！

附："突发公共卫生事件下的新技术应用与应急管理"项目研究小组成员名单：

安 琪	白宇飞	柏雨晨	包 强	毕 飞	曹 凡	曹金荣
曹昕宇	陈 港	陈佳慧	陈 丽	陈 敏	陈茜茜	陈 雪
陈 颖	陈卓林	成沛璇	崔振亮	丁田田	丁五犇	董邦正
凡 皓	樊在军	范佳辉	方小萌	冯 杰	付建超	傅逸潇
高铎栩	高琦琦	高 天	葛春悦	耿文叶	宫伊涵	郭萌萌
郭祺昌	海洋祎峰	韩 洋	郝冰洁	郝燕茹	何 源	侯东苏
侯耀平	胡慧婷	户 佩	花照婷	黄传强	霍 迪	贾聪聪
贾天琦	贾旭文	姜佳明	姜西雅	焦德颖	焦鹏博	金永兰
寇明雪	雷 宇	黎雨青	李 帆	李海芬	李 晗	李明旭
李彤彤	李文妍	李 雪	李艳欣	李元一	梁昌毅	梁凯博
梁 强	梁 一	梁振浩	刘嘉傲	刘 璐	刘梦越	刘 强
刘思瑶	刘倚玮	罗 芸	雒瑞瑛	吕 超	吕露露	马春辉
马海艳	马皓宇	马鹏磊	马 维	慕艳雪	潘正桐	庞 朔
朴敬梓	齐美茹	钱颖萍	区钰贤	任禹臣	任志强	山孟丹
商敬荷	沈 洁	沈书剑	施 莹	石飞洋	史浩然	史稳健
苏静静	苏雪玥	孙凯栋	孙鹏飞	孙晓博	唐航天	唐 佳
唐滋芳	田慧好	田梦宸	汪禹治	王丹丹	王 婕	王俊腾
王 琳	王美萍	王 萌	王孟媛	王瑞涛	王天赐	王文秀
王晓禹	王 欣	王 怡	王煜松	王铸统	王子溪	魏 玮
魏 霞	文 玲	邬赫楠	吴 琳	吴玉瑕	武 霞	郗 悦
肖君儒	谢紫桐	辛东鹏	邢 娜	徐恒港	徐 平	徐 祎
许 慧	闫志富	杨 斌	杨荷芬	杨 瑾	杨 静	杨 柳

杨朔雨	杨汐桥	杨　潇	杨晓艳	杨　洋	杨正凡	袁改利
曾　旺	张　晨	张　浩	张晶晶	张婧琪	张九萍	张　凯
张　苗	张茜娟	张钦红	张青松	张睿宁	张　珊	张晓岚
张　雪	张　雪	张雪茹	张艳萍	张　瑶	张宇翔	张子宣
赵冰蒂	赵　娣	赵欢欢	赵宁宁	赵朋原	赵　谭	赵志港
郑晨阳	朱　涛	朱晓溶	朱雪彤	朱媛媛	朱梓榕	卓　越

北京物资学院副院长、教授、博士生导师

教育部高等学校物流管理与工程类专业教学指导委员会副主任委员

北京物资学院物流学院副教授

2020 年 6 月 6 日